The Complete Book of Pregnancy

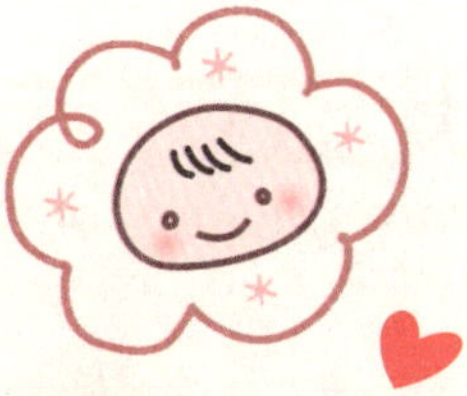

孕妈咪全书

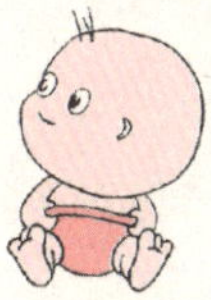

姜海燕 编著

成都时代出版社

PROLOGUE 序言

从细节做起，完美呵护准妈妈

Perfect Care for the Pregnant Women from Details

怀孕，是女人除了爱情之外，让命运发生奇妙而伟大转折的事情。妈妈们说，它是女人第二次生命的开始。

亲身经历过的妈妈们知道，快乐与甜蜜也总是与不安和不适相伴，在经过最初的幸福激动时刻之后，随之而来更多的应该是由于身体变化和生理反应所带来的惊慌与无助，一系列的疑问需要得到解答：

我身体的营养够吗？

还要补充什么维生素？

早晨呕吐怎么办？

我能喝咖啡吗？

我为什么腰疼？

我能烫发吗？

……

这些问题，以往都只能从上一辈那里得到经验式的零星解答。

而独生子女时代早已来临，与过去的任何一个时代相比，能否生出一个健康的宝宝显得尤为重要，因此，凡是会影响到下一代生长、发育的重要因素，都成为了准妈妈、准爸爸要考虑的问题，准妈妈们也得到了来自丈夫、家庭、社会最大程度的呵护与关爱。

本书是一本准妈妈们怀孕、生产的必备指南，从孕前的准备，到孕、产期的营养健康、生活知识、保健用药、心理生理调节等，系统、细微而科学地介绍了孕产妇怀孕前后的全过程，让准妈妈能了解怀孕和产后遇到的每一个细小的问题，和宝宝愉快地共处，度过这特殊而难忘的生命阶段：

①伟大的孕前计划；

②妊娠反应对症下药；

③宝宝生长的全过程；

④科学的孕期饮食与营养；

⑤孕期生活必备常识；

⑥孕期性生活安全法则；

⑦分娩方式的慎重选择；

⑧产后的护理与保健；

⑨孕产期用药常识；

⑩孕产期的心理调适。

相信不论在哪个阶段，准妈妈们都可以随时打开身边的这个锦囊，找到相应的妙计，消除不安与恐惧，满怀喜悦地迎接宝宝的到来！

—— 编者的话

目录 CONTENTS

附录 孕产妇安全用药指南 Medicine Guide for Pregnant Women

Part 1

Happy Pregnancy Preparation

快乐备孕

怎么来爱你呢？

父母齐备孕，快乐好『孕』来！

宝贝，是上天赐予的最珍贵的礼物！

从今天起，不再犹豫，以快乐的心迎接宝贝的诞生。

做好备孕中的点点滴滴，让宝贝知道爸爸妈妈是多么期待她（他）的到来！

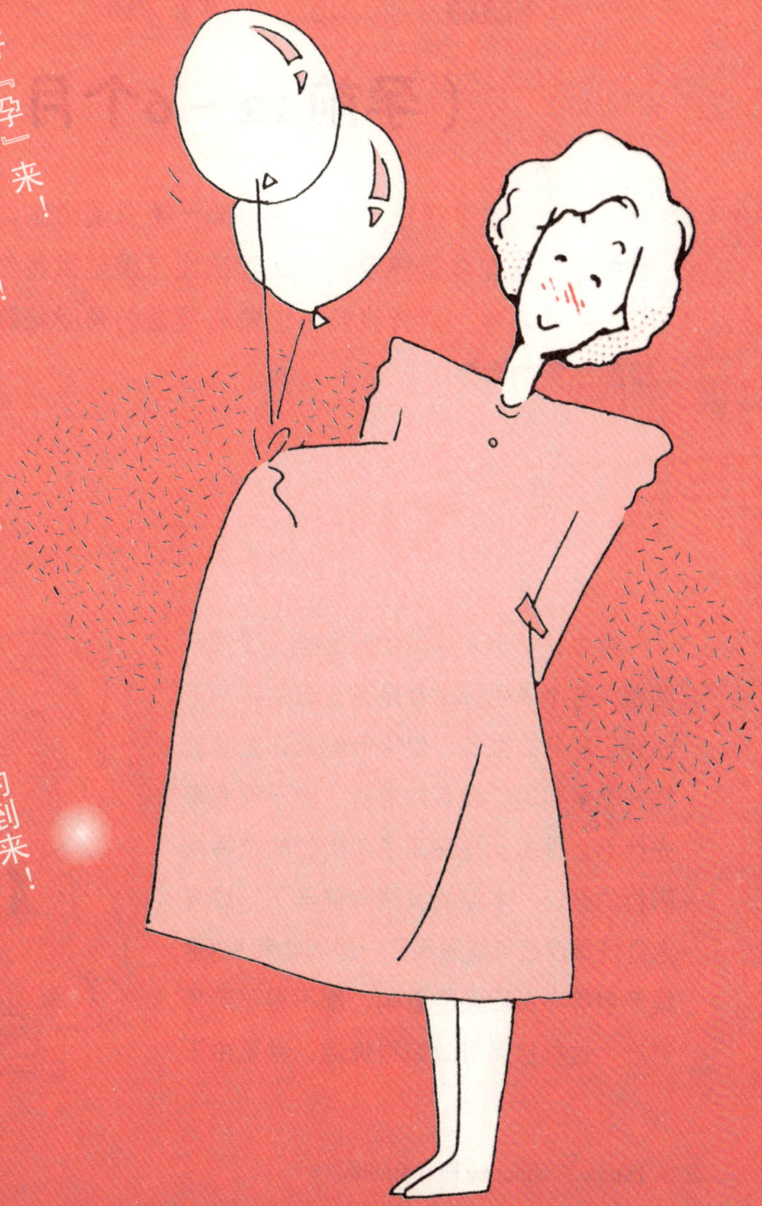

第一章

备孕秘籍

（孕前12～6个月）

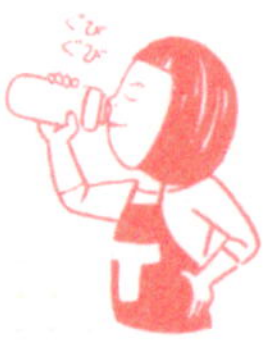

当两双大手托住一双小手，那一条流淌的生命线才算汇集成一个甜蜜的家。当您准备怀孕时，是否已经了解到很多为人父母必备的备孕知呢？不要着急，打开我们为您精心准备的备孕秘籍，进行合理调适，迎接那甜蜜的负担。

一、有备而孕，提前制订“造人”计划

过去，一个人从出生到上学、工作、结婚，各个人生阶段都是在父母的帮助下作好了充分的准备，但恰恰就是在生育这样一个重要时段没有作准备。由于没有事先计划，很多女性在面临新岗位的选择或职位的升迁、学业的发展时怀孕了，或者意外妊娠前后可能服用了一些药物和受X射线照射等不良因素的影响，都不得不选择流产，这样极易导致妇科炎症，甚至由于

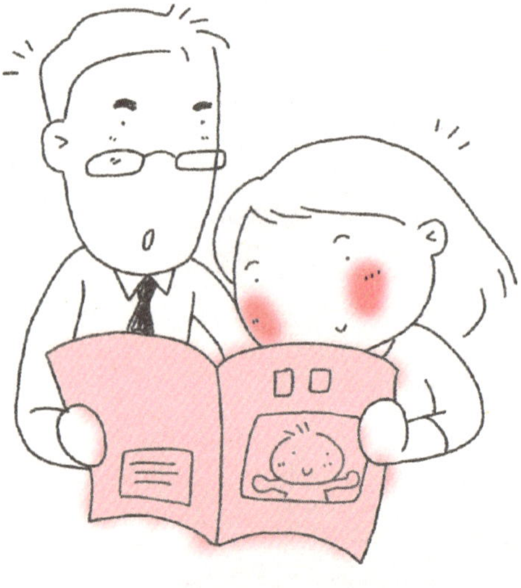

免疫系统故障而引发不孕症，有的甚至终身不孕，造成遗憾。

其次，现代社会很多职业女性为了工作需求往往将生育时间推迟到35岁以后，而高龄产妇生育缺陷婴儿的概率要高很多。

此外，怀孕、生产、哺育，以及之后孩子的教育等问题，都需要经济条件来支持，而孩子的出生意味着收入减少、开支增加。如何让家庭收入支出得更加合理，保证家人生活舒适，也需要备孕夫妇们作好计划。

可见，必要的孕前计划是每一对备孕夫妻都应该引起重视的事情。

全程孕产资费参考：一、二线城市大概需要准备15000～20000元。根据个人要求的高低和城乡的消费水平，花费会有所不同。准爸妈要学会利用各种渠道，如网上购物、旧物利用等，以节省开支，避免浪费。

（1）孕产期主要费用参考

营养费：科学的营养补充，可有效呵护孕妈咪和胎儿身心健康，全程为3000～5000元。

孕期检查：全程约为2000元。

住院分娩：自然分娩为3000～4000元，无痛分娩为3000～5000元，剖腹产为5000～7000元，根据各地医院的不同，收费也不同。

（2）哺乳期主要费用参考

营养费：哺乳期的妈妈对营养素的需求量较高，每月需要500元左右。

产后恢复：帮助新妈咪迅速恢复良好状态的月子中心和健身中心，每月需花费200元左右。

（3）宝宝出生后第一年的主要费用参考

奶粉：需视妈咪和宝宝的实际情况选择是人工还是母乳喂养。普通袋装奶粉每袋售价50～60元（400克装），桶装奶粉每桶售价在100～200元（900～1000克装）。

纸尿裤：质量较好的每片1.2～1.5元，3个月前每天消耗5～6片。

医疗：新生儿抵抗力差，容易出现感冒、腹泻等病症，要预备一笔治疗费和药费。

（4）开源节流

一些耐耗品，如婴儿车、婴儿床等，可通过亲友赠予，或购买较新的二手货。

另外，宝宝的衣物、玩具等可随着宝宝的生长，需要时再购买，以免准备过多，造成浪费。

二、戒烟戒酒，调适生活

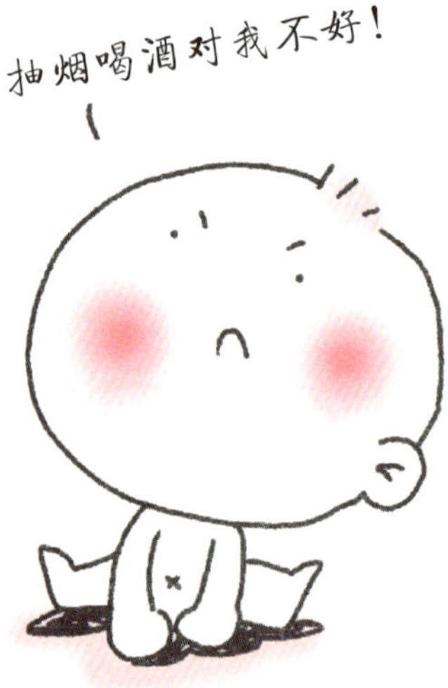

怀孕时间的选择除考虑到季节因素外，还应考虑到夫妇双方的身体条件、精神状态等因素。而饮酒、抽烟、经常熬夜、乱吃药或过量服用药物，都有可能影响你的生育能力和未来宝宝的健康。

尼古丁对受精卵、胎儿、新生儿的发育都有一定损害。对男性而言，吸烟不仅会影响受孕的成功率，而且会严重影响受精卵和胚胎的质量。此外，长期大量吸烟的男性更容易发生性功能障碍，从而间接降低了生育力。戒烟对准备做爸爸的人来说是一道命令，至少要提早三个月到半年开始戒烟。

较多的酒精会影响精子和卵子的质量。酗酒会造成机体酒精中毒，影响生殖系统，使精子数量减少、活力降低，还会令精子畸形、精子死亡的概率升高，从而影响受孕和胚胎发育。

因此，从计划怀孕开始，夫妻就应开始调试生活，调整自己过去不好的生活习惯，建立合理的饮食和健康的生活方式，确保孕育出健康、聪明、可爱的宝宝。

三、远离辐射，调适工作

现代社会生活的节奏快，步调匆忙，稍有怠慢就有可能被社会淘汰，但是处于工作中的你怀孕了，这该怎么办？应该怎样处理好工作和宝宝的关系，让自己顺利度过孕期呢？

怀孕后能不能继续工作，除了受生理因素影响外，关键还在于孕妈咪的工作性质和环境。对此我们就为职场准妈妈介绍一些必须远离的工作环境。

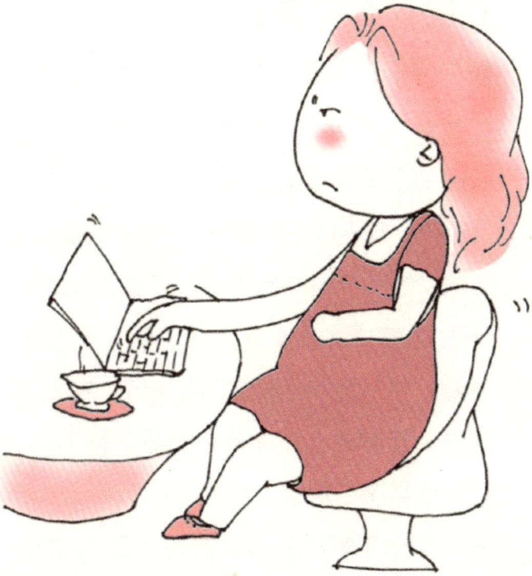

研究表明，妇女在怀孕期间如果从事繁重的体力劳动（包括举一些重物、长时间站立、超长时间的体力劳动等），均容易引起早产、新生儿体重过轻，或在孕期引发孕妇高血压。如果你不得不从事这样的工作，那么你必须考虑好如何安全度过整个孕期。如果可以，最好能在怀孕期间换一份劳动强度不太大的工作；如果这完全不可能，那么试着偶尔请一下病假，或休假几天，缩短工作时间，尽可能地多休息。你可以坦率地告诉老板你在工作中所承受的一切，他应该会理解。

如果你的工作环境中有可能接触到重金属（如铅、汞）、化学物质（如有机溶剂）、某些生物再生物质或是辐射等有毒有害的物质，你必须远离它们（在怀孕之前就该远离它们）。这些有毒物质会造成孕妇流产、早产、胎死腹中，或是导致胎儿畸形。如果你工作在计算机芯片生产厂家、清洗车间、橡胶工厂、操作车间、暗房、过路收费亭、陶器作坊、轮船制造车间、印刷车间等诸如此类的工作环境中，那么你很容易接触到有毒物质。

此外，有早产征兆或是怀了双胞胎、有高血压或是先兆子痫的准妈妈，如果宫颈无力并有过流产经历，或者胎儿生长出现问题等，都必须做必要的休养，选择停止工作或是缩短工作时间。

四、最佳受孕年龄和季节

除了确保备孕夫妻身体健康、心态良好之外，若是能把握最佳的生育时机，对于培育一个健康宝宝，也会有事半功倍的效果。

1. 最佳怀孕年龄

研究表明，妇女的最佳生育年龄为24～29岁，这是从女性的生理特点、母婴健康、优生优育等多方面因素来考虑的。在这个年龄段，妇女的生殖器官、骨骼及神经系统已完全发育成熟，生殖能力处于最旺盛的时期，卵细胞的质量非常高，怀孕后流产、早产、畸形儿和痴呆儿的发生率都比较低，生下的孩子大多聪明健康。同时，这个时期女性的产道伸展性好、子宫收缩力强，难产概率较低，故危险性也小。

而男性在27～35岁期间完成生育是最理想的。因为，男性的精子质量在30岁时达到高峰，然后能持续5年的高质量。在35岁以后，男性体内的雄性激素开始衰减，平均每过一年其睾丸激素的分量就下降1%。精子的基因突变率相应增高，精子的数量和质量都得不到保证，对胎儿的健康也会产生不利影响。

并且这个年龄段的男女思想上比较成熟，生活上有一定经验，经济上也有了一定的积蓄，这些都有利于对孩子的培养教育。

2. 最佳怀孕季节

怀孕在季节上也应有所选择，一般以夏末秋初为好，这是人类生活与自然最适应的季节。专家们普遍认为8月份受孕，5月份分娩比较科学。

怀孕早期是胎儿大脑皮质形成的阶段，而炎夏温度过高，孕妈咪妊娠反应重，食欲不佳，蛋白质摄取量少，机体消耗量大；严冬温度过低，新鲜蔬菜少，孕妈咪常居于室内，活动量过少并缺少新鲜空气供给，容易受冷感冒。这些不利的气候因素，都会影响胎儿身体和智能的发育。

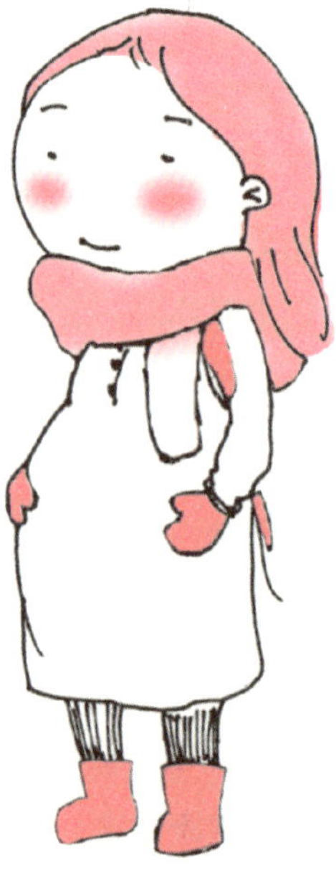

初秋时节，天气比较凉爽，各种富含维生素的新鲜瓜果、蔬菜，以及充足的肉、鱼、蛋、奶制品，为孕妈咪及时摄取并储备多种营养创造了有利条件。此时气候温和适宜，各类传染性疾病如风疹病毒感染和呼吸道传染病也较少流行。等到寒冬时节，孕妈咪已经平安地度过了胎儿最易感染病毒的敏感期。等到临产时，正是凉热适宜的春末夏初，避免了宝宝出生后天气太热或者太冷，也有利于新妈妈的饮食调理和身体恢复。

因此，8月是怀孕的最佳时机，孕妈咪的饮食起居易于安排，也让胎儿在最初阶段有一个安定的发育环境，为优生创造条件。

五、了解受孕——精王子与卵公主的相遇

怀孕是一个相当复杂的生理过程，在性交过程中，大约有3亿精子进入阴道，但是可能只有一个精子穿过重重障碍，与卵子相遇，受精形成受精卵，并在子宫腔内种植、生长发育而形成胎儿。

1. 受精卵的形成

精子与次级卵母细胞结合形成受精卵，这个结合的过程就是受精。受精通常发生在输卵管壶腹部与峡部连接处，整个过程大约需要24小时。

首先，成熟的卵子从卵巢排出落在输卵管口附近，经输卵管伞部进入输卵管壶腹部；通过性交，精子经由阴道、子宫颈管、子宫腔，进入输卵管壶腹部与卵子相遇。此时许多精子围绕着一个次级卵母细胞，由精子顶部分泌出来的酶活跃起来，溶化了卵子的透明带，其中一个或两个精子成功穿过透明带，进入卵子内。随后，卵子迅速完成第二次成熟分裂，形成卵原核，同时与精原核融合，核膜消失，染色体融合，形成受精卵。

2. 受精卵的发育、运送和着床

受精后第6～7日，晚期胚泡透明带消失后，逐渐埋入子宫内膜，并被子宫内膜覆盖，这一过程称为受精卵着床。受精卵只有在子宫内膜着床后，才能继续生长发育。

受精后30小时，受精卵开始分裂成两个细胞，同时借助输卵管蠕动和纤毛推动向子宫移动；受精后50小时分裂为8个细胞；受精后72小时分裂为16个细胞的实心细胞团，即桑葚胚，随后早期胚泡形成；受精后第4日，早期胚泡进入宫腔；第5～6日早期胚泡透明带消失，继续分裂发育，逐渐形成一个空腔，并逐渐扩大，最后成为由一层细胞围成的泡状体，称为胚泡。此时母体孕激素和雌激素分泌增加，使子宫

内膜呈充血肥厚的分泌期，为受精卵的着床创造有利条件。受精卵的一端紧贴子宫内膜，当即分泌一种分解蛋白质的酶，溶解子宫内膜，形成一个直径约1毫米左右的缺口。胚泡即从缺口处埋入子宫内膜，上皮缺口迅速修复，胚泡的定居即告完成。

这段过程医学上称为受精卵的植入或着床，此后受精卵受子宫内膜腺体分泌的滋养，不断地生长和发育，形成胎儿。

3. 成胎与发育

人类的胎儿成熟，从受精那天起需要265天左右，但如按停经日子算起正好280天。以28天为一“妊娠月”，则刚好10个月或40周。

在前两个孕月，体内的宝宝还不能叫胎儿，只能叫胚胎或胎芽。胚胎期是人体各器官分化发育的时期，许多导致畸形的因素都非常活跃，多数人的先天畸形都发生在胚胎期，其中第4～5周，心脏、血管系统最敏感，最容易受到损伤。胚胎期这个阶段孕妈咪要完全禁止接触X光及其他射线。

六、生男生女早知道

生男生女历来是困扰父母的难题，许多人都希望按照个人的心愿选择生男孩或女孩，但是生男生女并不能随人的心愿而改变，因为这是由父亲的性染色体决定的。

不过科学家研究发现，生活地理位置的不同、家族男女的比例差异、夫妻的饮食偏好，以及不同的性交体位，都有可能提高生男孩或生女孩的概率。通过巧妙的调整，生男孩还是生女孩，也可能心想事成哦。

1. 精子决定性别

受精卵发育成男孩还是女孩，取决于使之受精的精子是含Y染色体，还是X染色体。女性只产生一种类型的卵子（X），而男性产生两种类型的精子（X、Y）。当卵子与带X染色体的精子结合，产生XX型受精卵，则发育成女孩；当卵子与带Y染色体的精子结合，产生XY型受精卵，则发育成男孩。因此，新生命的性别取决于受孕的瞬间，与卵子结合的精子类型，其概率各半，而且无法改变。

2. 生男孩生女孩的步骤

虽然宝宝的性别不是能人为操纵的，但是研究发现，一些因素还是会对其产生一定的影响。譬如研究表明，X型精子喜酸性环境，Y型精子则喜碱性环境，因此有了“酸女碱男”的说法。

以下方法只是为你提供一些参考，但并不鼓励人为制造性别不平衡的做法。

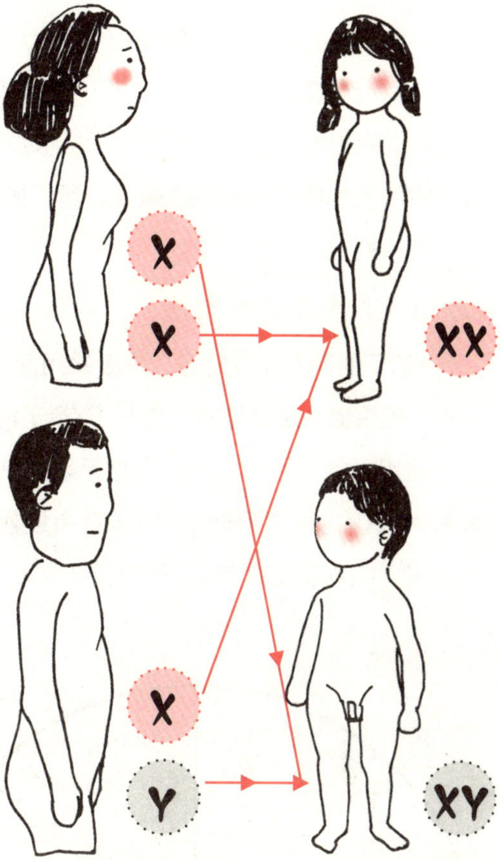

（1）饮食控制法

女性吃偏碱性的食物或含钾、钠多的食物，如苏打饼干、不含奶油的点心、各种果汁、咸一点的食物、根茎类食物，如白薯、土豆等，生男孩的概率较大。

女性吃一些酸性食物或富含钙、镁的食物，如不含盐的奶制品、牛肉、鸡蛋、牛奶以及花生、杏仁、五谷杂粮、水产品等，生女孩的概率较大。

（2）掌握排卵日

排卵日后同房易生男孩，排卵日前同房易生女孩。

（3）改变阴道酸碱度

排卵日性交前使用绿胶可提高生男孩的概率。绿胶就是一种以人为方式制

宝宝的性别取决于精子所携带染色体的种类。如果卵子中的X染色体与携带X染色体的精子结合，宝宝就是女孩；如果卵子中的X染色体与带Y染色体的精子结合，宝宝就是男孩。

造碱性环境的物质，它可以用来增加排卵日当天阴道内的碱性度，性交前使用有利于保持阴道内的碱性，提高Y精子的活力。

性交时使用粉红胶可提高生女孩的概率。粉红胶是一种保持阴道适度酸性的化学制剂，可以制造出最利于X精子的活动环境。使用这种粉红胶，不必特别选定性交日，因为无论阴道是酸性或碱性，粉红胶都能有效维持阴道内适度的酸性，增大X精子受精的概率。

（4）性高潮控制法

Y精子的寿命比较短暂，夫妻采用深入式的性交方式，在女性性高潮时射精，可刺激女性阴道分泌碱性液，更利于Y精子的活动，提高生男孩的概率。

采用浅插入性交方式，女性无明显快感，能延长精子从射出到达子宫入口的距离和时间，这样不耐酸的Y精子就会慢慢失去活力，而耐酸的X精子到达子宫的概率较高，提高了生女孩的可能性。

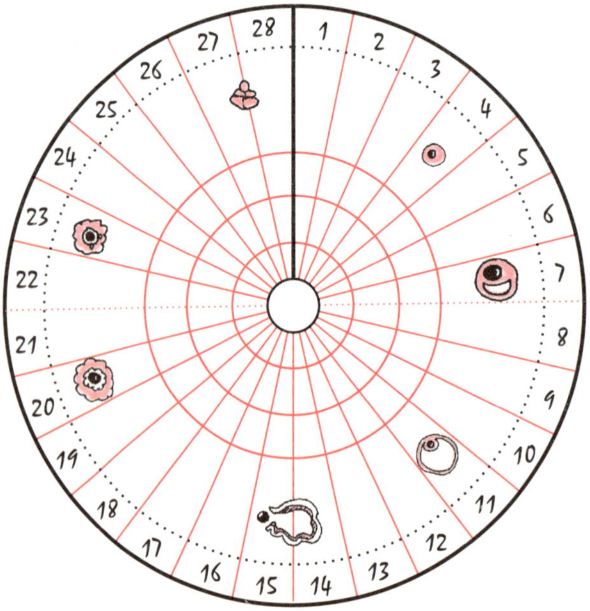

月经周期

一个月经周期大约是28天，在这期间，子宫准备受精，子宫壁（子宫内膜）会增厚，以迎接受精卵，如果卵子未受精，子宫内膜就会脱落。促卵泡激素促进卵子发育成熟，而黄体激素则促进卵子脱离。在排卵前，雌激素分泌量达到最高，而黄体酮的增多刺激子宫内膜增厚。排卵期常在上一次月经开始后的第14天，而受精成功率最高的时期大约是第12~16天。

第二章

孕前预备式

（孕前6～3个月）

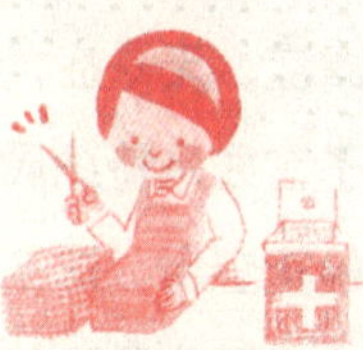

天下所有的父母，都希望自己的宝贝生得健康又聪明。然而，生命的孕育历程并不那么平坦，时有风风雨雨相伴。很多人误以为孕育一个健康小宝贝的起点，是开始于受精卵形成的那一刻，但现代医学研究告诉我们："NO！"事实上，在受精卵形成的前3个月甚至6个月，准爸妈们就要作好一切准备。这样，才可能孕育出最健康、最富有活力的生命小胚芽，而不是偶然所得的"爱情果实"。

一、孕前检查，是潮流也是必需

新的时代，我们的生育观念也在遭遇颠覆。当你以为做好详细的孕期检查，就是尽了一个好妈妈的本分时，这种观念已经落后了！优生的准备已经被提前到了孕前。尤其在婚前检查由强制改为自愿后，越来越多的家庭都会选择在生宝宝前做一次详细的孕前检查。

孕前检查既是一种潮流趋势，更是一种善待生活、关爱自己、对下一代负责的行为。孕前检查可以了解夫妻双方的生理条件是否适于生宝宝，可以发现双方的隐疾，是先天的还是后天的，是否可以矫正和治愈。比如双方之一如果患有肝炎、肾炎、结核、性病等，虽为后天性疾患，但应在治愈后再生，否则给双方和后代都会带来不良影响。就拿肝炎来说吧，如果孕妇是乙型肝炎表面抗原携带者，其婴儿受染率可在40%以上；如果孕妇正患乙型肝炎，则婴儿受染率可达100%。又如男方患有隐睾症、无睾症，女方存在无阴道、无子宫或是特纳氏综合征等，都可通过检查查出，这些都是先天性疾患，治疗效果往往不佳。

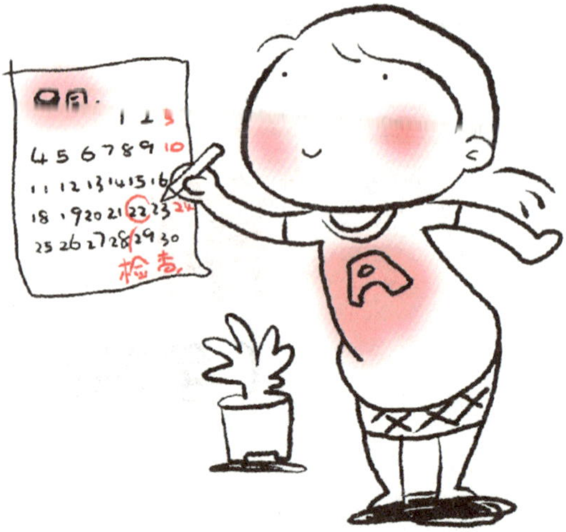

孕前检查的最佳时间一般建议在孕前3~6个月。如果准父母有固定进行体检的习惯，也可省去常规检查这一事项；若是平时没有定期进行体检的习惯，孕前就应先进行常规检查。除了常规检查外，其余为确保优生的重点检查项目，其中优生五项检查和ABO溶血检查建议夫妻双方都做，以确保胎儿的健康。

1. 常规检查

（1）血常规

可以及早发现贫血等血液系统疾病，因为如果母亲贫血，不仅会出现产后出血、产褥感染等并发症，还会殃及宝宝，给宝宝带来一系列影响，例如易感染、抵抗力下降、生长发育落后等。

（2）尿常规

有助于肾脏疾患早期的诊断。十个月的孕期对于母亲的肾脏系统是一个巨大的考验，身体代谢增加，肾脏的负担加重。如果肾脏存在疾患，后果会非常严重。

（3）粪常规

消化系统疾病、寄生虫感染诊断，例如弓形虫感染，如果不及早发现，会造成流产、胎儿畸形等严重后果。

（4）肝功能（两对半）

各型肝炎、肝脏损伤诊断。如果母亲是病毒性肝炎患者，没有及时发现，怀孕后会造成非常严重的后果：早产，甚至新生儿死亡。肝炎病毒还可垂直传播给孩子。

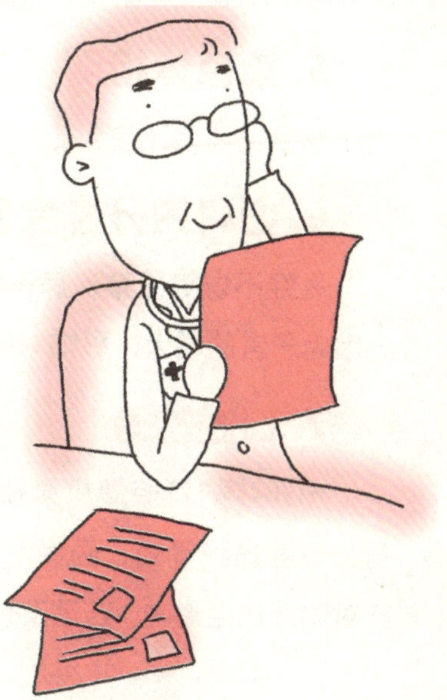

（5）胸部透视/摄片

结核病等肺部疾病诊断。患有结核的女性怀孕后，会使治疗用药受到限制，使治疗受到影响。而且，活动性的结核常会因为产后的劳累而加重病情，并有传染给孩子的危险。

（6）全身体格检查

2. 优生五项检查（即TORCH检测）

TORCH检查包括弓形虫、风疹病毒、巨细胞病毒、单纯疱疹病毒H型及B_{19}微小病毒感染的检测。这些病毒在妊娠最初3个月内胎儿感染率较高，容易引起胎儿畸形、流产，妊娠晚期则会引起胎儿器官功能的改变，有的在分娩过程中还可引起胎儿出生后的感染。因此，孕前检查排除这些病毒及原虫的感染，发现感染后进行有效的治疗是非常必要的。

3. ABO溶血检查

新生儿溶血症是因为胎儿与母体的血型不合导致的，它的主要症状是黄疸，此外还可能有贫血和肝脾肿大等表现，严重者会出现胆红素脑病，影响宝宝的智力，更严重的是可能引发新生儿心力衰竭。常见的有ABO血型系统不合和Rh血型系统不合。

ABO溶血检查包括血型和抗A、抗B抗体滴度的检测。若女性有不明原因的流产史或其血型为O型，而丈夫血型为A型、B型时，应检测此项，避免宝宝发生溶血症。

4. 生殖系统检查

可通过普通的白带常规筛查和阴道分泌物检查来检测是否患有滴虫、霉菌、支原体衣原体感染、阴道炎症等妇科疾病，以及淋病、梅毒等性传播性疾病，若有则应彻底治疗后再计划怀孕，否则容易引起流产、早产等。

5. 染色体检测

及早发现克氏综合征、特纳氏综合征等遗传疾病、不育症。

6. 妇科内分泌全套检查

月经不调等卵巢疾病诊断，如患卵巢肿瘤的女性，即使肿瘤为良性，怀孕后也会因为子宫的增大，影响对肿瘤的观察，甚至导致流产、早产等。

7. 口腔检查

孕妈咪的口腔健康直接关系着胎儿的口腔健康，孕前应检查牙体、牙周、牙列、口腔黏膜等处，确保没有口腔问题。若是有问题就应在怀孕前治疗好，以免用药对胎儿产生影响。若是没有问题，也应注意日常口腔清洁，预防孕期出现口腔问题。

二、多一重把关，让遗传病远离宝宝

孩子的DNA来自于父母，宝宝是否健康聪明，遗传是关键。为了避免宝宝生下来有问题，专家建议夫妻们在孕前都进行一下遗传咨询。

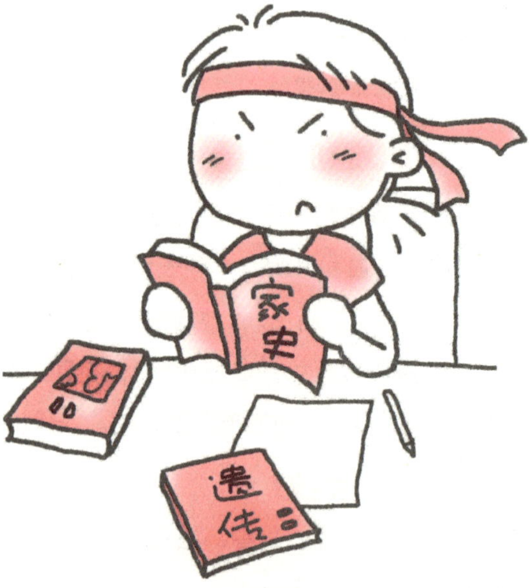

遗传咨询有婚前咨询、产前咨询及一般遗传咨询。进行遗传咨询可以挂遗传科、产前或妇科门诊，遗传学专业人员、遗传门诊医师、婚前检查医师、掌握遗传学知识的妇产科医师等人士都可提供专业的遗传咨询。

专家首先会对育龄男女及患有遗传病的患者或亲属进行详细的咨询，

包括详细询问病史、做好完整的家族调查，特别是对发病者的直系亲属（至少两代）要查清楚，然后进行必要的实验室检测，确认是否有遗传病，并作出正确诊断。同时，医生会帮助推算复发风险率，并对生育提出指导性对策或切实建议，根据不同情况进行产前诊断或终止妊娠，防止遗传病儿出生，或出生后及早进行特殊治疗。

很多疾病并没有家族遗传病史，当家里没有人被诊断为遗传病人时，很多夫妻就认为肯定不会生出患有遗传病的宝宝，也就不会主动进行遗传咨询。但事实上，遗传咨询和遗传检查的意义，并不仅仅针对夫妇双方或家族中有无遗传病史，而是包括了双方当前身体状况、生活习惯及环境等综合因素的考察。怀孕前，如果发现双方有以下任何情况之一，都应该进行遗传咨询，并根据医生的建议作必要的遗传检查。

①曾生育过有遗传性疾病或先天畸形患儿的夫妇。

②夫妇双方或一方或亲属是遗传病患者或有遗传病家族史。

③夫妇双方或一方可能是遗传病基因携带者。

④夫妇双方或一方可能有染色体结构或功能异常。

⑤夫妇或家族中有不明原因的不育史、不孕史、习惯性流产史、原发性闭经、早产史、死胎史。

⑥夫妇或家族中有性腺或性器官发育异常、不明原因的智力低下患者、行为、发育异常患者。

⑦近亲结婚的夫妇。

⑧高龄夫妇。35岁以上高龄女性及45岁以上高龄男性。

⑨一方或双方接触有害毒物作业，包括生物、物理、化学、药物、农药等。

⑩连续3次或3次以上流产的夫妻。

一般来说，遗传咨询是对包括疾病的发病原因、遗传方式、子女患病的危险等问题进行解释，提出建议和指导。对有可能生出染色体病、遗传性代谢病或先天畸形儿的孕妇，进行有关的产前诊断，及早诊断出胎儿的缺陷或严重的遗传性疾病，以及时终止妊娠，避免异常胎儿的出生。

有的夫妇曾经生过患有遗传病的宝宝，在遗传咨询时，误解了再发风险率的正确含义。比如一种遗传病，其遗传发生率为50%，有的夫妇就认为他们已经生了一个这样的宝宝，再生时，遗传比例就小多了。其实，这对夫妇每生一个宝宝都有50%的可能患有此种遗传病，并不会因为已经生了一个甚至两个这样的宝宝，而降低了患病风险率。

1. 不宜生育的遗传病人

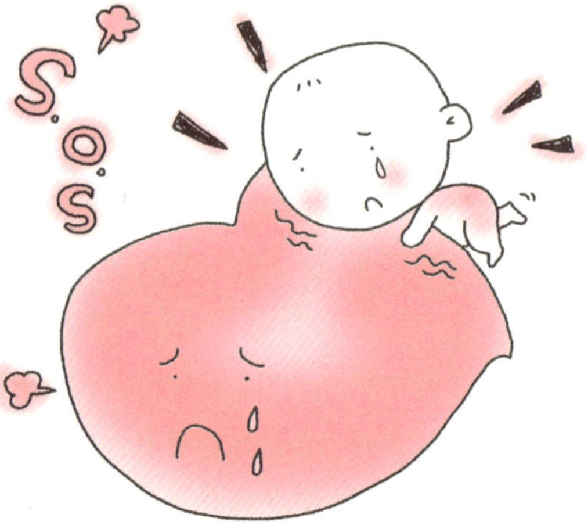

有些遗传病比较严重，患这种病的人生育的子女发病率较高，但现在又还没有很好的治疗方法。因此最好做绝育手术，或采取严格的避孕措施，以免生育有病的后代。患有以下遗传病的人不宜生育：

（1）各种严重的显性遗传病

如软骨发育不全（侏儒、四肢短小、面部畸形）、遗传性痉挛性共济失调（有步态不稳、言语障碍、视神经萎缩、眼球震颤等表现）、强直性肌营养不良（有全身肌肉萎缩，以面、颈、肩、上肢比较明显，同时伴有白内障与毛发脱落）等。这些疾病都会造成严重的功能障碍与明显畸形，不能正常工作、学习和生活，并且会直接遗传后代。父母一方患有上述疾病的，子女大约有50%的发病概率，所以最好不要生育。

（2）男女双方都患同一种严重的隐性遗传病

属于严重隐性遗传病的有铜代谢障碍遗传病、苯丙酮尿症、糖元积累症、先天性全色盲、小头畸形等。夫妻双方如果一方是此类隐性遗传病患者，所生子女一般只带有致病基因，并不会患病，但如果双方都患同一种隐性遗传病，子女发病概率就很高，甚至可能全部发病。

（3）较严重的多因子遗传病

如先天性心脏病、精神分裂症、躁狂抑郁性精神病、原发性癫痫、脊柱裂、重度肌无力等。由于子女有一定的发病可能，所以也不建议生育。

2. 与性别相关的遗传疾病早知道

有些遗传疾病是与性别密切相关，因而可以通过选择性生育来避免这些疾病。如妊娠高血压综合征（妊高症），凡是外祖母、母亲或姐姐患这种疾病的女性，其妊娠期间患此病的可能性比其他孕妈咪高6~8倍。再如血友病发病者多为男性，但致病因素却是母亲遗传的，因此，如果怀孕后发现为男性，最好是做人工流产，如果是女性则可以保留，但长大结婚后也只能生女孩。

在医学研究中发现，有些母系疾病比父系疾病的遗传概率要高得多。例如，肺癌患者中，至少有10%的人具有遗传性，而如果是母亲或其姐妹中有人患有肺癌，传给儿女的机会就要比男性肺癌传给儿女的概率高出2~3倍。如果母亲患有骨质疏松疾病，女儿的发病率就会很高，出现骨折、驼背、弓腰等的可能性就很大。患有抑郁症的母亲，其儿女有10%的可能性会患上情绪不稳定的疾病。

此外，母亲如果患有心脏病，则可能遗传特定的基因给儿女，如高脂血症、高血压、心脏病等，而且儿女将来患心脏病的可能性也会增加。

三、谨慎接种各类疫苗

卫生部门为了控制某些疾病流行，要求人们进行预防接种，如果夫妻准备怀孕或已经怀孕，就需要你们斟酌再三了。一般说来，这个时期如果不是必须注射的疫苗，应尽量避免接种。当然，在有生命危险的疾病流行时，如需要在流行病高发区密切接触患病者，或者被疯狗咬伤有发生狂犬病的危险，以及可能发生破伤风等情况下，还是以生命为重，必须注射疫苗。

此外，为了预防某些传染性疾病，孕前可通过注射疫苗的方式来预防疾病。不过孕前要接种哪几种疫苗和最佳接种时机等问题都需要准爸妈们细致地去了解。

1. 风疹疫苗

感染风疹病毒是引发先天性心脏病的主要因素之一，接种风疹疫苗主要就是为了预防胎儿先天性心脏病。

医学研究表明，孕妈咪如果在怀孕1个月内感染风疹，胎儿先天性心脏病发生率会达到60%以上；若在怀孕2个月内感染风疹，发生率为33%；若在3月内也会达到6%。风疹病毒不仅可导致胎儿先天性心脏缺损，还会引起先天性眼病、痴呆、血小板减少性紫癜、肝脾肿大等疾病。最可怕的是，有2/3的风疹是隐性感染，也就是说，孕妈咪即使感染了风疹病毒，也不会出现任何症状，胎儿却受到了严重的损害。因此，风疹疫苗应在怀孕前3个月接种，当体内已产生抗体，便可放心怀孕。

①注射时间：至少在孕前3个月。

②免疫效果：有效率达98%，可达到终身免疫。

③特别提醒：如果怀孕前未接种疫苗，怀孕早期怀疑可能感染风疹病毒，应尽快到医院做免疫性抗体IGM测定。一旦确定患有急性风疹，专家建议考虑终止怀孕。

2. 乙肝疫苗

乙肝疫苗是用于预防乙肝的特殊药物，疫苗接种后，可刺激免疫系统产生保护性抗体，使人体具有预防乙肝病毒的免疫力，能在乙肝病毒产生时及时有效地清除，阻止感染，并且不会伤害肝脏。

母婴传播是乙肝的重要传播途径之一。因为乙肝病毒是垂直传播的，会通过胎盘屏障直接感染胎儿，使85%~90%的胎儿一出生就成为乙肝病毒携带者，且其中25%的患者会在成年后转化成肝硬化或肝癌。同时，乙肝病毒还会导致胎儿发育畸形。所以，为预防感染乙肝病毒，并使胎儿免遭乙肝病毒侵害，育龄女性尤其是准备怀孕的女性一定要接种乙肝疫苗。

①注射时间：建议在准备怀孕前9个月，按照0、1、6的程序注射。即从第一针算起，在此后1个月时注射第二针，在6个月时注射第三针。

②免疫效果：免疫率可达95%以上，有效期5~9年。如果有必要，每次注射疫苗并成功形成抗体后5~6年时，可加强注射1次。

③特别提醒：部分人在注射完三针后还是不能产生抗体，或产生很少的抗体，这时就应进行加强注射。如果出现这种情况，就应将接种乙肝疫苗的时间提前到孕前11个月。

3. 甲肝疫苗

甲肝病毒多通过水源、饮食传播。怀孕后，因为内分泌的改变和对营养需求的

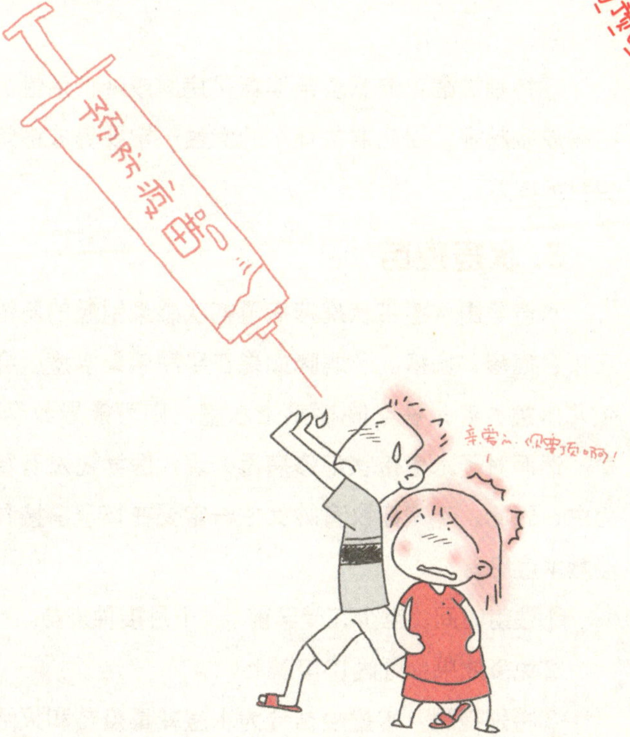

增加，孕妈咪的肝脏负担加重，身体抵抗病毒的能力减弱，很容易受到感染。因此，经常出差或常在外就餐的孕妈咪更应该在孕前注射甲肝疫苗，预防甲肝病毒。

①注射时间：至少孕前3个月。

②免疫效果：甲肝疫苗接种8周后，就可产生很多的抗体，获得良好的免疫力。接种疫苗后3年可进行加强免疫。

③特别提醒：目前甲肝疫苗主要有甲肝灭活疫苗和减毒活疫苗两大类。其中，甲肝灭活疫苗稳定性更强、安全性更高，是世界卫生组织推荐使用的疫苗之一，建议使用此种疫苗更佳。

4. 流感疫苗

流感疫苗用于预防流行性感冒。正常人患感冒后可能影响不大，但由于孕妈咪抵抗力差，一旦患上流感就可能引发一些严重的并发症。一种并发症是继发细菌感染，如咽喉炎、中耳炎、鼻窦炎、支气管炎、病毒性肺炎等；另一种并发症则是使身体原有的慢性病进一步加重，包括心脏病、肾脏疾病和糖尿病等，还可能导致相应器官功能的衰竭。接种流感疫苗，可减少感染流感的机会，或减轻流感症状，有效预防和控制流感。

①注射时间：建议在孕前3个月接种，如果已经怀孕，就应咨询医生后，再考虑是否接种。

②免疫效果：流感疫苗属短效疫苗，抗病时间只能维持1年左右，且只能预防几种流感病毒。

③特别提醒：流感疫苗毕竟是病原或降低活性的病毒，虽然有效，但也并不是打得越多越好，因此准备怀孕的女性一定要养成锻炼身体的习惯，不断增强身体的自我抵抗力。

5. 水痘疫苗

水痘是由水痘带状疱疹病毒初次感染引起的急性传染病，表现为发热、红色斑丘疹、疱疹、痂疹。孕妈咪如果在早期感染水痘，会导致胎儿患上先天性水痘或新生儿水痘；若是在孕晚期感染水痘，则可能导致孕妈咪患上严重的肺炎，甚至致命。然而对于水痘带状疱疹病毒，现代医学还没有特效药物治疗，主要以预防感染为主，因此，专家建议育龄女性一定要在怀孕前接种水痘疫苗，并在怀孕前后避免接触水痘患者。

①注射时间：至少在受孕前3~6个月接种疫苗。

②免疫效果：可达10年以上。

③特别提醒：水痘疫苗分为水痘减毒疫苗和灭活疫苗两种，两种疫苗可同时接种，但应接种于不同部位，且不能在注射器中混合。同时接种水痘减毒疫苗和麻疹疫苗时，接种时间应至少间隔1个月。

TIPS

①并非所有的预防接种都是安全的，如果是病毒活疫苗，如风疹、麻疹等，为避免引起胎儿感染，应绝对避免接种。而霍乱等灭活疫苗，虽胚胎不致受感染，但一旦发生高热等免疫反应，也可引起流产。

②凡有流产史的孕妈咪，为安全起见，均不宜接受任何防疫接种。

③由于每个人的身体状况有所不同，为确保安全，孕妈咪在接种疫苗前，最好先向医生说明自己准备怀孕的情况，以及过往病史、目前的健康情况和过敏史等，在医生的指导下实施接种。

④准备怀孕前，孕妈咪应问清楚医生，接种疫苗多久后方可计划怀孕，尽量避免疫苗对胎儿造成影响。

四、作好准备，以最好的姿态迎接宝宝

孕前夫妻双方就要调理身体，不要等到已经怀孕了才讲究调养，那样就太迟了。孕前调养身体应该包括心理调适和生理调适两方面。

1. 作好心理调适

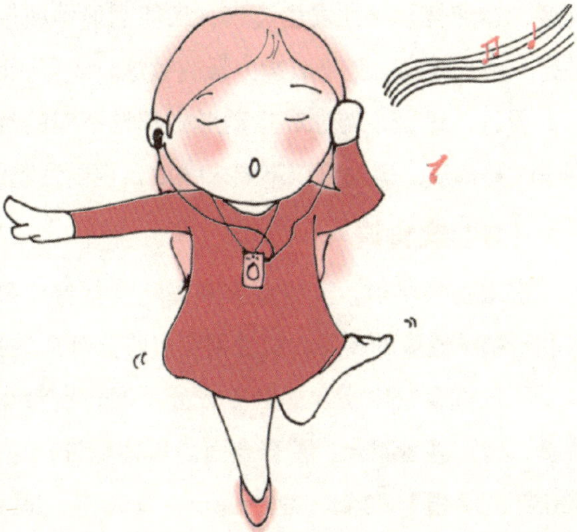

养育宝宝是夫妻双方共同的责任和义务，怀孕前的心理准备是对夫妻双方而言的。彼此之间的关心与体谅，从孕前就应该开始。

不少女性会对怀孕产生过度的紧张感，分娩的痛苦、怀孕期间的种种不便和艰辛、各种可能发生的疾病等，都会给她们带来心理压力。而怀孕期间体形的变化、产后体形是否能恢复正常，也都会引起女性的心理变化，有的甚至可能导致女性患上孕期抑郁症或产后抑郁症。因此，准备怀孕的女性必须在心理上对怀孕本身和孕期的变化都作好充分的准备。有心理准备的孕妈咪，孕期生活比没有心理准备的孕妈咪过得要顺利、从容得多，妊娠反应一般也轻得多。

2. 作好生理调适

生理准备主要包括生理机能的调适、运动调养和饮食调养、性生活和性器官的卫生保健，也可以说是身体的全面调适，以更好的生理机能接受怀孕，将有利于母体的健康和胎儿正常的发育。

（1）生理机能调适

夫妻双方要时刻注意卫生，采取必要的保健措施，使身体保持最佳的健康状态，以保证精液正常和精子成熟的质量，以及生殖器官的健康。

（2）运动调养

在准备怀孕前，夫妻双方都要注意锻炼身体，保持健康的体态。进行至少一个月以上有规律的运动，可促进女性体内激素的合理调配，确保受孕时女性体内激素的平衡和受精卵的顺利着床；孕期运动，可促进胎儿的发育和加强宝宝身体的灵活程度，避免怀孕早期发生流产，还能明显地减轻分娩时的难度和痛苦。女性在孕期进行一些加强腰、腿部肌肉力量的锻炼，还可预防孕后期腰背酸痛。

晨跑、瑜伽、游泳等运动形式都是不错的选择，即便是每天慢跑和散步，也有利于改善体质。运动可以不要求强度，但要注重坚持。

（3）饮食调养

在准备怀孕前，夫妻双方要多吃些营养丰富而全面的食品，特别是男性要吃些有利于精子健康的食品，女性则要多吃些补血的食品，以利于怀孕。

不同的食物中所含的营养成分不同，含量也不等，应尽量吃得丰富一些，不要偏食，做到膳食平衡、营养全面。具体地说，建议夫妻双方每人每天摄入肉类150～200克、鸡蛋1～2个、豆制品50～150克、蔬菜500克、水果100～150克、主食400～600克、植物油40～50克、干果类食物20～50克、牛奶500毫升。

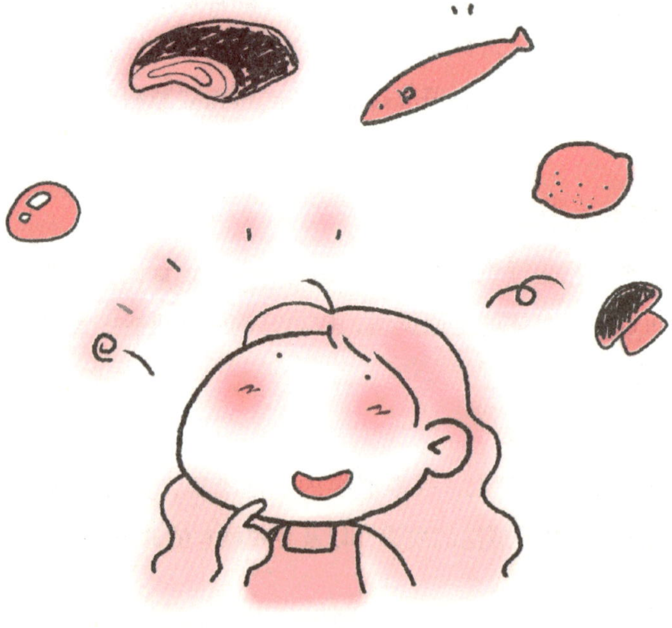

第三章 受孕倒计时

（孕前3～0个月）

3、2、1！怀孕准备倒计时。

健康聪明的小宝贝即将来临，准妈妈、准爸爸，你们作好准备了吗？

这段时间，备孕夫妇们要学会放松心情，合理进食，补充身体所需的营养元素。

此外，专家会告诉你如何正确推算排卵期，并通过性生活的调试提高受孕概率，迎接宝贝的来临。

一、优生受孕，搭盖营养仓库

孕前需要合理补充维生素、矿物质、叶酸、蛋白质、水、脂类和碳水化合物。这个阶段，要为宝宝盖好营养仓库。要知道，宝宝的大部分营养可都是直接来自于妈妈的身体储备。尤其是怀孕初期，大部分的孕妈咪都会出现孕吐的症状，造成营养摄取不充足。由于宝宝的营养完全来自于孕妈咪孕前的储备，因此，为了宝宝的健康，准妈妈们也要重视孕前的营养补充。

1. 补充叶酸

叶酸与宝宝神经系统的健康发育密切相关，孕前补叶酸，可预防宝宝神经管畸形，如脊柱裂、肢骨病、脑腔畸形、无脑畸形等疾病，并降低宝宝眼、口唇、心血管、肾、骨骼等畸形率。

怀孕初始的3～6周，是胚胎中枢神经系统生长发育的关键时期，也是最易受到致畸因素影响的时期。为了避免宝宝的神经系统发育受影响，准妈妈一定要从孕前开始补充叶酸，这样神经管畸形发生率即可下降70%。

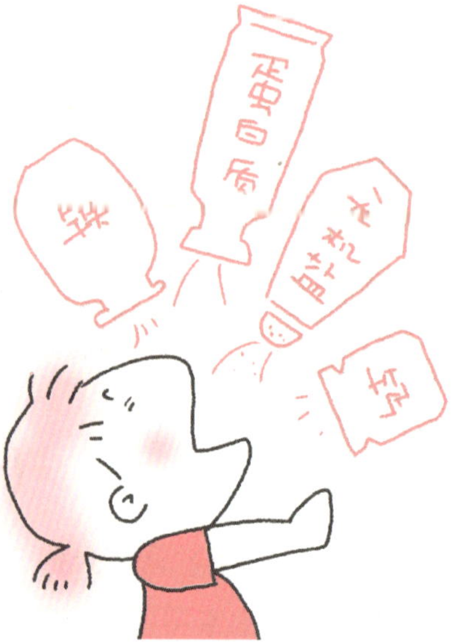

叶酸是在谷物和多叶绿色植物等食物中存在的一种B族维生素。它不能由机体产生，而只能从有关食物中摄取，或作为药物供给。

●**食物来源：**花椰菜、油菜、菠菜、小白菜等深绿叶蔬菜类；石榴、鳄梨、葡萄、樱桃、美国甜瓜、香蕉等水果类；禽肉、牛羊肉、动物肝脏、蛋类等动物食品类；核桃、腰果、栗子、杏仁、松子等坚果类；以及全麦、黑稞麦面粉、黄豆及豆制品类等。

叶酸具有不稳定性，遇光、遇热易失去活性，蔬菜储藏2～3天后叶酸会损失50%～95%。因此，要提高叶酸的摄取率，就要吃新鲜的蔬菜，同时注意烹调以上食物时不要长时间加热。

另外需要注意的是，叶酸服用过多会对身体产生不良的影响，要注意适量摄取。摄取过多的叶酸会影响体内锌的代谢，造成锌缺乏，导致胎儿发育迟缓；还会掩盖维生素B_{12}缺乏的早期表现，导致神经系统的损伤等。专家建议，女性可以从备孕前3个月开始补充叶酸，每日摄取量为400微克；确定怀孕后，增加到每日600微克。哺乳期的妈妈在头6个月每日需摄取280微克，之后的6个月则需260微克。

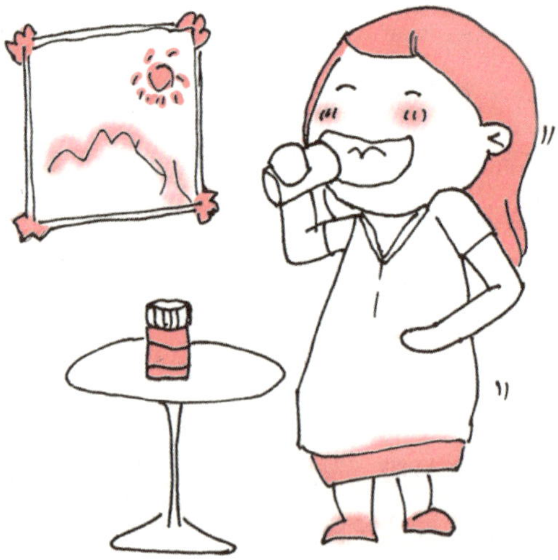

名 称	主要功效	不足时的表现	合理摄入量	食物来源
维生素A	维持视觉功能，特别是对夜间视力有重要作用。	干眼病、夜盲症、皮肤干燥、抵抗力降低等。	每天2200～3500国际单位	动物肝脏、鱼肝油、奶类、蛋类、鱼卵、胡萝卜、红心甜薯、菠菜等。
维生素B_1	促进碳水化合物等物质的彻底氧化，维持神经、心脏、消化系统的正常功能。	食欲不振、体重减轻、易疲劳、四肢无力或麻木、下肢肿痛、脚气病。	成人每天1.5～2毫克为宜，最低1.2毫克以上。	谷类、豆类、干果、酵母、干果类、动物内脏、蛋类及绿叶菜。
维生素B_2	参与体内正常的物质氧化过程。	造成代谢紊乱，主要表现为唇炎、舌炎、口角炎以及阴囊皮炎等。	成人每天需要量在1.5～2毫克为宜，最低应在1.2毫克以上。	动物肝脏、心、肾、乳类及蛋类、豆类、绿叶蔬菜、野菜。
维生素C	参与细胞间质的生成，维持人体组织间正常的坚固性和通透性。有一定的解毒能力。	使血管壁变脆、易出血，易发生以皮下和牙龈出血、牙齿松动为主要症状的坏血病。并能引起牙齿和骨骼发育不正常、骨伤不易愈合的现象。	成人每日1000毫克就可以满足了。	柠檬、橘子、菠菜、番茄、辣椒等。
维生素D	调节钙和磷的代谢，促进小肠对钙和磷的吸收与利用，对骨骼的形成非常重要，促使骨骼与牙齿形成。	引起佝偻病、手足抽搐和软骨病。	正常人每天需0.8～1.0克。	动物肝脏、卵黄、奶类。
钙	牙齿和骨骼的主要成分。	男性缺钙会使精子运动迟缓，精子顶体酶的活性降低。	充分日光照射下，每日合成的维生素D约达200～400国际单位。	排骨汤、鱼汤小鱼、虾皮、牛奶、奶制品、芝麻酱等。
铁	人体内60%～70%的铁存在于血红蛋白内，15%左右构成各种细胞色素，20%左右以铁蛋白的形式储存于肝、脾、骨髓及肠黏膜中，5%左右构成肌红蛋白。	女性在妊娠30～32周时，血红蛋白可降至最低，造成“妊娠生理性贫血”，在此基础上如果再缺铁，则可能危及宝宝。若男性缺铁，则精子顶体酶的活性会下降。	每天补充铁15～20毫克。	动物血、肝脏、肾脏、鸡胗、瘦肉、黑木耳、芝麻酱、干果、奶制品、蔬菜、水果、鱼、豆类。
碘	有助于各系统，特别是神经系统的发育。	脑发育障碍，宝宝出生后明显的智力低下，以及精神、运动障碍。	每天补充175微克的碘。	饮水、食盐、大型海藻、海产品。

硒	降低血压，消除水肿，改善血管症状，预防和治疗妊娠高血压症，抑制妇科肿瘤的恶变，预防宝宝畸形。	育龄女性缺硒会影响受孕；如孕妈咪缺硒，则易发生流产；缺硒的新生儿尤其是早产儿可发生溶血性贫血。	建议每日补充400微克的硒。	芝麻、动物内脏、大蒜、蘑菇、海米、鲜贝、淡菜、金针菇、海参、鱿鱼、苋菜、鱼粉、黄油、啤酒酵母、小麦胚和龙虾。

2. 补充蛋白质

蛋白质参与人体每一个细胞的组成，是人类生命活动的物质基础。如果准妈咪在孕前摄取蛋白质不足，就不容易怀孕；怀孕后也会因为蛋白质供应不足，容易造成流产。蛋白质不足还会导致胚胎发育迟缓或发育不良，出现胎儿先天性疾病及畸形。孕妈咪如果缺乏蛋白质，产后身体也不容易恢复，容易引发身体衰弱和其他多种并发症。

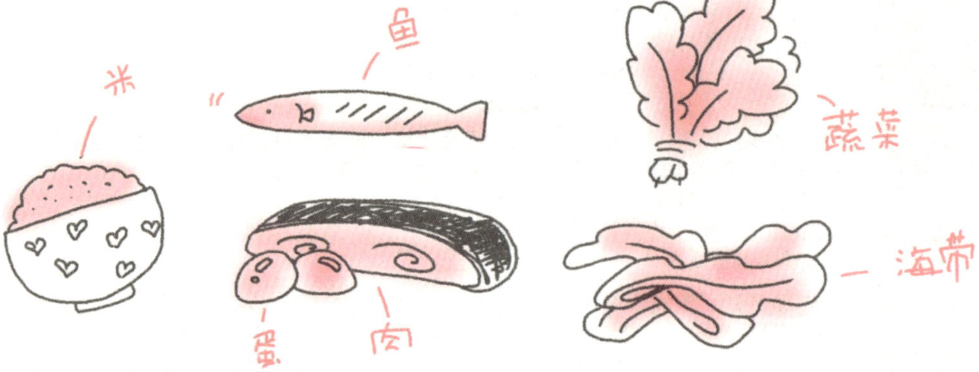

蛋白质主要具有促进伤口愈合、产生白细胞防止细菌侵入的作用。此外，催化新陈代谢的酶、调节生理机能的胰岛素等，也离不开蛋白质的参与。孕前夫妻双方每天蛋白质的摄入量宜控制在80～85克，即1个鸡蛋、100克鱼肉、50克畜/禽肉、1杯牛奶即可。

●**食物来源：**不同的食物含有蛋白质量不同，瘦肉、牛肉、牛奶、鱼虾、鸡蛋、鸡肉、猪肉、羊肉、鸭肉、乳酪、肝类、软体动物类等均含有动物蛋白，其中鸡蛋、牛奶、鱼类所含的蛋白质为优质蛋白质。植物蛋白含量最多的是黄豆及其制品，其次是稻米、面粉、红薯、花生、核桃、葵花籽、西瓜子等。

另外，素食者或不想吃肉时，可通过食物互补的方法来满足身体对蛋白质的需求，比如从豆类、坚果等食物中获取。

3. 补充脂类

脂类也是人体组织的重要构成部分，为人体活动提供能量。在供应能量的三大营养素中，脂类的产能值量高。脂肪酸分为饱和脂肪酸和不饱和脂肪酸，其中一些不饱和脂肪酸人体不能合成，称为必需脂肪酸。必需脂肪酸是宝宝生长发育的重要物质基础，对宝宝的中枢神经系统的发育、维持细胞膜的完整以及合成前列腺素起着极为重要的作用。

由于脂肪和雌性激素的产生有直接关系，脂肪过多或过少都不利于生育。体重过重时，雌性激素分泌失调，会导致不排卵，引发不孕；即使怀孕了，也容易引起准妈咪和新生儿肥胖症。体重过轻，缺少足够雌性激素，就会干扰女性月经，从而影响受孕能力。因此，女性在怀孕前摄取脂肪时要根据自己的身体情况适量摄取。按公认的标准，脂肪供给量应占膳食总能量的20%~30%，不宜超过总能量的30%，每日食用油脂25克左右为宜。

●食物来源：辣椒油、棕榈油、菜籽油、豆油、葵花子油、花生油、色拉油、芝麻油等植物油；动物油、动物肉和肉制品等；坚果、豆类及豆制品，如松子、核桃、葵花籽、黄豆、青豆、黑豆等；奶、蛋及其制品，如黄油、奶油、蛋类、奶酪等；鱼子酱、鱼类等水产类；其他，如花生酱、芝麻酱、黑芝麻、白芝麻、蚕蛹、蝎子、甲鱼等。

为了确保妈妈和宝宝的身体健康，建议多食用植物油来摄取脂类。因为植物油不仅对改善各种心血管疾病、促进儿童大脑发育和骨骼生长，以及宝宝的正常发育，都有着良好的效果，而且还可抑制小肠对胆固醇的吸收。动物油内有含量很高的饱和脂肪酸，若身体里没有饱和脂肪酸与其他两类脂肪酸的合理搭配，很可能引起高血压、高血脂等健康问题。

4. 补充碳水化合物

碳水化合物即糖类，是自然界中存在最多、分布最广的一类有机化合物。碳水化合物不仅是营养物质，还具有特殊的生理活性，在体内起着构成机体组织成分、维持心脏和神经系统正常活动、节约蛋白质、保肝解毒的重要作用。

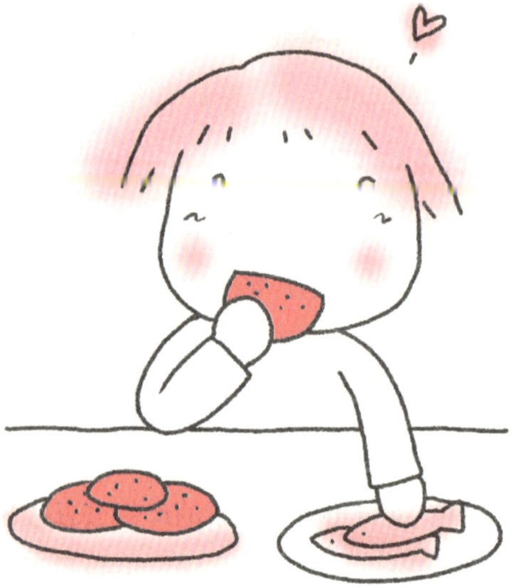

虽然人体非常需要补充碳水化合物，但是也要注意合理、均衡、适量。当孕妈咪摄入的碳水化合物不足时，就会出现消瘦、低血糖、头晕、无力甚至休克等症状，还会使宝宝生长发育迟缓；当碳水化合物摄取过量时，则可能导致肥胖，血脂、血糖升高，生产巨大儿，甚至导致孩子患Ⅱ型糖尿病。

营养学家建议，成年人碳水化合物的供给量宜占总能量摄入的55%～65%，孕妈咪的宜占总热能摄入量的60%～70%，约合每天500克左右主食。

●食物来源：

谷物：如水稻、小麦、玉米、大麦、燕麦、高粱等。

水果：如甘蔗、甜瓜、西瓜、香蕉、葡萄等。

蔬菜：如胡萝卜、番薯等。

其他：坚果、蔗糖。

此外，也可通过服用制成品（如葡萄糖与蔗糖）直接摄取碳水化合物。

5. 补充水分

水对人体非常重要，既参与人体细胞的组成，还参与机体生理活动的运转，维持人体内的各种化学物质处于正常状态。水在人体内可起到传送养分、促进液体循环、帮助消化、排泄废物、保持呼吸功能、润滑关节和调节体温等作用。人体缺水，会引起食欲降低、精神不振、四肢无力，严重时会导致昏迷等症状。当体内水分损失达20%时，就很难维持机体生命。

人体内2/3以上都是水，水在胎儿身体中甚至占到了90%。怀孕时，孕妈咪体内的血液总容量将会增加40%～50%，才能为生产作好准备。因此，无论是孕前、孕中还是产后，都要保证孕妈咪的水分供给。孕妈咪孕期缺水可导致体内代谢失调，引起疾病。但孕妈咪也不宜饮用过多水，尤其是在妊娠后期，饮水量过多会加重水肿。

水分的供给应按体重和日常生理水分的消耗量来计算，一个体重65公斤的成年人，通过尿液、皮肤蒸发等多种途径，每日排出水的总量约为2560毫升。为保持体内水的平衡，每日必须补充2560毫升左右的水。通常来说，成年人每天饮用6～8杯水，再加上各种食物中所含的水分即可，孕妈咪每天宜补充水分为2000毫升。

●食物来源：可直接饮用的白开水、饮料、果汁等，还有粥、汤、水果等含水分较多的食物。

准妈妈在怀孕前就应养成健康的饮水习惯，将身体调养至最佳状态。首先，每天早饭前空腹喝200毫升的新鲜白开水，可以温润胃肠、促进消化液的分泌、利于定时排便、防止痔疮便秘；其次，白天应每隔两小时补充一次水分，每天6～8次，约1600毫升。

准妈咪还可以通过自己制作的果汁和蔬菜汁，补充水分及其他营养物质。此外，不能饮用久沸或反复煮沸的开水，更不能饮用没有烧开的自来水，还应改掉喝浓茶和咖啡的习惯。

二、计算排卵期，合理安排受孕时间

通常情况下，正常育龄女性的卵巢每月只排出一个卵子，卵子排出后可存活1～2天，精子在女性生殖道里可存活2～3天，受精多发生在排卵后的24小时之内，超过2～3天精子即失去与卵子结合的能力。因此，要想成功受孕需在排卵期性交，使精子和卵子结合时都能处于成熟程度最佳的状态。

为了提高受孕率，夫妻要算好排卵日。大多数女性在排卵期内不会有明显的表现，如何抓住排卵期，达到受孕的目的，可以通过以下几种方法来计算排卵期。

1. 观察宫颈黏液

月经正常的女性，月经干净后宫颈黏液量少，甚至没有黏液，阴道干燥，这段时期为“干燥期”，属非排卵期。月经周期中期，随着内分泌的变化，宫颈黏液增多且稀薄，阴道分泌物增多，阴道湿润，这段时期为“湿润期”，属排卵期。接近排卵日时，宫颈黏液变得清亮、滑润且富弹性，像鸡蛋清一样，出现这种黏液的最后一天＋48小时之间是排卵日。计划受孕应选择在排卵日前的“湿润期”进行性交，受孕率高。

2. 测量基础体温

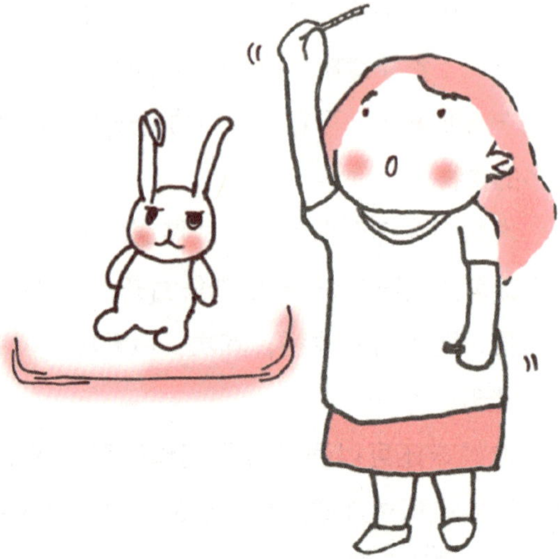

基础体温，是指人体在经过较长时间（6～8小时）的睡眠后，尚未进行运动、饮食或情绪变化影响时所测量到的体温。正常育龄女性的基础体温与月经周期一样，呈周期性变化，其变化与排卵有关。

正常情况下，女性处于排卵期时，基础体温会逐渐下降，维持在36.4℃～36.6℃；排卵日，基础体温处于由低升高的过程，在基础体温处于升高状态的三天内为“易孕期”；而排卵完成后24小时至其后几天基础体温会升高0.3℃～0.5℃，一直维持到下一次月经来潮前。

基础体温的测量与记录可按如下方法进行：

①买一支基础体温计。基础体温计与一般体温计不同，它的刻度较密，以36.7℃（刻度24）为高低温的分界（36℃——刻度10；38℃——刻度50）。

②将基础体温计放在床头随手可拿到的地方，次日睡醒还没起床活动时，放在舌下测量三分钟，并记录在基础体温表上。

③作息不规律，每日早晨测量体温有困难者，可根据自己的作息时间，每天选择某一固定时间来测量，切记量前半小时不可饮用冷热饮品和激烈运动。

④月经来潮和同房日需附加记号标示，如遇晚睡、发烧、饮酒等会影响基础体温的状况，也应特别注明。

受孕未成功基础体温表

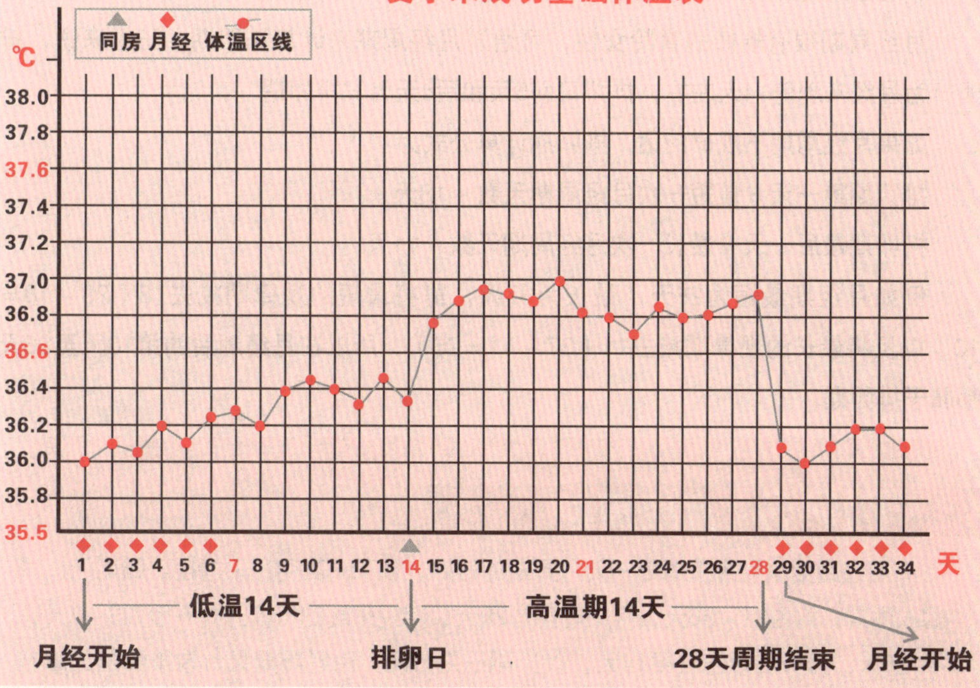

受孕成功基础体温表

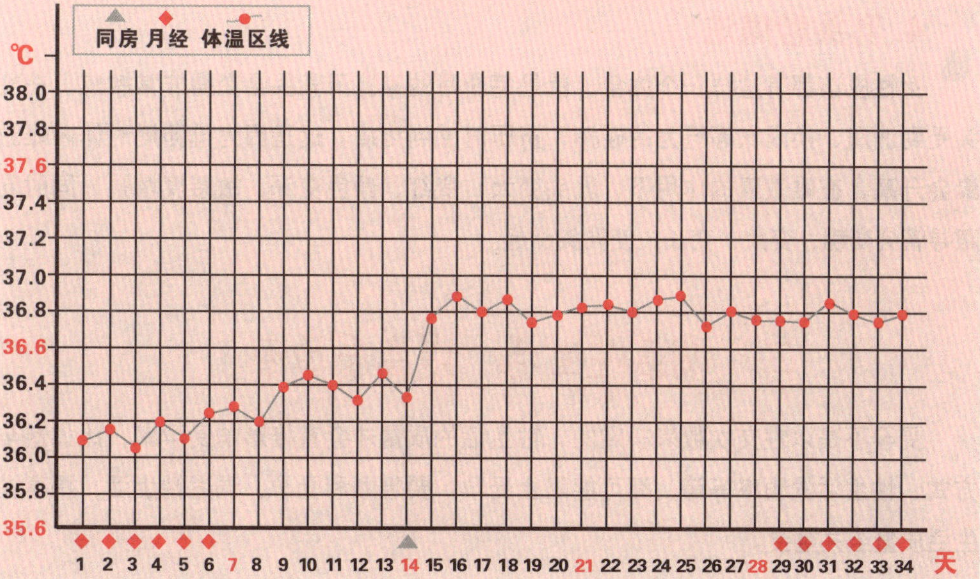

3. 经期推算法

月经周期很有规律的育龄女性，可通过月经周期来计算排卵期。正常来说，排卵日为月经来潮前14天左右，排卵日前5天和后4天为“排卵期”。

如果月经周期不规律的话，排卵期计算公式为：

排卵期第一天＝最短一次月经周期天数－18天

排卵期最后一天＝最长一次月经周期天数－11天

例如月经期最短为28天，最长为37天，需将最短的规律期减去18（28－18＝10）以及将最长的规律期减去11（37－11＝26），所以在月经潮后的第10天至26天都属于排卵期。

TIPS：月经周期

月经周期以月经来潮第一天为周期的开始，到下一次月经来为止。周期的长短因人而异，约为21～36天，平均周期为28天。月经来潮的持续时间一般为3～7天，平均5天。排卵日通常在第14天，以排卵日为分隔，月经周期又分为排卵前的滤泡期与排卵后的黄体期。滤泡期长短不一定，但黄体期相对固定，约为14±2天。

4. 乳头触痛法

女性应该都有这样一个体会，就是每个月的某些天乳头会变得非常敏感，在乳头受到洗澡、换内衣等行为的碰擦、挤压时感到疼痛。这是因为排卵期时体内雌激素会升高，在雌激素的作用下，乳头变大、变红、颜色变深，敏感度增强，同时乳腺导管会变粗、变大、变长，使乳头凸起。

三、调适性生活，提高受孕率

受孕不是以性交次数来决定的，性生活的质量才会直接影响受孕率，比如避孕方式、性生活的频率等等，都可能阻止受孕。要想顺利受孕，调适性生活、提高性生活质量至关重要。

1. 选择适宜受孕的环境

受孕需要一个良好的环境。中国古代胎教学便非常重视受孕时外界环境因素的影响，指出太阳黑子爆发、雷电交加、日食月食、大寒大暑、大雾等环境不宜受孕，因为这些会影响人体的生殖细胞，引起畸变，生出不健康的宝宝。

理想的受孕环境是空气清新、温度适宜，能够让人精神振奋、保持充沛的精力。卧室应避免外界的干扰，床上用品应该是干净的，最好是刚洗晒过，发出阳光的味道。如果再放些轻松的乐曲作为背景音乐，就更能让人产生良好的心理暗示，使夫妻双方以最佳的状态播下爱的种子。

2. 了解人体的生理节律

科学研究表明，人从出生到生命终结，身体内一直存在着体力、情绪及智力三方面的周期性变化，这种周期性的变化为人体生理节律。在高潮期，人表现得体力充沛、幽默风趣、机智灵活、思维敏捷，如果夫妻双方都处于身体情况高潮期时怀孕，能孕育出特别健康聪明的宝宝；反之，如果夫妻双方都处于低潮期，或低潮与高潮期临界时，易生出体弱、智力有问题的孩子；而如果夫妻一方处于高潮期，另一方处于低潮期，易生出健康和智力情况一般的孩子。所以，我们需要做到以下几点。

（1）找出夫妻双方生理高潮时间

据观察，制约人体力的生理节律周期为23天，制约人体情绪的生理节律周期为28天，制约人体智力的生理节律周期为33天。每一种生理节律都有高潮期、临界日及低潮期，临界日是指每个周期最中间的那一天，也就是低潮与高潮的临界时间。三个生理周期的临界日分别为11.5天、14天及16.5天，临界日的前半期为高潮期，后半期为低潮期。如果夫妻能在3个节律的高潮期里受孕是最好不过的了。

（2）通过万年历计算人体生理节律周期

用万年历计算人体生理节律周期，是用从出生那天起到受孕那天的总天数，加上闰年所增加的天数，然后分别除以23、28、33这三个数字，通过所得余数大小，便可得知身体分别处于三个节律周期的哪一阶段。余数等于临界日的天数为临界日，余数小于临界日为高潮期，余数大于临界日为低潮期。

3. 选择最佳的受孕时机

研究证实，夫妻双方身体不疲劳且心情愉快时同房，能促使内分泌系统分泌出大量有益于身体健康的酶、激素及乙酰胆碱等，让夫妻双方的体力、智能处于最良好状态，这时性功能最和谐，非常容易进入性高潮，以形成优良的受精卵；反之，夫妻双方或一方身体疲惫或心情欠佳，都会影响精子或卵子的活力，不利于形成优良的受精卵，并影响受精卵的着床和生长，导致胎萎、流产或影响胎儿脑神经的发育。所以，在准备受孕的前几天，夫妻双方一定要充分休息，放松心情。最好之前停止性生活5～7天，以保证精子的活力。

对于女性而言，在排卵前2～3天和排卵后1～2天性生活，才有可能受孕；对于男性而言，一般健康的精子能保持48小时的受精能力，而卵子在排卵20小时后就开始老化。因此，最好在排卵后2～3小时受精。

4. 改变避孕方式

一般说来，男用避孕套、女用避孕套、宫颈帽、阴道隔膜等屏障隔离避孕法对胎儿生长、发育没有不利影响，但是口服避孕药及宫内节育器对妊娠可能产生不利影响，因此建议在准备怀孕前3～6个月前夫妻停止使用口服避孕药。女方如果放置宫内节育器，当然要在拟怀孕前2～3月取环。这样，待子宫内膜得以修复后怀孕，可避免流产、胎盘异常的发生。

5. 调整性生活频率

有些夫妇误认为性生活越频繁越容易受孕，其实不然，想怀孕一定要注意性生活适度。有研究显示，夫妇一天一次性生活比三五天一次的受孕率要低。丈夫如果性生活过频，会使排出的精液中精子数量减少且发育不成熟。性细胞如果没有成熟，会影响受精过程的顺利进行。所以，要想受孕成功，性生活次数不能过频。

性生活频率究竟怎样才算合适，每个人都会因身体、工作、作息时间等诸多方面因素而有所不同。但性生活时间最好与女方排卵的时间配合好，以提高受孕率。

6. 利于受孕的性交体位

性生活体位有男上位、女上位、侧位、坐位、蹲位、后进位、胸膝位、站位等常用的八种，有些性交体位可增加性快感，有些体位可增加生育机会，有些体位有利于优生，有些体位有利于卫生保健和预防疾病。故根据不同的情况与不同的需要，选择合适的体位，是符合人体心理需要与保健需要的。

从性交体位而言，一般采用男上女下体位容易怀孕。因为女方在下平躺仰卧，双腿分开，双膝微弯，有利于阴部松弛、阴门开放，这样有利于精液进入阴道深处——阴道穹窿部，使整个子宫颈外口都能接触精液。当宫颈外口浸泡在“精液池”中时，精子就会主动进入宫颈口，为精子迅速进入宫腔到达输卵管与卵子结合创造了最佳条件。

相对而言，女上男下位、侧位、背附位、坐位、站位等性交体位并不利于受孕。如女上位，这种体位可增加夫妇双方的性快感，但这种体位，性高潮以后精液大部分向下外流，这对生育是不利的。有些虽然采取男上位，但女方子宫后位、阴道过短或阴道后穹窿处很浅，导致精液藏不住而往往自阴道口流出，这也不利于受孕。对于这种情况，可以用枕头或其他物品适当垫高臀部，形成一个“人工槽”，这样能防止精液外流，有利于精液在阴道内贮存，为精子的活动提供良好条件。

对于其他的体位姿势，必须采取针对性措施，才能提高受孕的概率。

如采用胸膝位，女方先俯身跪于床上，胸贴床垫，两手置于头部前方，大腿与小腿稍屈曲，两大腿分开，男方也跪于床垫上然后性交。这种体位可使精液较好地停留于女方阴道里不易流出。

如采用屈曲位，女方仰卧，臀部稍抬高，两腿屈起，性交后继续仰卧20～30分钟，使精液不致立即外溢，如此可增加受孕机会。此种方法适用于子宫后位、阴道过短或阴道后穹隆较浅的不孕患者。

在采用屈曲位进行性交时，女性是仰躺在床上，双腿向腰部屈曲，而男性用膝和肘或掌支撑身体，在这种状态下，女性的阴道和地面是相垂直的，阴道口也开得较大，男性做活塞运动也不同于正常体位的沿女性身体水平运动，而是垂直运动。女性若从外侧抱住弯曲的双膝，屈曲度会变得更大。女性还可把双腿放在男性的肩上，或者双足在男性的脊背上搭扣。屈曲位的缺点是远离阴蒂和阴道入口，优点是阴茎插入很深，另外因阴道趋于垂直，精液滞留在阴道内不易流出，利于受孕。

不管何种体位，为了避免性交后精液外溢，应养成良好习惯，最好于性交前排解小便。如果性交后立即排尿，也会使得精液溢出，减少怀孕的机会。

四、如何知道自己是否怀孕了

有些女性盼望自己早一点怀孕，但不知道自己是否已经怀孕了。有时候明明自己已经怀孕了，月经过期了，还认为是月经不调，并且擅自服用调经活血药，结果导致十分危险的后果，甚至可能引起不孕症！这样的例子并不少见。

因此，备孕女性对自己的身体情况要适度提高敏感性，如果出现怀孕的症状，要学会运用科学手段，确认受孕情况，并及时采取安胎养胎的措施。

①月经过期即停经，以及不同程度的食欲不振、厌油腻喜酸食、恶心、呕吐、乏力、困倦、畏寒、尿频等症状。停经是育龄女性可能怀孕的最早也是最重要的症状，平时月经规律、性生活正常的育龄女性，一旦月经延迟10天或以上，应该怀疑是否怀孕了。若停经8周，怀孕的可能性就更大。不过，停经也并不一定就是怀孕，产后哺乳期的女性在还没有恢复月经时，也有可能再次受孕。

②测试一下基础体温，持续呈现高温期超过18天。

③你还可以从药店购买验孕工具，如验孕棒、验孕纸等自行检测是否怀孕。自行利用验孕器来验孕比较方便且快速，还能保护隐私，准确率也很高。但是，验孕器并不是百无一失的，验孕的时间、尿液的浓度和月经的准确度等因素都可能影响到准确率。因此，尽管验孕棒、验孕纸等验孕器的准确率可达90%，要百分百确定是否怀孕了，还是到医院检查最为准确。

验孕棒：俗称验孕片或验孕卡，它是利用怀孕时女性体内会分泌HCG（人类绒毛膜性腺激素）来检查的。验孕棒内会装置单株及多株HCG抗体，它与尿液中的HCG结合后而呈现的反应即可测试怀孕与否。

使用方法：

①先将验孕棒从包装中取出，戴上一次性手套，捏住验孕棒手柄一端，将吸尿孔一端朝下方倾斜放入收集的晨尿中，维持1～2分钟。注意，验孕棒观察窗应朝下，梅花图案方向朝上。

②取出验孕棒，斜握验孕棒，1分钟内观察窗就会出现紫红色线条。若是怀孕了，1分钟后观察窗会出现两条线，即对照线和检测线都显色，且检测线明显清晰；

3分钟后，可以判断未怀孕的结果，通常只出现一条对照线；若5分钟内都无对照线出现，表明测验失败或无效。

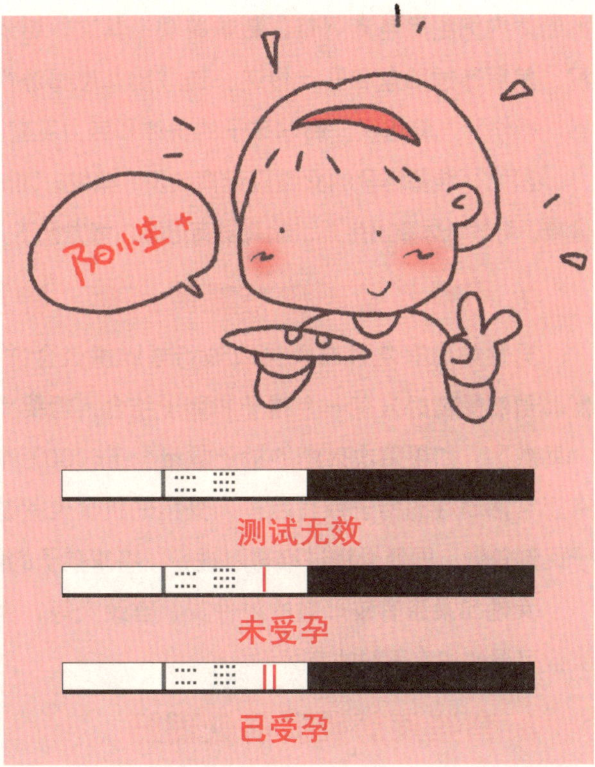

结果辨认：

妇产科专家指出："过早地做尿液测试，所呈现的阴性反应可能是错误的。"所以，最好在月经延迟两周后再做怀孕自测，这样结果会更准确。

五、不可不知的备孕小细节

1. 远离烫发、染发，避免高温

据国外医学专家调查，染发剂中含有对人体有害的化学物质，容易被皮肤吸收，极有可能导致皮肤癌和乳腺癌，同时会导致胎儿畸形或流产。因此，准备怀孕的夫妻应慎重对待染发，以免对母体和胎儿造成不好的影响。化学烫发剂同样极易使女性产生过敏反应，使头发变得更加脆弱，加剧头发脱落，并且会影响体内胎儿的正常生长发育。

实验证明，长期使用染发剂可引起人体皮肤过敏反应，使皮肤出现发痒、红斑、红肿等症状。这主要是因为常见的染发剂中含铅，铅与过氧化脂质结合后，会加剧体内细胞黑色素沉着，影响美观；其次，铅还可以被皮肤和黏膜吸收，形成蓄积，然后通过胎盘和乳汁传递，造成胎儿患母源性铅中毒，使孩子神经系统对铅敏感，损伤胎儿脑组织，影响孩子的身体和智力发育。

因此，准备怀孕的女性应远离烫发、染发，同时注意职业性铅接触，以免影响母婴健康，导致低体重出生儿、胎儿发育迟缓、智力低下。

2. 患有生殖器官方面的炎症，应及时治疗

男性如患有急性睾丸炎或流行性腮腺炎合并睾丸炎等疾病，就会影响生精功能。虽然受精时只有一个精子和卵子结合，但要完成受精过程，却要上亿个精子来“助威”。如果每次射精的精子数量少于6000万个时，受精便难于进行。精液里具有正常活动性的精子数目越多，受精的机会也就越多；如果精子总数较少或活动精子比例较低，即便受精过程得以进行，将来孩子的体质和生命力也会降低。

女性如果患有较严重的附件炎、宫颈炎等，也应进行治疗，因为输卵管阻塞或炎症可导致妇女不孕或宫外孕。

3. 有些疾病要提前处理好

怀孕后头三个月和后三个月不能拔牙。怀孕初期拔牙易诱发流产，怀孕晚期拔牙易发生早产，其原因主要是孕妇在拔牙时精神紧张、恐慌，及拔牙打麻药的疼痛刺激所致。资料显示，80%的女性在怀孕的时候，容易出现牙科并发症，如牙疼、牙龈出血等。假如我们注意到这一点，在怀孕之前治疗，怀孕期间就不必遭受牙病之苦了。

女性如果患有心脏病、肾脏病、高血压等，也要考虑能否怀孕。如果病情不太严重，可以在医生指导下怀孕；如果病情严重，则要听从医生的意见，不要勉强怀孕，还是以治疗疾病为先。

女性如果患有精神病、糖尿病、癫痫、甲状腺功能异常等疾病，而且尚未痊愈，就不适合怀孕了。

4. 患哪些疾病暂时不宜怀孕

想要顺利地生育一个健康、聪明的孩子，夫妇双方的身体必须是健康的。如果

在某一方面患有疾病，应当认真治疗后再怀孕，这不仅是生育一个健康聪明孩子的必要条件，也是保证妻子安全度过孕期生活的必要措施。女性怀孕后，除生殖器官有明显改变外，其他器官的代谢活动也大大增强，以适应妊娠期间胎儿生长发育的需要。如果母体患有某些比较严重的全身性疾病时，就会影响到胎儿的生长和发育，甚至造成流产、早产或胎儿畸形。怀孕也会影响母体疾病的痊愈甚至加重病情。所以，凡患有严重心脏病、肾脏病、肝脏病、高血压、甲状腺机能亢进、活性肺结核、血液病、糖尿病、精神病的妇女，在疾病处理好之前，都不宜怀孕。

（1）贫血

这是一种妇女常见病。平时表现为眩晕，站起来时头发晕、头痛等症状。严重贫血不仅对孕妇本身有影响，还会对胎儿发育带来不利影响。可以采用食疗的方法来减轻症状。多食用豆制品、猪肝、猪肉松、河蟹、蛤蜊、芝麻酱、海带、木耳等含铁量高的食物，或每日服用一两片硫酸亚铁片。贫血病情有所好转，各种指标达到或接近正常时，就可以怀孕了。

（2）结核病

目前结核病的治愈率很高，但治愈好之前不应当怀孕，否则会传染给胎儿，并有导致早产、流产的危险。胎儿在生长过程中，要从母体摄取大量的钙质，若母体患有严重的结核病，会影响疾病的好转或身体骨质的钙化。因此，严重的肺结核或活动性肺结核，都不宜怀孕。女性经过抗结核药物治疗后，还应定期进行健康检查，确认已经完全治愈后，才能考虑怀孕。

（3）肝脏病

妊娠后，肝脏的负担增加，如果肝脏有病，会使病情恶化，而且还容易出现妊娠中毒症。因此，应在肝脏疾病治疗好转之后，再考虑怀孕。目前对肝脏病的治疗，方法比较多，效果也很好，一般都可以把病情控制住。

（4）肾脏病

妊娠时，由于母体血总量增加，血管外体液积蓄过多，容易出现水肿。肾脏病患者如果妊娠，就会出现妊娠中毒症，而且往往比较严重，容易出现早产、流产等现象。在进行治疗之后，如果病情好转，则可以考虑怀孕。但决定怀孕之前还应对病情进行复查，并听取医生的意见。

5. 备孕的10个禁忌

（1）不要在情绪压抑时受孕

人处于焦虑抑郁或有沉重思想负担的精神状态时，不仅会影响精子或卵子的质量，即使受孕后也会因情绪的刺激而影响母体的激素分泌，使胎儿不安、躁动，影响生长发育，甚至流产。因此当小两口发生不愉快的事情时，最好暂时不要受孕。

（2）不要抽烟喝酒

由于烟中的尼古丁和酒中的乙醇可损害精细胞和卵细胞。经常吸烟、饮酒的妇女，最好等戒掉烟酒2~3个月后再受孕。丈夫在妻子受孕前一个月最好也戒掉烟酒。

（3）不要在炎热和严寒季节受孕

因为怀孕早期，正是胎儿的大脑皮质初步形成的阶段。如果天气比较炎热，食欲不好，蛋白质摄入量减少，机体消耗量大，会影响胎儿大脑的发育；严寒季节孕妇多在室内活动，新鲜空气少，接触呼吸道病毒的机会增多，容易感冒而损害胎儿。

（4）不要在受孕前接触放射性物质和剧毒性物质

因为生殖细胞对X线和剧毒物质的反应非常敏感。妇女如果照射X线，特别是腹部经过照射，需要等4个星期后才比较安全。如果曾反复接触日常用药和有毒化学品，也需要等一个月后受孕才较为妥当，以免生出畸形胎儿。

（5）不要在蜜月时受孕

新婚前后，男女双方为操办婚事、礼节应酬而奔走劳累，体力超负荷消耗，降低了精子和卵子的质量。新婚蜜月时，小两口恩爱甜蜜，性生活频繁，也会影响精子和卵子在子宫着床的环境，降低胎卵质量，从而不利于优生。

（6）不要在旅行途中受孕

人在旅行途中，生活起居没有规律，居无定所，睡眠不足，饮食失调，营养偏缺，大脑皮质经常处于兴奋状态，加上过度疲劳和旅途颠簸，可影响胎卵生长或引起受孕子宫收缩，导致流产或先兆流产。

（7）不要高龄受孕

35岁以上妇女发生染色体畸变而导致畸形胎儿的比例有逐渐增高的趋势，孕期还可能出现高血压和糖尿病，分娩时产程会延长，产后易出血，因此妇女生育最好选择24～29岁这个最佳生育年龄段。

（8）不要在患病期间受孕

疾病会影响女性体质和受精卵的质量及宫内着床环境，患病期间服用的药物也可能对精子和卵子产生不利影响。因此，夫妇双方有人患急性病，需等康复停药并征得医生同意后再考虑受孕为宜。

（9）不要在停用避孕药后立即受孕

避孕药具有抑制排卵、干扰子宫内膜受精卵着床环境的作用。长期口服避孕药的妇女，至少在停药两个月后才可受孕；放置避孕环的妇女在取环后，应等来过2～3次正常月经后再受孕。这样可使子宫内膜和排卵功能有一个恢复适应的过程，有利于受精卵生长发育。

（10）不要在早产、流产和摘除葡萄胎后立即受孕

妇女在早产、流产后子宫内膜受到创伤，立即受孕容易再度流产而形成习惯性流产，所以首次流产或早产后至少要过半年后再受孕，这样让子宫内环境有一个完全恢复的过程。葡萄胎摘除后，原已隐蔽在静脉丛中的滋养层细胞，经过一段时间后（多在1～2年），可重新活跃甚至发生恶性变化。因此，对葡萄胎手术后的病人，为防止其发展成恶性葡萄胎或毛膜上皮癌，至少要定期随访两年，在这段时间内绝对不能受孕。

6. 慎选化妆品

怀孕是女性的特殊生理阶段，这时女性的身体往往变得敏感，身体抵抗力也在下降。而化妆品中很多成分具有刺激作用，如使用不当，可引起毛囊炎、过敏等皮肤问题。某些劣质化妆品含有铅、汞、砷等有害物质和数量惊人的细菌，还能致癌，所以孕期一定要慎用，甚至不用化妆品，以免危害个人和胎儿的健康。

比如，一只普通的口红，很可能就成为伤害孕期女性健康的元凶。作为口红的

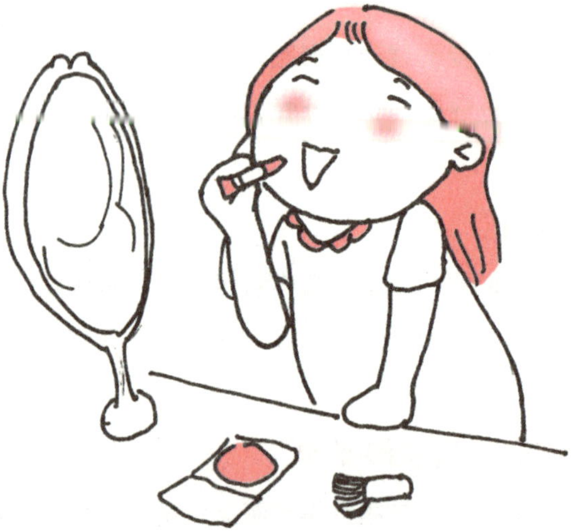

主要成分，油脂通常采用羊毛脂，羊毛脂除了会吸附空气中各种对人体有害的重金属微量元素，还可能吸附大肠杆菌。孕妈咪常涂抹口红，空气中的一些有害物质就容易被吸附在嘴唇上，并随着唾液侵入体内，进一步渗透进入胎儿体内，使胎儿受害。因此，孕期最好不要使用口红，至少不要长期涂抹口红。

7. 少穿紧身衣、露脐装

经常穿紧身衣物，对女性和男性的身体健康和生殖器官都有严重影响。女性常穿紧身衣服时，会对子宫、输卵管等生殖器官产生极大的压力，从而使得子宫内膜细胞离开子宫进入卵巢，形成子宫内膜异位症。据英国官方统计，目前英国约有10%～15%的育龄女性罹患子宫内膜异位，而习惯穿着宽松纱丽服的印度女性患子宫内膜异位症的就较少。

男性的性器官健康与温度有着密切的关系，它会随着气温变化而进行自我调节。如果常穿牛仔裤等紧身衣物，就会使男性性器官长期处于密闭状态，空气不流通，使细菌滋生，引起生殖道的炎症；同时也阻碍性器官尤其是睾丸的血液循环，减少睾酮的分泌，从而影响精子的产生过程，长期如此，极易造成男性不育症。

因此，在日常生活中，选择衣服除了追求时尚之外，也要兼顾健康，选择宽松、透气好的衣物最佳。

8. 少穿高跟鞋

孕前长时间穿高跟鞋会使身体倾斜，身体与地面形成的角度减小，骨盆就会随之倾斜。时间一长，不但会让盆腔位移，还容易引起子宫位前倾，增加不孕发生的概率。

孕早期3个月，准妈咪的身体处于敏感期，最容易引起流产。如果常穿高跟鞋，那么扭伤、摔倒的概率会增大，间接危害准妈咪与胎儿的健康。

孕后期，随着肚子的增大和体重的增加，女性身体的重心前移，站立或行走时腰背部肌肉和双脚的负担加重，如果穿高跟鞋，就会使身体重心不稳，加重身体和脚的负担；另外，由于孕后期女性双脚常有不同程度的浮肿，而高跟鞋的鞋底和鞋帮较硬，所以对孕妈咪的下肢静脉回流也会产生一定的影响。因此，无论是孕前还是孕期，女性都应少穿高跟鞋。

9. 拒绝经期性生活

经期性生活的危害相当大，对男女双方的身体都会造成伤害。首先，经期性生活时男性阴茎插入会使女性生殖器充血，导致月经量增多，经期延长；其次，经期生殖道黏膜处于损伤状态，经期性生活时男性生殖器就很可能把细菌带入阴道内，感染子宫内膜，甚至累及输卵管和盆腔器官，危害女性身体健康；再次，性冲动时子宫会强烈收缩，就会将子宫内膜碎片挤入盆腔，引起子宫内膜异位症，从而导致女性不孕症；此外，经期性生活很容易使精子及其抗原进入女性血液，极易促使血液产生抵抗精子的抗体，一旦产生抗体，就会让射入体内的精子凝集，失去活动力，损坏孕力。

10. 多了解孕产知识

妻子怀孕（尤其第一次怀孕）是一件大事，这将在很大程度上改变两个人的生活。在这段特殊的日子里，作为老公有义务和责任帮助妻子安度孕产期。因此，准爸爸一定要多学习孕产知识，对宝宝的成长和准妈咪的反应有所了解，这样能排除很多多余的恐惧，减少很多不必要的烦恼，也就减轻很多心理压力。如果条件允许，准爸爸最好能跟准妈咪一起接受产前培训，包括孕妈咪体操、产前知识和分娩呼吸法，这会有利于帮助妻子顺利分娩。

Part 2

Wonderful Pregnancy Experience

绝妙的怀孕体验

当精王子与卵公主相遇，生命便开始萌芽；

听宝宝伸展肢体的声音，幸福便开始绽放。

不安、焦虑、酸楚、疲惫、艰辛……

都抵不住母子（女）心连心的美妙！

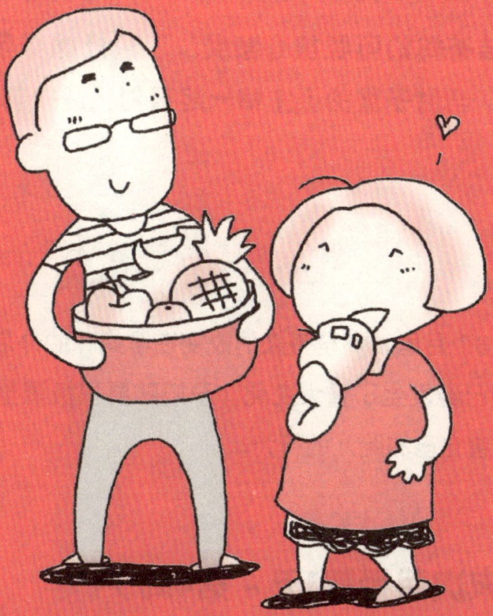

第一章

妊娠期准妈妈和宝宝的变化

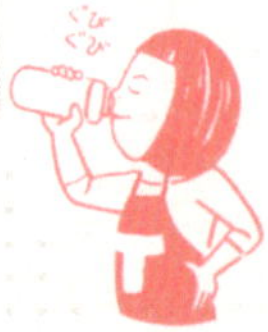

准爸爸准妈妈，你们感受到宝宝生长的喜悦了吗？

说短不短、说长不长的10个月，孕妈咪的身体将发生难以置信的变化，宝宝也将从一颗小小的种子发育成健康的新生命。

准爸妈们可要细心感受，了解妊娠期孕妈咪的生理变化和胎儿的成长，与肚子里的小生命一起努力，迎接新生儿诞生的甜蜜幸福。

一、孕早期，种子在发芽

在头3个月里，怀孕带来的改变在孕妈咪的外表可能表现得还不明显，但孕妈咪的体内却已经发生了重大变化。孕妈咪要积极调整心态，增强自己怀孕的意识，避免做出伤害自己和胎儿的行为。

1. 妊娠第1个月

（末次月经第1天～第4周）

【孕妈咪变化】这里说的妊娠第1个月是指从末次月经第一天到下次推算的月经

日。这时，大部分孕妇没有怀孕的自觉症状，但有的人会有类似感冒或烦躁不安的症状。

【宝宝成长】受精卵以12～15小时的时间为周期进行细胞分裂，由2个到4个再到8个，逐渐增长，到3周左右着床；关于性别、肤色、眼皮的单双、身材的高矮等基因已经形成；神经系统、血液系统、循环系统逐渐生长发育。身长0.4～0.7厘米，体重约1克。头和躯干还不能清楚地区分开来，能看出手足已形成了突起状。

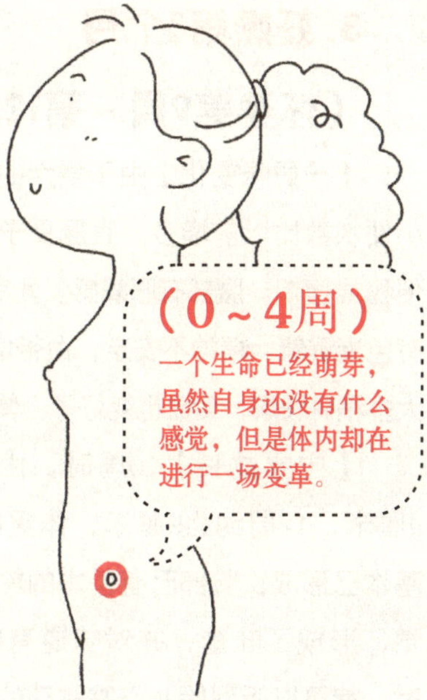

2. 妊娠第2个月

（怀孕第5周～第8周）

【孕妈咪变化】月经过期、身体发热、乏力、尿频、乳房发胀、乳头敏感、腰胀腰酸，基础体温持续在高水平，白带增多、孕妇开始出现早孕反应（疲劳、乏力、嗜睡、食欲减退、恶心、呕吐等）。从月经推迟开始，妊娠反应早的人，胃部就会有不舒服的感觉，没有食欲，空腹时感到恶心等。乳房也敏感起来，稍稍有点刺激，乳头就硬起来，还隐隐作痛。情绪也开始不稳定。

【宝宝成长】8周时，胎儿身长为2～3厘米，体重约为4克；"尾巴"逐渐变短，头、躯干、手脚慢慢分开，逐渐形成人形；从头部开始，心脏、肝脏、肠胃等内脏器官的原形也逐渐形成。

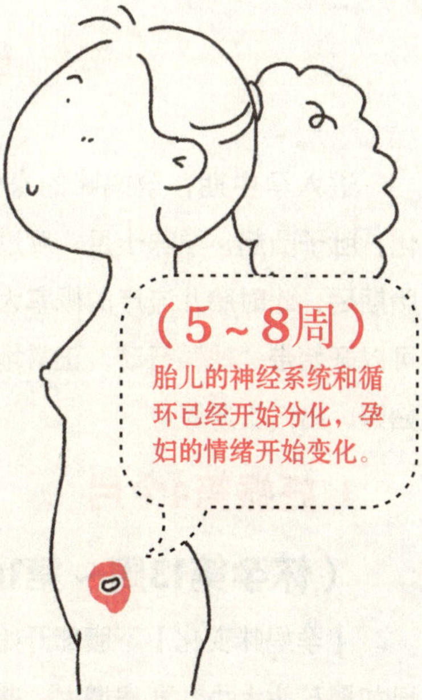

3. 妊娠第3个月

（怀孕第9周～第12周）

【孕妈咪变化】由于增大的子宫压迫膀胱，小便次数比以前增多。直肠受子宫的压迫，常有便秘或腹泻。腰部有胀痛感。乳房更加膨胀，乳头有色素沉着。精神不安定，白带增多，但妊娠反应大多稍有缓解，食欲也变好了，体重也开始增加。

【宝宝成长】10周时，由头到屁股长3～4厘米，12周约为9厘米，体重约为30克；内脏基本已形成；脸部已有基本的轮廓；皮肤有所感觉，形成了味蕾，并对味道有所感觉。到11周时，就可以听到胎儿心脏跳动的声音。身体的形态已经具备，手足伸开了，手指也分开了。

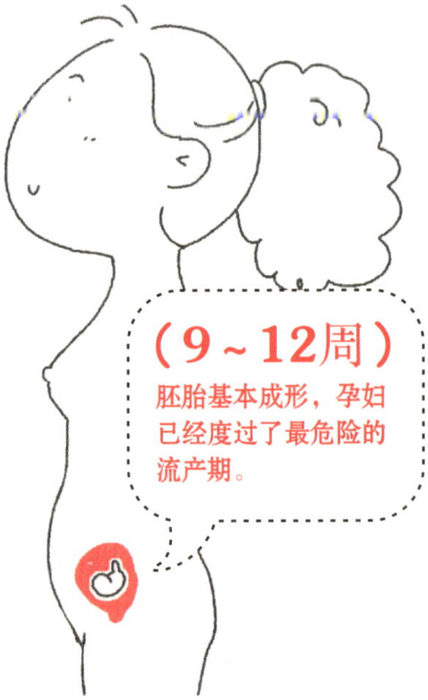
（9～12周）
胚胎基本成形，孕妇已经度过了最危险的流产期。

二、孕中期，孕味百分百

进入孕中期，孕妈咪的身体出现明显的变化，肚子凸起，孕味十足。度过了头三个月的保胎期后，此时胎儿流产的概率大大减少。孕妈咪可以开始带“球”行动，正常地进行上班、拍孕妇照、出门旅游等。

1. 妊娠第4个月

（怀孕第13周～第16周）

【孕妈咪变化】下腹部开始出现隆起，子宫已如婴孩头大小，乳房增大，并且乳头发黑，乳晕更为清晰。白带多、腹部沉重感及尿频现象依

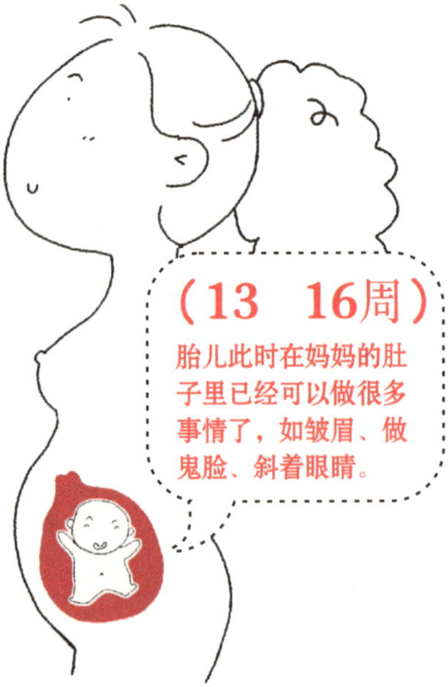

然持续存在。

【宝宝成长】头渐渐伸直，脸部已有了人的轮廓和外形，下颌骨、面颊骨、鼻梁骨等开始形成，耳廓伸长，皮肤逐渐变厚。肌肉继续发育，内耳等听觉器官已基本完善，对子宫外的声音刺激开始有所反应。宝宝身长18厘米，体重已达160克。

2. 妊娠第5个月

（怀孕第17周～第20周）

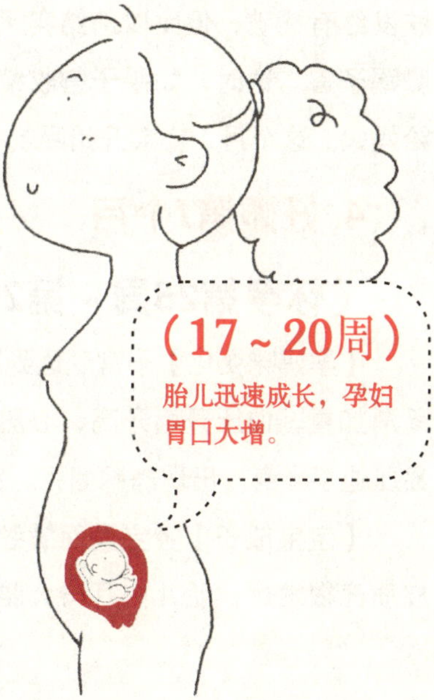

【孕妈咪变化】下腹部明显突出，子宫底高度与肚脐相平。乳房比以前膨胀得更为显著，臀部显得浑圆，有些孕妈咪常会有胃内积食的不消化感和口干舌燥的感觉，甚至出现耳鸣、下肢水肿等。在第5个月月末开始，准妈妈可以感觉到胎动。

【宝宝成长】胎儿的头已占全身长的1/3，头部及身体上呈现出薄薄的胎毛；手指脚趾长出指甲，并呈现出隆起；耳朵的入口张开；牙床开始形成；头发、眉毛开始生长；由于皮下脂肪开始沉积，皮肤变成半透明，但皮下血管仍清晰可见；骨骼和肌肉也越来越结实。宝宝已会吞咽羊水。如果用听诊器可听到心音。身长已增长到18~25厘米，体重已达250~300克。

3. 妊娠第6个月

（怀孕第21周～第24周）

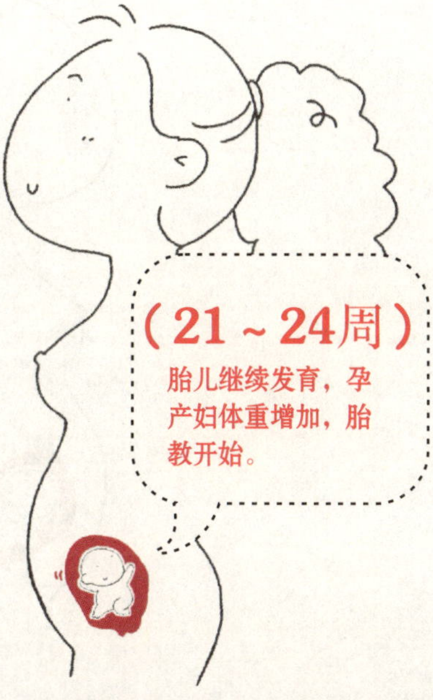

【孕妈咪变化】子宫进一步增大，子宫底的高度在耻骨联合上方18~20厘米，乳房越发变大，乳腺功能发达，挤压乳房时会流出一

些黏性很强的黄色稀薄乳汁。由于血液中水分增多，孕妈咪可能发生贫血，因钙质被胎儿大量摄取，会出现牙齿疼痛或口腔炎，不少人还出现了孕妈咪特有的尿糖现象。

【宝宝成长】宝宝已经有28厘米长，体重增加到700克左右，骨骼发育良好，皮肤发红有褶皱，但比以前结实了。宝宝在子宫羊水中能够自由自在地游泳，并会用脚踢子宫。这时，如果子宫收缩或受到外部压迫，宝宝会猛踢子宫壁，把信息传递给妈妈。这个月，宝宝开始吸吮手指。

4. 妊娠第7个月

（怀孕第25周～第28周）

【孕妈咪变化】子宫底达到耻骨上21~24厘米。胎儿日渐增大使孕妈咪心脏负担逐渐加重，血压开始升高，心脏跳动加快，孕妈咪的呼吸变得急促。长大的子宫容易压迫下半身，出现静脉曲张、痔疮及便秘。

【宝宝成长】宝宝满面皱纹，有了明显的头发，脑组织开始出现皱缩样，大脑皮质已很发达，胎儿内耳与大脑发生联系的神经通路已接通，因此对声音的分辨能

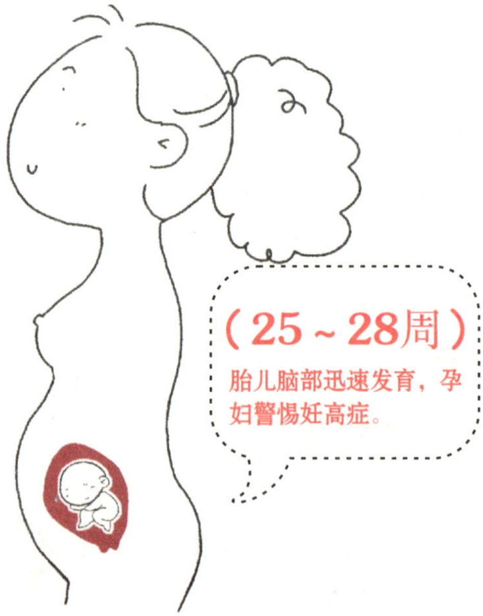

力进一步提高；视网膜开始发育；有了浅浅的呼吸和很微弱的吸吮力。胎儿身长35厘米，体重超过1000克。

三、孕晚期，幸福的等待

10月孕程进入最后一个阶段，孕妈咪的身体负担不断加重，宝宝也进入发育最快的时期。此时，孕妈咪会感觉到宝宝特别爱动，特别爱用力蹬妈咪的肚子，好像已经迫不及待地想来到外面的世界了。准爸妈可要做好分娩前的准备工作，迎接最健康、最聪明、最可爱的小宝贝的诞生。

1. 妊娠第8个月

（怀孕第29周～第32周）

【孕妈咪变化】胎动的次数越来越多，有时会觉得肚子有被踢的感觉。子宫对胃的压迫让孕妇很不舒服，喘气都困难。小便次数增多，后背和腰部有些疼痛，有些人会出现妊娠期高血压征。

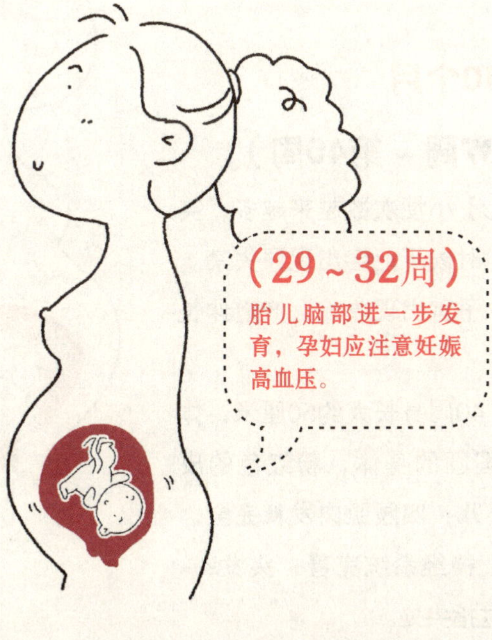

【宝宝成长】32周时身长大约为40厘米，体重1500～1900克；骨骼几乎完全形成，胎儿头的位置还未定位；听觉全部形成，听到大的声音身体会有紧张的反应。

2. 妊娠第9个月

（怀孕第33周～第36周）

【孕妈咪变化】越来越大的子宫挤压孕妈咪的胃和心脏，呼吸较深，有可能伴有厉害的“烧心感”。小便次数增多，还可能会出现尿失禁的现象。身体易疲劳。

【宝宝成长】36周时，身长大约45厘米，体重2000～2700克；有了皮下脂肪，是圆鼓鼓的小人；内脏已长成，能呼吸，胃肠已具备消化功能；胎毛消失，头部向下的位置已固定。

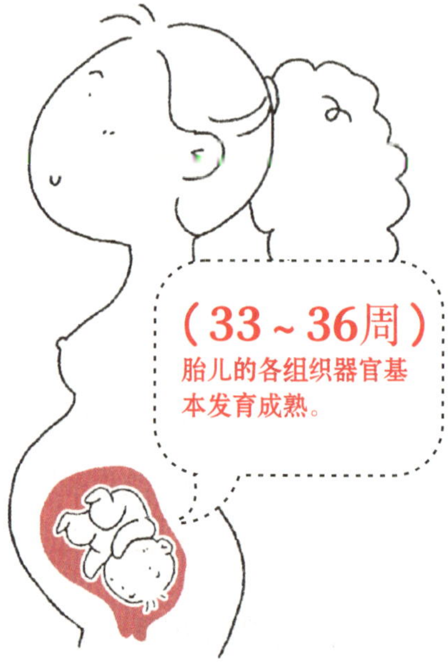

3. 妊娠第10个月

（怀孕第37周～第40周）

【孕妈咪变化】小便次数越来越多，笑的时候或打喷嚏的时候可能会出现尿失禁。胎动的次数少了，子宫出现收缩，产道伸长变软，白带增多。

【宝宝成长】40周身长大约50厘米，体重3400克左右；圆圆的身体，粉红色的皮肤，完全像一个婴儿；四肢肌肉发育完全，内脏机能已健全，神经系统完善；头发2～4厘米长，指甲长过指尖处。

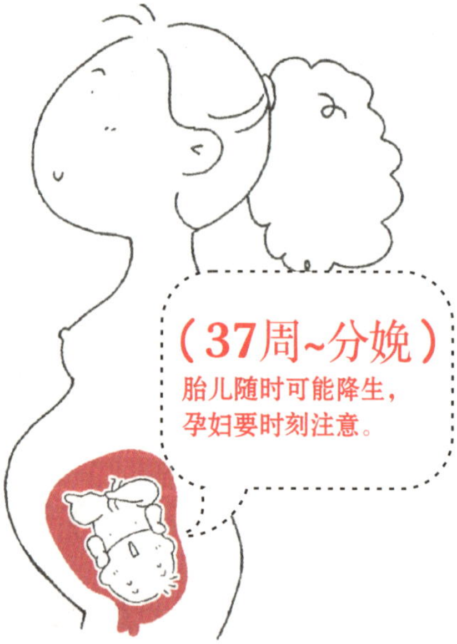

第二章

40周同步健康饮食

胎儿的生长发育就如同种子的萌芽生长，同样需要营养的滋育。科学的孕期饮食安排，不仅可以保证宝宝的正常发育，还有利于出生后婴幼儿的体能和智力，让孩子赢在起跑线上。

一、孕妇膳食指南

自妊娠第4个月起，保证充足的能量。

妊娠后期保持体重的正常增长 。

增加鱼、肉、蛋、奶、海产品的摄入。

妊娠是一个复杂的生理过程，孕妇在妊娠期间需进行一系列生理调整，以适应胎儿在体内的生长发育和本身的生理变化。

妊娠分为三期，每三个月为一期。怀孕头三个月为第一期，是胚胎发育的初期，此时孕妇体重增长较慢，故所需营养与未孕时近似。至第二期即第四个月起，体重增长迅速，母体开始贮存脂肪及部分蛋白质，此时胎儿、胎盘、羊水、子宫、乳房、血容量等都迅速增长。第二期增加体重约4~5千克，第三期约增加5千克，总体重增加约12千克。

为此，从怀孕第四个月起必须增加能量和各种营养素的摄入，以满足合成代谢的需要。我国“推荐的每日膳食中营养素供给量”规定孕中期能量每日增加837170焦耳，蛋白质4~6个月时供给量增加25克，钙增加至1500毫克，铁增加至28毫克，其他营养素如碘、锌及维生素A、维生素D、维生素E、维生素B_1、维生素B_2、维生素C等也相应增加。膳食中应增加鱼、肉、蛋等富含优质蛋白质的动物性食物，含钙丰富的奶类食物，含无机盐和维生素丰富的蔬菜、水果等。蔬菜、水果还富含膳食纤维，可促进肠蠕动，防止孕妇便秘。孕妇应以正常妊娠体重增长的规律合理调整膳食，并要做有益的运动。孕期营养低下会使孕妇机体组织器官增长缓慢，营养物质贮存不良，胎儿的生长发育延缓，早产儿发生率增高。但孕妇体重增长过度、营养过剩对母亲和胎儿也不利，一则易出现巨大儿，增加难产的危险性，二则孕妇体内可能有大量水贮留和易发生糖尿病、慢性高血压及妊娠高血压综合征。

1.孕妇每日膳食主要营养素推荐摄入量

孕期	未孕妇女	孕初期	孕中期	孕晚期
能量/KJ	9627	10465	10465	10465
蛋白质/g	70	75	85	90
钙/mg	800	800	1000	1200
铁/mg	20	20	25	35
维生素A/ug	700	800	900	900
维生素C/mg	≤100	130	130	130
维生素B_1/mg	1.3	1.5	1.5	1.5
维生素B_2/mg	1.2	1.7	1.7	1.7
维生素D/ug	5	10	10	10

2.富含蛋白质的食物

食物名称	蛋白质（g/100g）	食物名称	蛋白质（g/100g）
牛奶（优）	3	猪肝（优）	22.7
酸奶（优）	3.1	猪腰（优）	15.2

鸡蛋（优）	13.3	牛肚（优）	12.1
猪瘦肉（优）	21.3	小麦粉	10.9
牛瘦肉（优）	19.8	大米	8
羊瘦肉（优）	17.1	玉米面	9.2
鸡肉（优）	19.1	黄豆（优）	35.6
鸡腿（优）	17.2	豆腐（优）	11
鸭肉（优）	17.3	红小豆	20.1
黄鱼（优）	20.2	绿豆（优）	20.6
带鱼（优）	21.2	花生	26.6
鲤鱼（优）	18.2	香菇	20.1
鲢鱼（优）	17.4	木耳	12.4
对虾（优）	16.5	海带（鲜）	4
海蜇（优）	12.2	紫菜	28.2

二、孕早期（0～12周）健康饮食管理

1. 孕早期每日食物构成推荐品种及数量

食物构成	数量/g	推荐品种
谷类食品	250～300	咸面包、咸饼干或烤馒头干；大米、小米、玉米面粥等
蔬菜类	400～500	黄瓜、茼蒿、生菜、番茄、胡萝卜、花菜、萝卜等红绿色蔬菜为主
水果类	100～200	橘子、苹果、香蕉、梨、西瓜、猕猴桃等
畜禽肉类	20～100	鸡肉、鹌鹑、鸭肉、牛肉、羊肉、猪精肉等
鱼虾类	50	鲫鱼、鲢鱼、黄鳝、带鱼、鲤鱼、对虾、河虾等
蛋类	25～50	鸡蛋、鸭蛋、松花蛋、鹌鹑蛋、鹅蛋
奶类及奶制品	100	最好食用酸奶或鲜奶
豆类及豆制品	50	豆奶、豆腐、豆浆等
油脂类	20	豆油、花生油、香油和少量动物脂肪

2. 孕早期健康饮食小细节

（1）孕早期良好的营养有利于胎儿智力发育

我们人类大脑的结构、功能与营养物质的提供密切相关。孕妇的营养状况将直接影响胎儿身体和智力的发育。

怀孕早期是胎儿细胞分裂期，胚胎着床后就开始了大脑的发育，这时受精卵不断地分裂，一部分形成大脑，另一部分形成神经组织。如果这个阶段缺乏营养素，可能会使胎儿脑细胞的分裂期缩短，从而直接影响脑细胞的数量。

人的大脑主要由脂类、蛋白类、糖类、维生素B、维生素C、维生素E和钙这7种营养成分构成，与胎儿智力发育有关的重要营养素有优质蛋白质、卵磷脂、叶酸等多种维生素和锌、铜等微量元素。

富含这7种营养成分的食品有大米、小米、玉米、红小豆、黑豆、核桃、芝麻、红枣、黑木耳、金针菜、海带、紫菜、花生、鹌鹑蛋、牛肉、兔肉、羊肉、鸡肉、草莓、金橘、苹果、香蕉、猕猴桃、柠檬、芹菜、柿子椒、莲藕、西红柿、萝卜叶、胡萝卜等。

（2）怀孕初期宜少食多餐

在孕初期，胎儿生长较慢，能量要求基本上与怀孕前相同。这时期由于怀孕反应，孕妇实际上吃得不是很多，一般恶心比较严重的是在早晨起床或傍晚时，所以，胃太空或太饱都不好，少食多餐是最好的办法。膳食可以按易消化、少油腻、味清淡的原则，在不妨碍营养的前提下，尽量照顾孕妇的胃口，提供孕妇喜好的食物。

这期间孕妇可以改变一日三餐的固定习惯，想吃的时候就吃，注意应该多吃含蛋白质和维生素多的食物，早晨可吃牛奶、鸡蛋、面包、饼干等，孕妇应以午餐为中心，设计营养丰富的食谱，饭后一定要休息。晚餐食用少量容易消化的食物即可。不喜欢直接饮用牛奶的可以吃一些脱脂奶粉，或把牛奶放在菜中做成奶汤，或在果汁中加入少量牛奶做成果汁牛奶，既合乎自己的口味又保证营养，吃些酸的食物可能会增进食欲。在此期间，不可为了营养需要而勉强吃些不易消化的食物，否则会增加胃的负担。

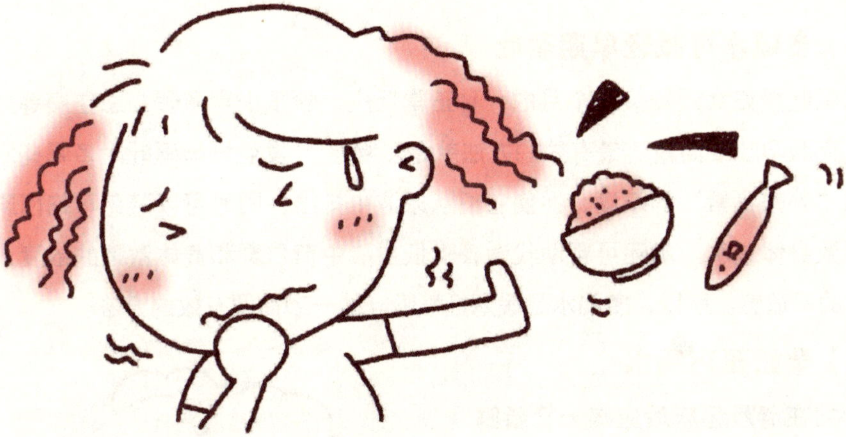

（3）合理的饮食可改善孕期的恶心、呕吐症状

怀孕以后，孕妇最早感觉出来的不舒服症状是恶心、呕吐。这是因为内分泌的改变引起的，但情绪的影响也是一个主要的因素，三个半月以后症状可慢慢减除，通常可以用饮食来帮助改善。

早晨刚起床，未刷牙时，先吃一些自己喜爱的食物。不让肚子空着才好，例如苏打饼干、烤面包或水果，但不要吃得太饱，只要稍稍吃些填肚子即可。

觉得不舒服时，可喝点热牛奶，热开水中加点柠檬亦可，吃后休息一下，再慢慢起身。冷的食物、较热的食物、不易引起恶心的食物也可以吃一点。因为冷的食物气味较淡，不刺激胃黏膜，在呕吐厉害时，避免进食温性食物。

（4）姜可缓解孕妇晨吐

医学人员最新发现，姜可以帮助缓解孕妇晨吐，而且对胎儿没有副作用。

在孕期头三个月内，有高达80%的妇女会出现晨吐反应，虽然有很多用以减轻晨吐的药物，但孕妈咪担心这些药物可能会对胎儿产生副作用，所以避免在怀孕期间使用。于是很多妇女转而谋求其他替代治疗，包括维生素、中药、顺势疗法以及针灸。在这些自然药物中，一些证据表明姜可以缓解晕动病以及其他类型的恶心病症。在为检验姜对减轻孕妇恶心和呕吐反应的作用而进行的6项研究中，研究人员发现，与安慰剂或者惰性药物以及维生素B_6（实验表明，维生素B_6可以改善一些孕妇的恶心和呕吐反应）相比，姜的效果更胜一筹。

（5）多喝水可减轻早期孕吐

妊娠呕吐是妇女妊娠头三个月的一种正常反应，除了少食多餐、忌空腹等注意事项外，克服孕吐最简单、最有效的方法就是多喝水。发生妊娠呕吐时多喝些水，可以降低“外来毒素”的浓度，促使它们从尿液中排出，同时可以避免孕妇因剧烈呕吐而导致身体脱水。水还可帮助代谢，降低血液中荷尔蒙和黄体激素的浓度，以减轻身体的不适感。所以，多喝水是缓解妊娠呕吐的一项简便有效的方法。

（6）孕妇要巧喝水

①孕妇在清晨起床后应喝一杯新鲜的凉开水，白开水对人体有“内洗涤”的作用。另有研究表明，早饭前30分钟喝200毫升25℃~30℃的新鲜开水，可以温润胃肠，使消化液得到足够的分泌，以促进食欲，刺激肠蠕动，有利定时排便，防止痔疮、便秘。早晨空腹饮的水能很快被胃肠道吸收进入血液，使血液稀释，血管扩张，从而加快血液循环，补充细胞夜间丢失的水分。

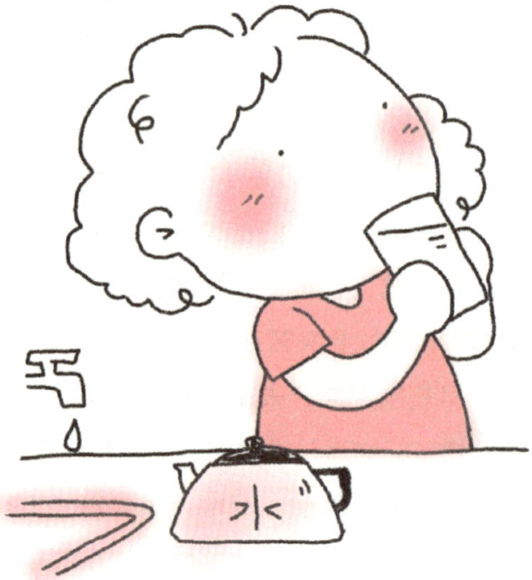

②不要口渴时才饮水。口渴犹如田地皲裂一样，是缺水的结果而不是开始，是大脑中枢发出要求补水的救援信号。口渴说明体内水分已经失衡，脑细胞脱水已经到了一定的程度。孕妇饮水应每隔两小时一次，每日8次，共1600毫升。

③孕妇还要注意不是所有的水都能喝，有以下几种水不能喝：

a.久沸或反复煮沸的开水不能喝。因为反复沸腾后，水中的亚硝酸银、亚硝酸根离子以及砷等有害物质的浓度相对增加。喝了久沸的开水以后，会导致血液中的低铁血红蛋白结合成不能携带氧的高铁血红蛋白，从而引起血液中毒。

b.没有烧开的自来水不能喝。因为自来水中的氯与水中残留的有机物相互作用，会产生一种叫“三羟基”的致癌物质。

c.孕妇也不能喝在热水瓶中贮存超过24小时的开水，因为随着瓶内水温的逐渐下降，水中含氯的有机物会不断地被分解成为有害的亚硝酸盐，对孕妇身体的内环境极为不利。

d.保温杯沏的茶水不能喝。因为茶水中含有大量的鞣酸、茶碱、芳香油和多种维生素等。如果将茶叶浸泡在保温杯的水中，多种维生素被大量破坏，营养降低，茶水苦涩，有害物质增多，饮用后会引起消化系统及神经系统的紊乱。

e.蒸饭或者蒸肉后的"下脚水"不能喝。

（7）孕妇呕吐切莫多服维生素B_6

很多刚刚怀孕的少妇食欲减退，并感到轻度恶心，想呕吐，这种情况在医学上称为妊娠反应或妊娠呕吐。一些生过孩子的妇女可能知道，这时并不需要去医院，严重时才去医院开点镇静药、止吐药。常用的止吐药是维生素B_6。有的孕妇放心大胆地服用维生素B_6，以减轻妊娠反应，有时还要多服用几片，甚至长期服用，唯恐妊娠反应严重，影响进食和身体营养的供给。

殊不知，过量服用维生素B_6或服用时间过长，也会造成严重的后果，这种后果主要表现在胎儿身上。由于长期过多服用维生素B_6，会使胎儿对它产生依赖性，医学上称之为维生素B_6依赖症。维生素B_6与氨基酸的吸收、蛋白质的合成以及神经、脂肪的代谢有密切关系，是细胞生长发育所必需的物质，因其在食物中广泛存在，生理需要量很少，故缺乏症在成人中很少发生。而小儿一日有1～2毫克即够，若母体过多使用维生素B_6，胎儿就容易产生对维生素的依赖，表现在小儿出生后，维生素B_6的来源不像在母体里那样充分，结果出现一系列异常表现，常见的有容易兴奋、哭闹不安、容易受惊、眼球震颤、反复惊厥，有的小儿在出生后几小时或几天内就出现惊厥。有这种毛病的小儿，在1～6个月时还会出现体重不增。如果诊治不及时，将会留有智力低下的后遗症。

（8）孕妇不可缺少维生素A

维生素A又名视黄醇，主要存在于海产鱼类肝脏中。植物组织内存在的β－胡萝卜素在人体肠内可还原成两分子维生素A，成为维生素A来源的另一途径。

人若缺乏维生素A就会在暗光下看不清四周的物体，出现夜盲症。妇女怀孕后由于机体抵抗力降低，或由于慢性腹泻、肠结核、肝硬化、先天性胆道阻塞、吸收障碍及感染或高热，都会导致维生素A缺乏，引起干眼病。患病后，患者视觉逐渐模糊，眼部有干燥感，常做有意识的眨眼。维生素A缺乏还会引起皮肤、呼吸道、胃肠道、泌尿道以及分泌系统等疾病。另外，维生素A还能促进机体生长及骨骼发育，具有维持上皮组织健全的功能。

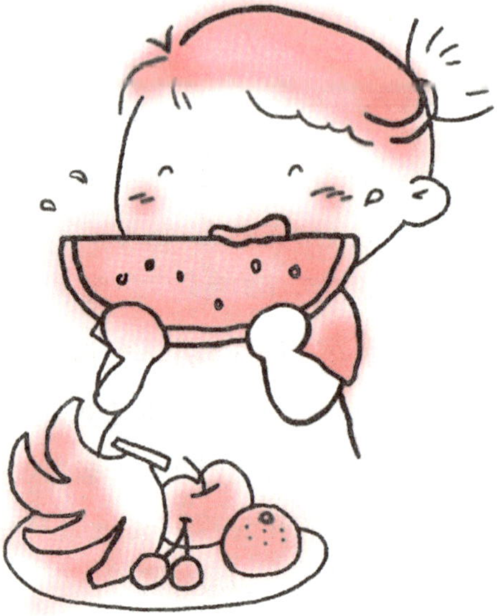

孕期胎儿机体生长发育以及母体各组织的增加和物质储备均需要大量的维生素A。动物研究发现：孕期维生素A缺乏，可引起流产、胚胎发育不良，幼年动物生长停滞及骨、齿发育不良。维生素A严重不足时，还可导致动物骨骼和其他器官畸形。但摄入过量的维生素A，同样有可能引起胎儿畸形和影响胎儿的正常发育。

（9）孕妇不可缺少维生素B_{12}

维生素B_{12}主要存在于动物肝脏中，奶、鱼、肉和蛤蚧中也有一定的维生素B_{12}，而植物性食物中基本不含维生素B_{12}。孕妇缺少维生素B_{12}可导致恶性贫血及神经纤维化，这些疾病是引起婴儿生长发育滞后的主要原因，表现在患儿身上，除有贫血症状外，并有呕吐、嗜睡、生长落后、肌张力低下、智力发育落后或停滞等症状，还会出现异常运动如颤抖、抽搐、舞蹈病或肌阵挛。孕妇若能及时补充维生素B_{12}，可纠正其婴儿的某些症状，但会留下智力低下后遗症。

怀孕、哺乳的妇女一定要遵循科学规律，多吃富含维生素和蛋白质的荤食。婴儿6个月后，应逐渐添加辅食，这样可以弥补母乳的营养不足，而且有助于断奶。

（10）缺乏某种维生素对胎儿的影响

与母婴密切相关的维生素有维生素A、维生素B_1、维生素B_6、维生素C、维生素D等。孕妇维生素C缺乏，易引起贫血、出血、坏血病、流产和早产及出现出血倾向；维生素B_1缺乏容易导致新生儿先天性脚气病、死胎率高和出现低体重儿；维生素D，可加速肠道对钙和磷的吸收，直接影响胎儿骨骼的生长，缺乏维生素D易致胎儿先天性佝偻病；孕妇缺乏维生素B_6，则导致制造大脑的物质——酪氨酸酶的功能下降，易患癫痫病，死胎和畸形儿的概率增加。

（11）孕妇服鱼肝油宜适度

鱼肝油的主要成分是维生素A、维生素D，所以也叫维生素D。孕妇适当服用一些鱼肝油有利于胎儿发育，可促使孕妇血钙增多，防止孕妇因缺钙而发生抽搐的症状。但是，许多孕妇把鱼肝油当做是营养品，认为吃的时间越长，量越多越好，其实不然，鱼肝油用量太大或者长期服用，反倒有害于孕妇和胎儿的健康。

维生素A用量过大，能直接影响胎儿骨膜中的破骨细胞和骨细胞，使其功能亢进，引起严重的骨骼畸形和并指，也可以引起颅骨骨缝增宽，眼畸形及脑畸形。

如果维生素D过量，可引起胎儿血中含钙量过高，造成主动脉及肺、肾动脉狭窄、主动脉发育不全及智力发育迟缓等。

（12）缺乏铁元素对孕妇的危害

铁可以通过胎盘的主动转运作用从母体血浆进入胎儿体内，胎儿以寄生方式生活在母体内，夺取母体的铁。如果母体缺铁程度较轻，则受累的主要是母亲，婴儿由于在出生前不断在体内累积铁，出生时不会出现贫血，最多只是体内铁贮存量略少而已。但是如果母体缺铁程度较重，则婴儿出生时可出现贫血，血红蛋白偏低。贫血会给婴儿带来一系列有害影响，如易感染、抵抗力

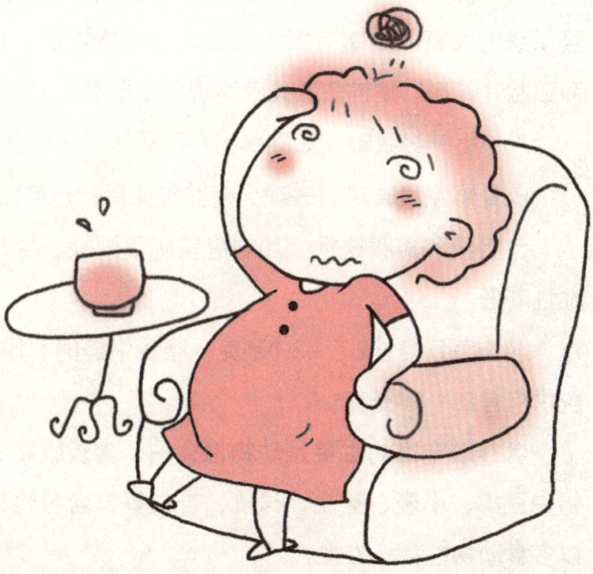

下降、生长发育落后等。

为增加孕妇体内铁的贮备，防止母胎贫血，以往多主张孕妇孕期补一定量的铁。整个妊娠期间对铁的需要量约1克，其中约300毫克用于满足胎儿及胎盘需要，约500毫克用于孕妇血液容量和红细胞数量的增加，约200毫克用于分娩时出血的消耗。

（13）孕妇要谨慎补血

由于怀孕，母体自身的血液需求量增加，铁的需求相应也增加，胎儿还要吸收部分铁，所以准妈妈很容易贫血，而且若贫血比较严重，就会造成连锁反应，约有30%～40%的婴幼儿也患有贫血。那么补血是不是就是补铁呢？当然不是。

正常人补铁过度将会造成铁的沉着，血黏度增高，会引起一系列并发症，还容易引起中毒，孕妇补铁过重的话还会严重影响胎儿的身体健康。所以孕妇应先到医院检查血色素是否正常，再判断是否需要补血。每个孕妇在怀孕期间都应该接受三次贫血检查，第一次是在被诊断怀孕时，第二次是在怀孕五六个月时，另外，在生产前两周左右，再做最后一次检查。

（14）孕妇补锌可减少胎儿畸形

锌在胎儿体内主要分布在肝、骨和脑内，它与胎儿的重要器官特别是胎儿的神经系统的发育和成熟有很大关系。若母体缺锌，可引起染色体畸变，细胞分裂受阻而致胎儿畸形。缺锌使胎儿致畸现象主要有：

A.中枢神经致畸，如脑膨出、脑积水、无脑儿等；

B.骨骼系统畸形，表现为营养性侏儒，也可发生软骨发育不全；

C.组织和豁膜缺损，如心脏室间隔缺损、主动脉狭窄、隐睾、尿道下裂以及多发性畸形。

孕妇每日需锌2.5～3.0毫克，膳食中锌的利用率为10%～20%，所以，孕妇每日应供应锌25～30毫克。

含锌较丰富的主要是动物性食品，含量较高的是牡蛎，其次是肉类。植物性食物中豆类、小麦、花生、核桃、杏仁等锌含量也很丰富，但利用率较低。补锌应该以多食动物性食品为主。

（15）孕妇要注意补铜

铜是大脑中一些酶的成分或激活剂，缺铜会影响这些酶的活性，女性体内缺铜还会影响胎儿的正常发育，可能造成胎儿畸形或先天性发育不足，也可能导致新生儿体重减轻、智力低下或缺铜性贫血。

孕妇缺铜，可能出现羊膜变薄、质脆、易早破水；胎盘功能低下，而引起胎儿宫内死亡、先天畸形；生长和造血障碍，易发生流产、早产等。新生儿缺铜在临床上较为常见，这与胎儿缺铜有关。新生儿缺铜，表现为精神运动发育迟滞、低血压、骨骼改变、贫血、低体重等。所以，孕妇饮食调配中应注意铜的补充，乃是优生不可忽视的一点。

含铜的食物主要有动物肝、肉类（家禽为主）、鱼、虾、蟹、贝类、水果、干果、西红柿、马铃薯、紫菜、巧克力等。

（16）孕妇要注意补锰

锰参与一些与骨骼系统形成和造血有关的酶的构成。动物实验观察到锰缺乏时，动物会生长停滞、骨骼畸形、生殖功能紊乱、抽搐和运动失调。人体缺锰也会出现上述类似症状，以及体重减轻、头发和指甲生长缓慢等。

孕妇缺锰会影响胎儿生长发育，出现软骨，影响骨骼生长，使胎儿身高、体重偏低，同时还会影响胎儿脑发育，导致其智力低下。因此，孕妇在饮食中要注意多吃含锰的食物。

含锰的食物主要有糙米、米糠、核桃、花生、土豆。

（17）孕妇要注意补硒

硒对人体的生长发育有促进作用。孕妇如果缺硒会影响胎儿正常生长发育，多出现畸形儿，特别是无脑儿偏多。孕妇缺硒，出生的新生儿易发生呼吸窘迫综合征、支气管炎和肺发育异常。孕妇发生中毒症，也会殃及胎儿。

食物中硒的含量受当地水土中硒含量的影响很大。通过大量测试发现，克山病发病区的土壤、农作物中硒含量明显低于非病区。所以，克山病多发区的孕妇要特别注意补硒。

含有硒的食物有动物内脏、芝麻、大蒜、蘑菇、鲜贝、鱿鱼、海参、淡菜、苋菜和黄油等。

（18）孕妇应多食含碘的食物

碘在人体内最主要的功能是参与甲状腺素的构成。甲状腺素能促进细胞内氧化作用，使糖、脂肪氧化加强，能促进蛋白质合成和分解，能促进多种维生素吸收和利用，还能促进神经系统发育、组织发育和分化。这些作用在胚胎发育期和出生早期都尤为重要。

孕妇缺碘会造成胎儿甲状腺素含量不足，导致胎儿在各阶段发育都受到抑制，甚至导致死胎、流产以及妊娠期、分娩期延长，或出生呆、小、聋、哑和癫痫儿。

含碘的食物大部分为海产品，如海带、紫菜、虾皮、海参、龙虾、干贝等，在富含碘的土壤中生长的蔬菜也可以。

（19）孕妇宜多吃粗粮

现在吃精米、精面的人越来越多，有些人认为精米、精面才算档次高、营养丰富的食品，其实这是错误的。

营养学家主张要吃糙米、粗面。从营养成分上分析，白米和糙米比较，脂肪含量前者只是后者的1/3，矿物质钙的含量前者是后者的1/2，其他矿物质是1/6，可见两者的营养价值相差悬殊。面粉也是一样，全面粉、标准粉、富强粉比较，全面粉、标准粉更有利于孕妇身体和胎儿的发育，富强粉中的各种矿物质和维生素含量较低，不属于营养物质全面的食品，因而孕妇不宜经常食用富强粉。

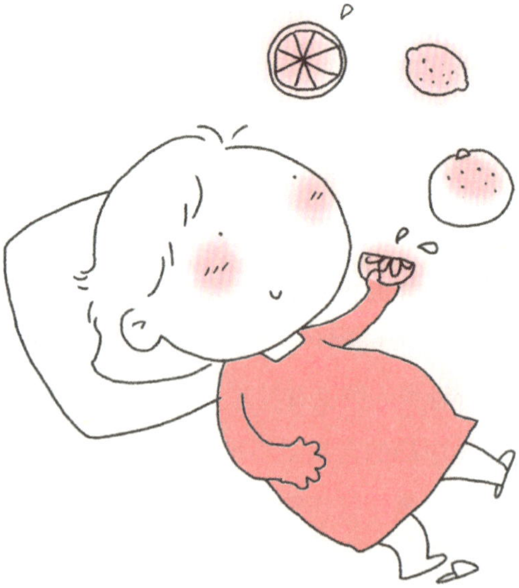

（20）孕妇吃酸要正确

孕妇喜吃酸味食物，这是因为女

性怀孕后，胎盘会分泌绒毛膜促性腺激素，它具有抑制胃酸分泌的作用，可使胃酸分泌量减少，并大大降低消化能力，从而影响食欲和消化功能，于是孕妇就会出现恶心、呕吐、食欲不振等“早孕”症状。酸味食物能刺激胃分泌胃液，有利于食物的消化与吸收，所以多数孕妇都爱吃酸味食物。从营养角度来看，一般怀孕2~3个月后，胎儿骨骼开始形成。构成骨骼的主要成分是钙，但是要使游离钙形成钙盐在骨骼中沉积下来，必须有酸性物质参加。此外，孕妇多吃酸性食物有利于铁的吸收，促进血红蛋白的生成。维生素C也是孕妇和胎儿所必需的营养物质，对胎儿形成细胞基质、生产结缔组织、心血管的生长发育、造血系统的健全都有着重要的作用，维生素C还可增强母体的抵抗力，促进孕妇对铁质的吸收，而富含维生素C的食物大多数呈酸性。因此，孕妇吃些酸性食物可以为自身和胎儿提供较多的维生素C。然而，孕妇食酸应讲究科学。喜吃酸食的孕妇，最好选择既有酸味又营养丰富的西红柿、樱桃、杨梅、石榴、橘子、酸枣、葡萄、青苹果等新鲜水果，这样既能改善胃肠道不适症状，又可增进食欲，加强营养，有利于胎儿的生长，一举多得。

（21）孕妇多吃瘦肉有利于铁的吸收

孕期如果血色素持续下降，会引起孕妇机体免疫力下降，易受感染，胎儿也会营养不良、发育迟缓等。孕妇在孕期重度贫血甚至会导致分娩时凝血功能的障碍、大出血等危及生命的后果。因此建议怀孕后孕妇要多吃一些含铁丰富的食物，动物的内脏如肝、心等，红色的瘦肉如牛、猪、兔肉等，动物的血等都含有丰富的血红蛋白铁和肌红蛋白中的铁，便于人体吸收和利用。孕妇需要充足的血，血的形成离不开铁元素。人体的吸收试验表明，人对各种动物（猪、羊、牛、鸡等）的瘦肉和肝脏中的铁的吸收率约有20%，一些植物性各类食物中的铁的吸收率只有百分之几，例如大米只有1%，原因是因为动物体内的铁，其存在形式更易被人体小肠细胞吸收和利用。

孕妇铁需求量骤增，整个孕期共需要铁1000毫克，这很难从一般饮食中得到满足，因此，孕妇多吃一些动物瘦肉、肝脏和动物血等含铁量高的食品以补充大量的铁是必要的。

（22）苦瓜可以促进孕妇的食欲

苦瓜中含有微量的奎宁，但由于含量非常小，对孕妇不会产生明显的不利影响。相反，苦瓜可以促进孕妇的食欲。奎宁是从植物中提取有效成分而制成的药品，确实有刺激子宫收缩、引起流产的副作用，但作为苦瓜中的一种微量元素，它的效用微乎其微，甚至可以忽略不计。孕妇的胃肠蠕动比较慢，所以常常出现恶心等症状，而苦瓜和芥兰等苦味蔬菜除了可以清热消暑之外，还可以起到刺激唾液及胃液分泌、促进胃肠蠕动的作用，对于改善孕妇的消化吸收、增进食欲等方面都很有好处。

（23）孕妇吃火锅要注意卫生

吃火锅时，除了要注意食物营养外，准妈妈还需留意食物卫生。切记，无论在酒楼或在家吃火锅时，任何食物一定要灼至熟透，才可进食。假如火锅的位置距自己太远，不要勉强伸手取食物，以免加重腰背压力，导致腰背疲倦及酸痛，最好请丈夫或朋友代劳。准妈妈应尽量避免用同一双筷子取生食物及进食，这样容易将生食上沾染的细菌带进肚里，而造成泻肚及其他疾病。

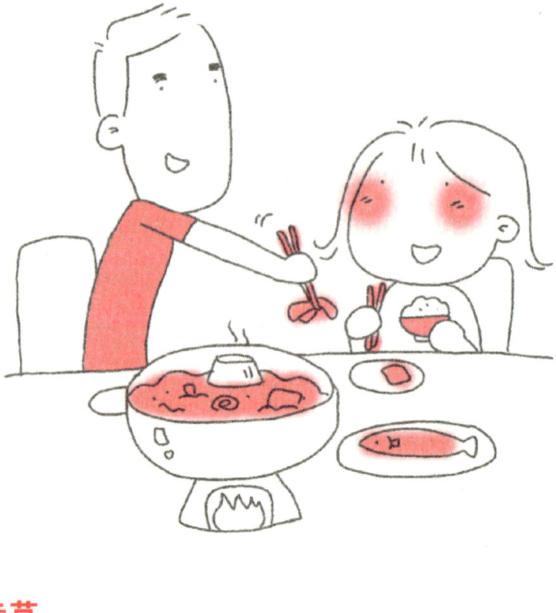

（24）孕妇忌吃苡仁和马齿苋

苡仁又称薏米、薏仁米、苡米，是一味药食兼用的植物种仁，薏苡仁营养丰富，味甘性凉，有健脾、补肺、清热、利湿作用。但是，中医认为其性质滑利。药理实验证明：它对子宫平滑肌有兴奋作用，可促使子宫收缩，因而有诱发流产的可能。马齿苋又名马氏菜、瓜仁菜，是一种野菜，现在已被人工培植，其营养价值很高，可作药用，对大肠杆菌、痢疾杆菌和伤寒杆菌均有较强的抑制作用。它既是草药又可做菜食用，但其药性寒凉而滑利。实验证明：马齿苋汁对于子宫有明显的兴奋作用，能使子宫收缩次数增多、强度增大，易造成流产。

除了薏苡仁和马齿苋外，其他一些滑利食物孕妇也不能吃。

（25）孕妇应少吃土豆

土豆是世界上公认的营养丰富的食物。土豆的蛋白质中含有18种人体所需的氨基酸，是一种优质的蛋白质。其蛋白质中含有大量的粘体蛋白质，能预防心血管类疾病。土豆中维生素B_1的含量也居常食蔬菜之冠。

然而，食入发芽、腐烂了的土豆，却可导致人体中毒。土豆中含有一种叫龙葵素的毒素，而且较集中地分布在发芽、变绿和溃烂的部分。有人测定，每公斤土豆嫩芽中龙葵素的含量可高达5200毫克，高出土豆块茎60～65倍。龙葵素吸收进入血液后有溶血作用，还可麻痹运动、呼吸中枢，刺激胃黏膜，最终可因呼吸中枢麻痹而死亡。孕妇若长期大量食用含生物碱较高的土豆，会使胎儿致畸。有人推算，有一定遗传倾向并对生物碱敏感的孕妇，食入44.2~252克的土豆，即可能生出畸形儿。而且土豆中的生物碱并不能因常规的水浸、蒸、煮等烹调而减少。鉴于此，孕妇还是不吃或少吃土豆为好。

（26）孕妇禁吃龙眼

千百年来，龙眼以其滋补气血、益心补脾而被人们作为滋补良药。然而，龙眼对于孕妇，特别是对早孕妇来说，却是一种“禁果”。

龙眼虽然能滋补气血、益心脾，但它性温、味甘，能助火化燥，凡具有阴虚内热的人就不宜使用。对孕妇来讲，中医将其主要生理变化概括为“阳常有余，阴常不足”。因为孕妇受孕后，阴血聚以养胎，故大多导致阴血偏虚，阴虚常常滋生内热，孕妇往往出现大便燥结、口苦口干、心悸燥热、舌质偏红等胎热盛、肝火旺的症状。中医认为，龙眼性温、味甘，甘温极易助火，动胎动血。孕妇气机失调，引起胃气上逆、呕吐，日久则伤阴，出现热象，引起腹痛、“见红”先兆流产症状，甚至引起流产或早产。

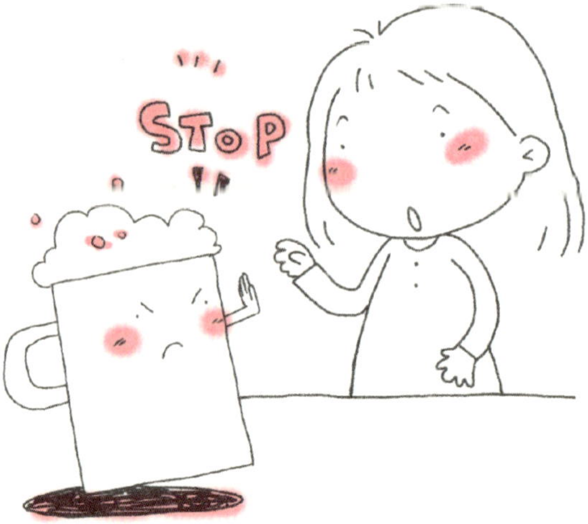

（27）孕妇饮酒对胎儿危害多多

不论白酒、啤酒、黄酒都含有一定量的乙醇，都会危害胎儿。

乙醇会妨碍人体对叶酸和维生素B_1的吸收，易引起贫血或多发性神经炎；经常饮酒会影响食欲，造成营养不良；大量饮酒必然加重肝脏负担；饮酒还能使呼吸道防御功能降低，使孕妇易患呼吸道疾病。这些危害孕妇身体健康的因素，均可直接或间接地影响到胎儿的生长发育。

乙醇也可以使胎儿直接受到伤害，使胎儿发育缓慢，而且还会造成胎儿某些器官畸形。摄入乙醇较多的孕妇，其子女1/3以上存有不同程度的缺陷，如小头、小眼、下巴短，甚至发生心脏和四肢畸形。妊娠早期饮酒，胎儿的大脑细胞分裂受到阻碍，易导致中枢神经系统发育障碍，将来智力低下，且整个妊娠期都贯穿着胎儿大脑发育的过程，其中任何时期饮酒都会伤害胎儿的脑发育。胎儿生长的高峰期是在妊娠6个月以后，这个时期孕妇饮酒将会给胎儿带来更严重的损害。

（28）孕妇不宜吃油炸食品

食品专家认为一些反复用来加热煮沸、炸制的食品，可能含有致癌的有毒物质。

切记，孕妇不能吃油条。因为油条在制作时都加入了一定量的明矾，而明矾是一种含铝的化合物，炸油条时，一般每500克面粉要用15克明矾，如果孕妇每天吃两根油条，就差不多吃了3克明矾，蓄积起来其摄入的量就相当惊人。铝可通过胎盘进入胎儿的大脑，使大脑发育迟缓，从而增加痴呆儿的发生率。

三、孕中期（13～28周）健康饮食管理

1. 孕中期每日食物构成推荐品种及数量

食物构成	数量/克	推荐品种
谷类食品	300～400	咸面包、咸饼干或烤馒头干、大米、小米、玉米面粥等。
蔬菜类	400～500	黄瓜、茼蒿、生菜、番茄、胡萝卜、花菜、萝卜等红绿蔬菜为主。
水果类	200	橘子、苹果、香蕉、梨、西瓜、猕猴桃等时令水果为宜。
畜禽肉类	50～100	鸡肉、鹌鹑、鸭肉、牛肉、羊肉、猪肉等。
鱼虾类	50	鲫鱼、鲢鱼、鳝鱼、带鱼、鲤鱼、对虾、河虾等。
蛋类	50～100	鸡蛋、鸭蛋、松花蛋、鹌鹑蛋、鹅蛋。
奶类及奶制品	250	最好食用酸奶或鲜奶。
豆类及豆制品	50	豆奶、豆腐、豆浆、豆芽等。
油脂类	20	豆油、花生油、香油和少量动物脂肪。

2. 孕中期健康饮食小细节

（1）孕妇宜合理地摄取营养

妇女怀孕后，每天所吃的食物，除了维持自身机体代谢和消耗所需的营养外，还要保证子宫内的胎儿、胎盘和乳房发育的需要，并要为分娩以及产后哺乳做好营养贮备。因此，保证孕妇各种营养素和热量的合理供给是十分重要的。

胎儿的营养完全由母亲从食物中获取，因此孕妇的营养摄取是否合理，不但影响自身的健康，而且直接影响胎儿的生长和脑、心等重要组织器官的发育。为了孕前胎儿的健康成长及产后妈咪能分泌充足的乳汁，孕期孕妇增长3～4千克脂肪组织，用以维持胎儿生长所需能量和哺乳期头6个月产乳所消耗的能量是非常必要的。因此孕妇在孕期应保证碳水化合物的摄入量占总热量的60%～65%，脂肪的摄入量需占总热量的20%～25%，蛋白质的摄入量占总热量的15%左右。妊娠末期（第

7~9个月）胎儿生长迅速，体重倍增，孕妇需多增加优质蛋白质，每天最好保证供给牛奶250毫升、瘦肉50克、鸡蛋两个以及豆制品等。此时还需补充大量维生素D及钙、磷、铁等元素，以保证供给新生儿所需的富有营养的乳汁。

（2）孕期吃多少才合适？

怀孕期间，家人最担心的还是母子的营养够不够，“都是两个人了，当然要吃双份”，在这种观念下，准妈妈们一般都是想吃什么就吃什么，绝不会犹豫该不该吃那么多，这个时候宝宝的健康可是要摆在第一位。

那么孕妇到底吃多少才能满足营养需求呢？一般正常怀孕后孕妇体重增加约13千克，孕妇需求最主要的热量和蛋白质，只需要通过增加半碗饭、一碗孕妇奶粉、一个鸡蛋或一些鱼肉，即可达到要求。其实孕妇营养需求并不是我们想象的那么多。

细节提醒：每天能量和蛋白质的参考摄入量

人群	热量（千焦）	蛋白质（克）
未孕妇女	8782	65~80
孕中期	8782+836	80~85
孕晚期（产妇）	8782+836（产妇2091）	85~100

（3）孕妇应常吃大豆食品

豆类是重要的健脑食品，如果孕妇能多吃些豆类食品，将对胎儿健脑十分有益。

大豆中含量相当高的氨基酸和钙正好弥补米、面中这些营养的不足。脑中极为重要的营养物质谷氨酸、赖氨酸、精氨酸在大豆中的含量分别是米中含量的6倍、12倍、10倍，可见其含量之高、对健脑的作用之大。

大豆中蛋白质含量占40%，不仅含量高，而且多为适合人体智力活动的植物蛋白，也有利于健脑。大豆中所含的脂肪也很高，约占20%，在这些脂肪中油酸、亚油酸、亚麻酸等优质不饱和脂肪酸又较多。

所以孕妇宜多吃大豆和大豆制品，如豆豉、豆腐、豆浆、豆腐皮等。

（4）孕妇在春季应多吃蔬菜

冬春季是蔬菜的淡季，不如夏秋季蔬菜新鲜，其所含营养素也较差，正因为如此，孕妇要更加注意蔬菜的摄入。如果吃的蔬菜较少，将不利于母体健康和胎儿的正常发育。蔬菜对孕妇有以下的作用。

①防止早产、流产：母体维生素A缺乏时，其早产率为正常孕妇的2.5倍，而且影响胎儿的眼组织发育，出现先天性近视眼。蔬菜中的B族维生素和维生素E也能有效地预防流产的发生和减轻妊娠反应。

②有利于血的补充：蔬菜中含有丰富的矿物质，尤其是铁元素的含量很高。苋菜、白菜、芹菜都含有丰富的铁，有利于孕妇补血。

③有利于防止便秘：孕妇容易发生便秘，如果再少吃蔬菜，缺乏植物纤维，更容易发生便秘。

（5）孕妇要多吃一些深色蔬菜

准妈妈平时应尽量不挑食不偏食，食物品种要多样化。吃蔬菜注意多吃一些含维生素较多的深色蔬菜，特别是含叶酸、维生素B_{12}及维生素C较多的蔬菜，如青菜、青椒等，卷心菜中也含有很多的叶酸。但也有一些蔬菜对于预防贫血是不利的，要尽量少吃，如笋类、茭白、草头（苜蓿）、菠菜、空心菜等。

（6）孕产妇喝牛奶好处多

牛奶适宜孕产妇饮用。牛奶除了不含纤维素外，几乎包含了人体所需要的各种营养素，是最佳营养保健品之一。牛奶所含的蛋白质是完全蛋白质，含有丰富的人体所必需的氨基酸和钙、磷、铁等矿物质及多种维生素，是补钙的优良食品。中医认为牛奶有补虚羸、益肺胃、生津液、润大肠等作用。产妇可根据自己的饮食习惯，每日饮用250～500毫克的牛奶，以利健身。

再者，怀孕是母体的一个特殊生理调整过程，一个微小的受精卵，在280天左右长成一个3000至3500克重的胎儿。在整个孕期，母体约需要贮存钙50克，其中供给胎儿30克，母体如果钙不足，胎儿需要时会从母体的骨骼、牙齿中夺取，以满足生长的需要，这样就使母体血钙降低，发生小腿抽筋或手足抽搐。由于许多因素会影响钙质被母体吸收，因此，营养专家认为补钙的最好方法是每天喝200至400克牛奶，每100克牛奶中含钙约120毫克，牛奶中的钙最容易被吸收，而且牛奶中还含有磷、钾、镁等多种矿物质。

（7）孕妇食用西红柿须知

孕妇在吃西红柿的时候应该注意：①要选择个大、圆润、丰满、外观漂亮的食用，不要吃长有赘生物的西红柿，因为这个赘生物是肿瘤。②不吃未成熟的西红柿。因为青色的西红柿含有大量的有毒番茄碱，孕妇食用后，会出现恶心、呕吐、全身乏力等中毒症状，对胎儿的发育有害。③不要空腹吃。西红柿含有大量的胶质、果质、柿胶粉、可溶性收敛剂等成分，这些物质容易与胃酸起化学反应，结成不易溶解的块状物，阻塞胃出口引起腹痛。

（8）孕妇应摄入脂类食物

脂类是脂肪和类脂的总称，类脂又包括磷脂、糖脂、固醇和固醇脂等。脂类在人体中各起着不同的作用，就脂肪来讲，不仅是一种产能高的物质，还可以对脂溶性维生素（维生素 A、维生素D、维生素E、维生素K）进行分解，有利于人体吸收，脂肪中的不饱和脂肪酸有利于人体对脂肪的利用。脂肪的主要作用是氧化供能，1克脂肪可产生37.68千焦的热量，是产能最高的热量来源。

类脂则是细胞膜结构的主要原料。有些脂肪酸和类脂成分是人体不能合成的，又是人体不可以缺少的。因此，孕妇应补充一定的脂类物质，对于预防孕妇和将来婴儿某些疾病以及产后泌乳均是有益的。

（9）孕妇多喝石榴汁可防胎儿脑受损

每个准妈妈都希望自己未来的宝宝健康聪明，但新生儿非常容易患脑部疾病。美国科研人员最近的一项研究表明，怀孕期间多喝石榴汁可以降低胎儿大脑发育受损的概率。美国华盛顿大学医学院的研究者通过在老鼠身上做的实验发现，让怀孕母鼠喝掺有浓缩石榴汁的水，它生下的小鼠患脑组织损伤的概率比那些只喝糖水或其他饮料的母鼠生下的小鼠低了60%。神经学高级研究员大卫·霍尔特兹曼表示，新生儿的脑部萎缩等疾病很难治疗，而且会引起后遗症，目前的医疗技术只能做到在病情出现之后采取措施控制恶化，而不能预防。石榴汁里含有丰富的多酚化合物，具有抗衰老、保护神经系统和稳定情绪的作用，可以预防新生儿患脑部疾病。

（10）适合孕妇吃的零食

怀孕后并不是什么零食都不能吃。零食一般以新鲜的天然果实为佳，这些食品味道香美，并且富含多种营养素，孕妇常吃不仅可以满足爱吃零食的喜好，还能补充各种营养。下面特列举几种自然界中营养丰富的果实。

●红枣

红枣被人们称为“天然维生素丸”。它富含使人延年益寿的维生素P，居百果之冠，其中维生素C的含量比梨高出数十倍，除此以外还富含蛋白质、脂肪、有机酸、钙、磷、铁、胡萝卜素及B族维生素等多种营养成分，是孕产妇滋补的佳果。红枣性平味甘，具有补血安神、补中益气、养胃健脾等功效，预防肝病效果显著。枣中含有一种治疗高血压的药物成分——芦丁，孕妇常吃红枣可防治妊娠高血压。

●板栗

板栗富含蛋白质、脂肪、碳水化合物、钙、磷、铁、锌、多种维生素等营养成分，有健脾养胃、补肾强筋、活血止血之功效。孕妇常吃板栗不仅可以健身壮骨，而且有利于骨盆的发育成熟，还有消除疲劳的作用。

●花生

花生是一种营养元素比较全面的食品。花生米煮熟后味甘性平，炒熟味香性温。早餐时或者饭后吃25克有补益之功效，孕妇常吃可以预防产后缺乳。花生衣（即红薄皮）中含有止血成分，能够对抗纤维蛋白溶解，增强骨髓制造血小板的功能，缩短出血时间，提高血小板量，改善血小板质，加强毛细血管的收缩功能，是孕妇防治再生障碍性贫血的药膳。用新鲜花生叶煎水代茶饮，还可以防治妊娠高血压综合征。

●瓜子

饭后嗑瓜子好，因为葵花籽与西瓜子都富含脂肪、蛋白质、锌等微量元素及多种维生素，可增强消化功能。嗑瓜子能够使整个消化系统活跃起来。瓜子的香味刺激舌头上的味蕾，味蕾将这种神经冲动传导给大脑，大脑又反作用于唾液腺等消化器官，使含有多种消化酶的唾液、胃液等的分泌相对旺盛。因此，孕妇在饭前或饭后嗑瓜子，消化液就随之不断地分泌，这样对于消化与吸收十分有利。所以，饭前嗑瓜子能够促进食欲，饭后嗑瓜子能够帮助消化。如果数种瓜子混合嗑效果更佳。

（11）孕妇不宜吃久贮的土豆

众所周知发芽的土豆有毒，多数人已有警惕，但未发芽而久贮的土豆也不可吃。因为土豆含有生物碱，其含量因品种、播种地区、贮存时间的不同有所差异，久贮的土豆生物碱含量升高，土豆生物碱有致畸作用，主要是致神经管畸形。进入人体的生物碱并不很快消失，还能贮存1~2个月之久。

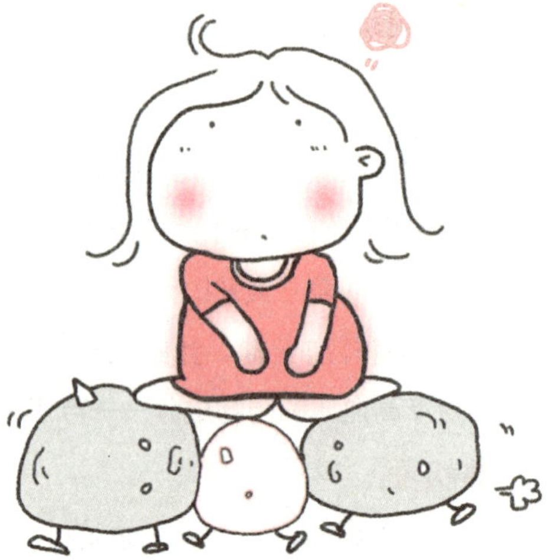

如孕前食用含有一定量生物碱的土豆，孕后还可继续发挥其毒性作用，如在孕8周的胚胎器官分化的敏感期内继续食用久贮的土豆，有可能导致胎儿神经管畸形。

（12）孕妇不宜吃黄芪炖鸡

黄芪是人们较为熟悉的补益肺脾之气的中药，鸡肉的营养价值也很高，两者合炖食，其补养身体的效果更强，这也是一些孕妇喜欢吃的原因所在。

但是妇产医生观察到，一些孕妇，尤其是临产的孕妇，吃了黄芪炖鸡后，会出现过期妊娠，或因胎儿过大造成难产，结果只好做会阴侧切、产钳助产，甚至不得不割宫分娩，给孕妇带来痛苦，同时也增加了胎儿损伤的机会。

这是因为黄芪炖鸡有益气、升提的作用，干扰了妊娠晚期胎儿正常下降的生理规律，再加之母鸡本身是高蛋白食品，两者起滋补的协同作用，使胎儿骨肉发育长势过猛，造成难产。还有，黄芪有利尿作用，通过利尿，羊水相对减少，以致延长产程。因此，孕妇不宜吃黄芪炖鸡，以正常途径加强营养为好。

（13）孕妇忌吃田鸡

市场上出售的田鸡比比皆是，食田鸡者也为数不少。

吃田鸡对人体健康的危害甚大。有人剖检267只虎斑蛙，发现在160只蛙的肌肉中就有383条裂头绦虫的蚴虫，这些蚴虫进入人体后容易寄生在软组织内脏，它们具有极强的活动能力，善于钻孔，破坏性极大。裂头绦虫的蚴虫进入组织后，能引起局部组织发炎、溶解、坏死，形成脓肿和肉芽肿等。如寄生于要害部位便会导致失明、瘫痪、抽搐、癫痫发作等并发症，严重时还可以引发死亡。孕妇被感染蚴虫后，蚴虫可能会穿过胎盘侵害胎儿，造成胎畸形。

（14）孕妇慎吃未煮熟透的肉类食物

据有关部门检查测定，羊群中弓形虫的感染率为61.4%，猪为0.6%，牛为13.2%，鹅为35%，而狗尤为惊人，达70%以上。弓形虫的幼虫往往藏匿在这类受感染的动物肌肉细胞中，肉眼是无法看到的。人们吃火锅时，习惯把鲜嫩的肉片放到煮开的汤料中稍稍一烫即进食，这种短暂的加热并不能杀死寄生在肉片细胞内的弓形虫幼虫，进食后幼虫可在肠道中穿过肠壁随血液扩散至全身。

为此，有关专家告诫，为了使胎儿健康发育，孕妇不宜吃火锅，偶尔食用时，一定要将肉片烧熟煮透再吃。

（15）孕妇吃腰花时要谨慎

人们习惯称动物的肾脏为“腰花”，例如猪的肾脏被称为“猪腰花”。它有滋肾利水的作用，适宜孕妇间隔食用。

在清洗猪的肾脏时，可以看到白色纤维膜内有一个浅褐色腺体，那就是肾上腺，它富含皮质激素和髓质激素。如果孕妇误食了肾上腺，其中的皮质激素可使孕妇体内血钠增高，排水减少而诱发妊娠水肿。髓质激素可促进糖原分解，使心跳加快，诱发妊娠高血压或高血糖等疾患，同时可以出现恶心、呕吐、手足麻木、肌肉无力等中毒症状。因此，吃腰花时，一定要将肾上腺割除干净。

祖国医学理论有“以脏养脏”之学说，即常吃动物的什么脏器就可以滋补人的同种脏器。这一学说虽已经被现代医学证实，但食用时仍有许多宜忌。

（16）孕妇不能吃的四种鱼

鱼类被公认为健康食品，有些鱼还含有保护心脏的脂肪。然而，不同种类的鱼体内会聚集着不同量的汞，这是一种对人体有害的元素。美国食品和药物管理局提醒孕妇及计划怀孕的妇女，要避免吃鲨鱼、鲭鱼王、旗鱼及方头鱼，因为这四种鱼含有的较多汞可能会影响胎儿大脑的生长发育。

汞进入孕妇体内之后，可以破坏胎儿的中枢神经系统，造成宝宝的认知能力低下，有人认为每年受汞影响的儿童约有六万名。

要保护未出世的宝宝的健康，目前最好的方法就是避免吃这四种鱼类。当然，如果有孕妇只吃了一顿旗鱼，也不必惊慌，因为吃这些鱼的危害在于汞的长期积累，偶尔吃一顿两顿是没什么大碍的。

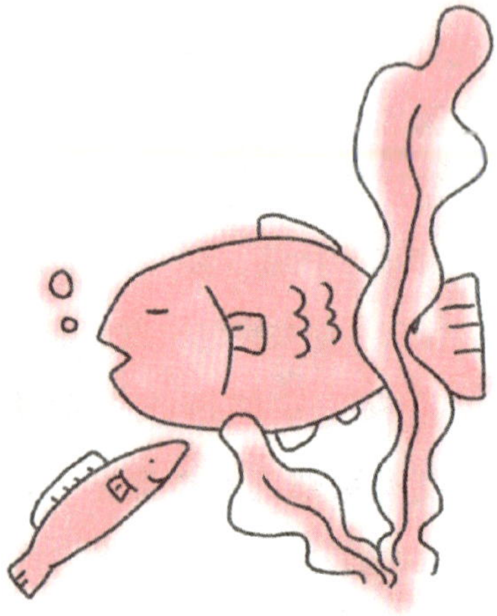

（17）孕妇不要吃鱼翅

当你做了准妈妈时，燕窝、熊掌、鲨鱼翅各种山珍海味恨不得全吃下，以使肚中的宝宝聪明绝顶。但要生一个健康、聪明的宝宝，补鱼翅可是万万使不得哟。科研人员对市售的鱼翅进行的两项随机检测毒性试验表明，鱼翅被水银污染的程度高达70%，含有可被人体吸收的水银比率已超出正常允许含量的42倍。鱼翅中的水银成分大都来自污染的海水，而鲨鱼在食物链中处于最高的位置，因此它们体内的水银成分总是能够越积越多。其实，鱼翅的主要成分是胶原蛋白，且不易被吸收，并没有多少营养价值。

（18）孕妇不宜大量吃水果而缺乏运动

有很多准妈妈生怕产前营养不够，猛吃猛喝，为了生个健康、漂亮、皮肤白净的宝宝，对水果更是十分偏爱，她们认为这样既可以充分地补充维生素，还能使宝宝皮肤好，这种想法是片面、不科学的。如果吃太多水果却不注意适当的运动，天天静躺，容易导致体内血糖升高，可能会引发妊娠期糖尿病，十分不利于孕妇的身体健康，也不利于优生。

（19）孕妇不宜多吃甘蔗

甘蔗中含有大量的蔗糖，进入肠胃道经消化分解后，会使人体内血糖浓度增高，吃得越多血糖就越高。当血糖超过正常限度的时候，会促进皮肤上的葡萄球菌生长繁殖，容易引发皮肤疾病，若病菌侵入皮肤深处，则可能引起菌血症而威胁胎儿生存的内环境。即使分娩后婴儿正常，也有可能在成年后诱发糖尿病。所以，孕妇对于含糖量高的食物不要食之过多。

（20）孕妇忌饮可乐型饮料

可乐很多人都爱喝，但对孕妇来说却未必合适，1瓶340克的可乐型饮料含咖啡因50～80克，一次口服咖啡因剂量达1克以上，就可导致中枢神经系统兴奋、呼吸加快、心动过速、失眠、眼花、耳鸣等。胎儿对于咖啡因尤为敏感，咖啡因能迅速通过胎盘作用于胎儿。

咖啡因能引起遗传性疾病，是由于咖啡因的化学结构与人遗传基因DNA大分子中的一个酸的原子核非常类似，这样咖啡因就可能与DNA结合，使细胞发生变异。德国科学家还证明咖啡因能破坏人体细胞的染色体。

可乐型饮料一般都含有咖啡因、可乐宁、色素等，它们对孕妇和胎儿都是有害无益的。过多的可乐宁、咖啡因进入孕妇体内后，会导致中枢神经系统兴奋，产生烦躁不安、呼吸加快、肌肉震颤、心动过速、失眠、耳鸣、眼花等不良反应。咖啡因还能通过胎盘作用于胎儿，使母体内的胎儿直接受到咖啡因的不良影响，并发生胎儿死亡、出生时体重过低等中毒后果。另外，饮料中的色素在孕妇体内蓄积，会干扰多种酶的功能，对孕妇的新陈代谢及胎儿的发育产生负面影响。有些可乐型饮料含有磷类物质，过量的磷摄入会干扰骨骼系统吸收钙，从而降低骨骼强度，对胎儿的正常发育极为不利。

（21）孕妇不要过多喝茶

孕妇如果喝茶太多、太浓，特别是饮用浓红茶，对胎儿会造成危害。

茶叶中含有2%～5%的咖啡因，每500毫升浓红茶水大约含咖啡因0.06毫克，如果每日喝5杯浓茶，就相当于服用0.3～0.35毫克的咖啡因。咖啡因具有兴奋作用，服用过多会刺激胎动增加，甚至危害胎儿的生长发育。日本专家的调查也证实，孕妇若每天饮5杯浓红茶，就可能使新生儿体重减轻。

此外，茶叶中还含有多量的鞣酸，鞣酸可与孕妇食物中的铁元素结合成一种不能被机体吸收的复合物。孕妇如果过多地饮用浓茶，有引起贫血的可能，也将给胎儿造成先天性缺铁性贫血的隐患。

（22）孕妇不宜吃冷饮

有的孕妇由于内热，喜欢吃冷饮，这对身体不利，应控制。

孕妇在怀孕期间，肠胃对冷热的刺激非常敏感，多吃冷饮会使肠胃血管突然收缩，胃液分泌减少，消化功能减低，从而引起食欲缺乏、消化不良，甚至引起胃部痉挛，出现剧烈腹痛等现象。

孕妇的鼻、咽、气管等呼吸道黏膜往往充血并有水肿，如果大量贪食冷饮，充血的血管突然收缩，血量减少，可致局部抵抗力降低，使潜伏在咽喉、器官、鼻腔、口腔里的细菌与病毒趁机而入，引起嗓子痛哑、咳嗽、头痛等，严重时还可能引起上呼吸道感染或诱发扁桃体炎等。除以上孕妇病症外，胎儿也会受到影响。腹中胎儿对冷饮的刺激很敏感，受到刺激后会躁动不安，胎动频繁。

（23）孕妇切忌过量喝咖啡

咖啡是全世界最受欢迎的饮料之一，但它的副作用也是一言难尽，例如咖啡因可导致人的上瘾。而最新研究发现，它与胎儿死亡可能有密切联系，科学家因此警告孕妇不能大量饮用咖啡。

孕妇喝一两杯咖啡并无大碍，但随着咖啡消耗量增加，死胎的风险会上升。医院儿科医生克里斯廷·维斯堡说，孕妇一天喝4到7杯咖啡，死胎的危险就会增加大约80%，喝8杯以上或更多的咖啡，比起其他不喝咖啡的妇女怀上死胎的风险会增加两倍以上。因为咖啡会导致连接胎盘的血管收缩变窄，以致供给胎儿的氧气跟着减少。另一个可能的原因，是咖啡因直接损害胎儿的心脏。

专家指出，只要孕妇每天喝的咖啡不超过4杯，就仍然在安全范围内，不用惊慌。

（24）孕妇应注意茶垢有毒对身体不利

茶垢有毒，但往往有人疏忽。

据有关研究人员指出，在茶具内壁形成的茶垢，含有镉、铅、铁、砷、汞等多种金属物质。它们在饮茶时被带入身体，与食物中的蛋白质、脂肪和维生素等营养物质相结合，生成难溶的沉淀，阻碍营养的吸收。

（25）孕妇不要经常吃方便食品

现在市场上各种方便食品很多，方便面、饼干、点心等。有些孕妇愿意吃方便食品，一是简单省事，免去做饭炒菜的麻烦；二是认为加工的方便食品营养丰富。其实不然，方便是方便，但营养不全面。

一般来说，方便食品如方便面主要成分是碳水化合物，少量的味精、食盐和调味品。其调味品主要有牛肉汁、鸡肉汁、虾汁，而牛肉、鸡肉、虾肉的含量很少，且蔬菜也很少，因此方便食品并不具备人体所需要的蛋白质、脂肪、矿物质、维生素和水等全面的营养成分。

因此，孕妇不适宜多吃方便食品，否则，对母子都不利。有吃方便食品习惯的妇女，要在孕前几个月就改变吃方便食品的习惯，以免胎儿营养不足。

（26）孕妇不宜吃罐头食品

有关调查证明，妊娠早期大量食用含有食品添加剂的罐头食品，对胚胎发育不利。这是因为罐头的保鲜期一般在半年至1年，罐头食品在生产的过程中，往往要加人工合成色素、香精、甜味剂和防腐剂，这些都是人工合成的化学物质，对胚胎组织有一定的影响。在胚胎早期（受孕2～60天），细胞和组织会严格按一定的步骤和规律进行增殖分化，这时的胎儿对一些有害化学物质的反应和解毒功能尚未建立，在此期间受到不利干扰，会导致畸胎的发生。

罐头食品在制作、运输、存放的过程中如果消毒或者密封不严，可导致食品被细菌污染，这对人体危害也很大。

（27）孕妇不宜多吃盐

孕妇易患水肿和高血压，因此，人们主张妊娠期应减少吃盐，特别是处在妊娠期最后几个月内，应该忌盐。事实上，一点盐都不吃是毫无道理的，对孕妇也并非全有益，只有适当少吃盐才是必要的。如果孕妇有某些病，可根据医生的要求不吃盐或少吃盐，比如以下几种情况：

①患有某些与妊娠有关的疾病（心脏病或肾病）时，孕妇必须在妊娠一开始就忌盐。

②孕妇体重增加过度，特别是还发现水肿、血压增高、有妊娠中毒症状者忌食盐。

另外，在产妇产后的前几天，饭菜内一点盐也不放，事实上，这样做只会适得其反，略微吃些盐对产妇是有益处的。由于产后出汗较多，乳腺分泌旺盛，产妇体内容易缺水和盐，因此应适量补充盐分。

（28）孕妇不宜吃热性佐料

人们在日常饮食中经常食用调味品，可开胃口，增进食欲。

热性的调料有小茴香、大茴香、花椒、桂皮、辣椒、五香粉等香料，因孕妇内热，如果再常吃这些热性香料则不利。孕妇在怀孕期间，体温相应增高，肠道也较干燥，而热性香料不仅生大热而且具有刺激性，油炸、炒制的热性食品容易消耗肠道水分，使胃肠腺体分泌减少，造成便秘。发生便秘后，孕妇用力排便，令腹压增大，压迫子宫内胎儿，易造成胎动不安、胎儿发育畸形、羊水早破、自然流产、早产等不良后果。

四、孕晚期（29～40周）健康饮食管理

1. 孕晚期每日食物构成推荐品种及数量

食物构成	数量/克	推荐品种
谷类食品	370～420	咸面包、咸饼干或烤馒头干、大米、小米、玉米面粥等。
蔬菜类	400～500	黄瓜、茼蒿、生菜、番茄、胡萝卜、花菜、萝卜等红绿蔬菜为主。
水果类	100	橘子、苹果、香蕉、梨、西瓜、猕猴桃等时令水果为宜。
畜禽肉类	50～100	鸡肉、鹌鹑、鸭肉、牛肉、羊肉、猪肉、肝脏、猪血等。
鱼虾类	50	鲫鱼、鲢鱼、鳝鱼、带鱼、鲤鱼、对虾、河虾等。
蛋类	50～100	鸡蛋、鸭蛋、松花蛋、鹌鹑蛋、鹅蛋。
奶类及奶制品	300～400	最好食用酸奶或鲜奶。
豆类及豆制品	60	豆奶、豆腐、豆浆、豆芽等。
油脂类	20	豆油、花生油、香油和少量动物脂肪。

2. 孕晚期健康饮食小细节

（1）孕妇每日摄入的营养素要均衡

为了保证胎儿的健康发育，孕妇是否摄入充足的营养尤为重要，而一切营养素都可来源于食物。下面介绍适于孕妇的营养食物及各自的摄入量。

①蛋白质：妊娠期每天摄入优质蛋白质（含人体必需氨基酸的蛋白质）85克左右（非妊娠期60克），方可满足孕妇的需要，主要来源于动物性蛋白质如蛋、肉、奶类及植物蛋白质如豆类。但植物蛋白质在人体内的吸收利用率不如动物蛋白质高。

②脂肪：孕妇每日摄入脂肪60克为宜（非妊娠期约50克）。脂肪太多会招致肥胖。动物性脂肪来源于猪油、肥肉等；植物脂肪为豆油、菜油、花生油及核桃、芝麻等。

③糖：粮食、土豆、白薯等均含糖，是产生热量的主要来源。母体及胎儿代谢增加，需要的热量也增加，平均每天主食（谷类）400～450克即可满足需要。

④矿物质：特别要提出的是钙、铁、钠等。孕妇需要钙量明显增加，食物中牛奶及鱼含钙高，且容易吸收，最好每日喝250～500毫升牛奶，或服钙制剂补充。孕妇对铁的需要量也增加，为预防贫血，应多食含铁丰富的猪肝、瘦肉、蛋黄、菠菜、胡萝卜等。钠与身体的新陈代谢，特别是水代谢关系密切，过多或过少都不相宜，日常饮食中摄入即可。

⑤维生素类：缺少维生素会引起代谢紊乱。维生素存在于多种食物如蛋、肉、黄油、牛奶、豆类及各种蔬菜中。

⑥微量元素：如碘、镁、锌、铜等，对孕妇及胎儿的健康也是不可缺少的。海味中含碘多；动物性食品、谷类、豆类和蔬菜等含有镁、锌、铜等微量元素。

（2）孕妇饮食宜清淡

妇女在怀孕期间，体温相应增高，呈内热型，肠道也比较干燥，多吃清淡食物有利于爽身利口，而且清淡食物比较容易消化吸收。

清淡食物多为植物性食物，符合胎儿发育阶段的特点以及所需要的营养品种。孕妇腹中的胎儿器官处于刚刚形成的时期，必须注意到母体对胎儿所提供的营养成分应容易被吸收这个问题，这是因为人类胚胎在母体的10个月中，从卵子与精子集

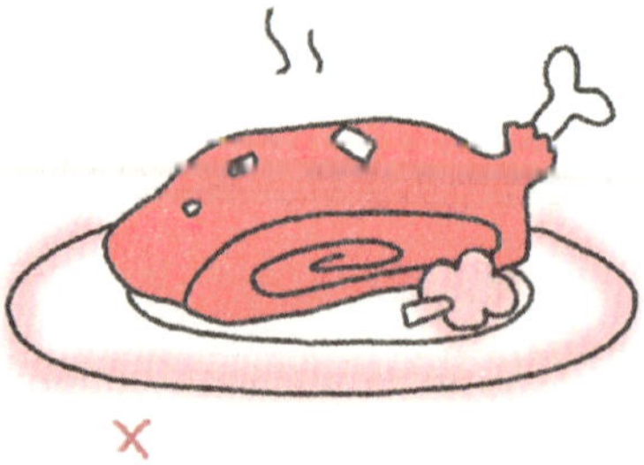

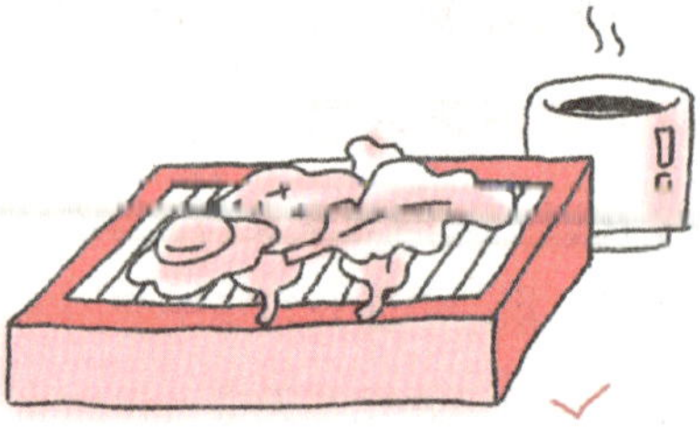

合成受精卵到降生，是从低级逐步进入到高级的过程，从进化的过程分析，向胎儿提供营养的母体也应该以吃容易消化吸收的清淡食物为宜。

（3）孕妇勿忘大量补钙

怀孕期间，足月胎儿所需的钙有80%都是在妊娠最后三个月获得的。怀孕八个月以后，胎儿的骨骼与牙齿钙化突然加速，此时需要大量钙质，所以孕妇千万不要忽略钙的摄取。

如果母亲摄入钙不足，将导致胎儿的骨骼与牙齿发育不良，新生儿出现牙晚或容易惊厥，或有佝偻病的发生。另外，由于钙具有维持毛细血管通透性的功能，缺钙婴儿会有水肿发生，更重要的是由于钙对于新生儿智力发育与神经系统十分重要，缺钙更会影响胎儿将来的智力发育，缺钙的新生儿免疫系统较差，体弱多病，甚至影响将来一生的健康。

在整个怀孕的过程中，孕妇会由胎盘主动供给胎儿生长发育所需的钙，若孕妇没有注意补充钙，血钙浓度会降低，进而动用到保存在全身的骨钙，因此，妇女在妊娠中期多会有抽筋、腰腿酸痛、骨关节痛、浮肿等现象，这些都是由于缺钙所致，严重者甚至会转变为高血压、难产、骨质疏松、软骨症、骨盆畸形、牙齿松动、产后乳汁不足等症。孕妇若能注意怀孕期间每日补充钙片（单由食物中摄取钙量多会不足），则除了可以免除上述缺钙对于胎儿与孕妇的影响，还可以使孕妇产后较快恢复，骨质密度不受影响，身体不会因为怀孕而受到终生的伤害。

（4）孕妇应多吃玉米

有些孕妇不喜欢吃玉米，这就失去了胎儿健脑的大好机会。

玉米中所含的蛋白质、脂肪、糖类、维生素和矿物质都比较丰富。它特有的胶质蛋白占营养总量的30%，球蛋白和白蛋白占20%~22%，同时还含有较多的维生素A，这些营养物质对人的智力、视力都有好处。玉米中粗纤维多，食后宽肠，有利于消除便秘，有利于肠的健康，也间接有利于智力的开发。有一种甜玉米，蛋白质的氨基酸组成中以健脑的天冬氨酸、谷氨酸含量较高，所含脂肪中的脂肪酸主要是亚油酸、油酸等不饱和脂肪酸。这些营养物质对智力发展有益。

（5）孕妇吃哪些肉类有利胎儿脑发育

牛肉含蛋白质特别多，每100克可达20克左右，比猪肉要多3.3%，比羊肉多10%。每100克牛肉中还含有脂肪10.2克、维生素B_1 0.07毫克、维生素B_2 0.15毫克、维生素$B_3$6毫克、钙7毫克、磷170毫克、铁0.9毫克。牛肉蛋白质组成的氨基酸种类多，结构合理，为完全蛋白质，是传统的益智食品。

兔肉属于高蛋白、高铁、高钙、高磷和低脂肪、低胆固醇的食物。每100克兔肉中含蛋白质20.3克、脂肪0.4克、钙35毫克、磷163毫克、维生素$B_1$0.11毫克、维生素$B_2$0.1毫克、维生素$B_3$8.5毫克、维生素E0.47毫克，维生素A、锌含量也较丰富，还含有部分氨基酸、卵磷脂，所以也是传统健脑益智食品。

每100克鸡肉含蛋白质24.4克、脂肪2.8克，所含脂肪主要为不饱和脂肪酸。除此以外，还含有钙22毫克、磷194毫克、铁4.7毫克、维生素$B_2$0.17毫克、维生素$B_3$3.4毫克。鸡肉所含蛋白质比猪、牛、羊肉多。

鹌鹑肉营养丰富，每100克含蛋白质20.8克、脂肪1.3~5.7克、维生素B_1 0.036毫克、维生素$B_3$6.4毫克、维生素E0.44毫克，除此以外，还有钙、磷、铁及维生素C 等，是健脑食品。

（6）孕妇吃蛋黄有益胎儿大脑发育

蛋黄及肉类，由于其胆固醇含量高，一直是人们所“嫌弃”的食物。而美国科学家最新研究成果表明，这些食物中所含的胆碱可能对胎儿的大脑发育有益。科学家在大鼠实验中发现，雌鼠如果在孕期补充胆碱，所产后代记忆力好，学习事物快，并且在老年阶段，记忆力衰减程度比较轻微。据英国《新科学家》网站报道，北卡罗来纳州迪克大学医学中心的研究人员相信，他们的这一发现可以适用于人，而且有望帮助防止与老龄有关的记忆力衰退。胆碱是一种B族维生素复合物，但目前女性该摄入多少胆碱还不清楚。实验中，怀孕大鼠适量补充胆碱没发现有副作用。大鼠妊娠期为21天，研究人员让怀孕雌鼠连续6天增加胆碱的摄入，摄入量是正常情况的3至4倍，摄入时间段大致相当于人类孕期第3个3月期的开始阶段。当这些雌鼠所产的幼鼠长大成年后，科学家从解剖学和生理学两方面研究了它们的大脑，尤其研究了对学习至关重要的大脑海马区。科学家发现，与胎儿期没有额外摄取胆碱的大鼠相比，这些鼠的脑神经细胞明显大得多，并且有更多专管接收外来信号的枝杈。这些鼠的脑神经细胞对外来刺激反应快，反应的持续时间长。

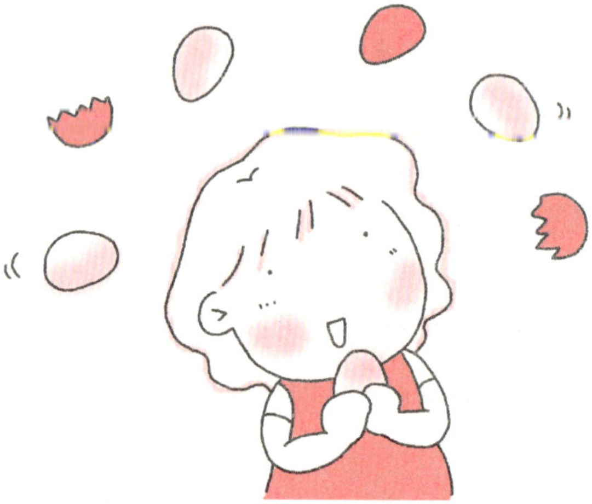

（7）哪些水产品有利胎儿健脑

鱼是理想的健脑食品。鱼体中有很多营养素是人脑发育所需的，牛磺酸就是其中的一种。牛磺酸有促进大脑发育的作用。人体内牛磺酸含量较高时，脑中的牛磺酸、锌、铜、铁及其他16种游离氨基酸含量都较高，说明牛磺酸可促进体内微量元素及其他氨基酸营养物质的吸收，从而有利于智力发展。

虾、贝、牡蛎、墨鱼等也是健脑食品。海产对虾100克可食部分除含77克水分外，含蛋白质20.6克、脂肪0.7克，除此以外，还含有碳水化合物、钙、磷、铁等矿物质及多种维生素。虾米和小虾皮的蛋白质、钙含量也高。贝类品种很多，常见的有赤贝、田螺、海螺等，这些贝类含维生素B_1、维生素B_2和钙、磷、铁等，对胎儿脑发育有非常重要的作用。牡蛎、墨鱼也都是理想的蛋白质、脂肪、矿物质的供给源，有利健脑。

（8）孕妇吃核桃油，孩子更聪明

每个准妈妈都特别注意孕期的饮食，盘算着怎么吃才有利于胎儿健康发育。中国营养学会推荐，亚麻酸的摄入更为重要。这是因为，亚麻酸对胎儿的脑部、视网膜、皮肤和肾功能的健全十分重要，长期缺乏亚麻酸会影响宝宝注意力和认知发育。从胎儿期26周至出生后两岁，是人体脑部和视网膜发育最为重要的阶段。由于母体是胎儿和婴儿营养的主要提供者，所以孕期和哺乳期的妈妈要特别注意亚麻酸的摄入。

亚油酸几乎存在于所有植物油中，而亚麻酸仅存于大豆油、亚麻籽油、核桃油等少数的油种中。其中，核桃油不但含有亚麻酸和磷脂，并且富含维生素E和叶酸，孕期和哺乳期妈妈不妨多吃一些。

（9）孕妇吃巧克力宝宝受益

最近，专家所公布的一项研究结果给既馋又不敢乱吃东西的孕妇带来了好消息：孕妇吃巧克力对宝宝的行为有益。

研究人员对300名孕妇在妊娠期间食用巧克力的情况，及其怀孕后的心理压力情况进行了调查。调查和分析结果发现，孕妇每天吃一些巧克力对宝宝出生后的行为有着积极的影响。

研究人员发现，与那些在妊娠期间很少吃巧克力的孕妇所生的宝宝相比，在妊娠期间爱吃巧克力的孕妇所生的宝宝在出生6个月后更喜欢微笑或表现出开心的样子。该项研究还显示，那些容易紧张的孕妇，如果在妊娠期间能经常食用巧克力，其所生的孩子不怕生人。

（10）孕妇应多吃海鱼

丹麦学者一项新的研究显示，多吃海鱼可预防妊娠妇女早产，还可减少生产低能儿的概率。妇产科专家提醒孕妇，为了下一代优生，孕妇应多吃海产品，以免缺碘。

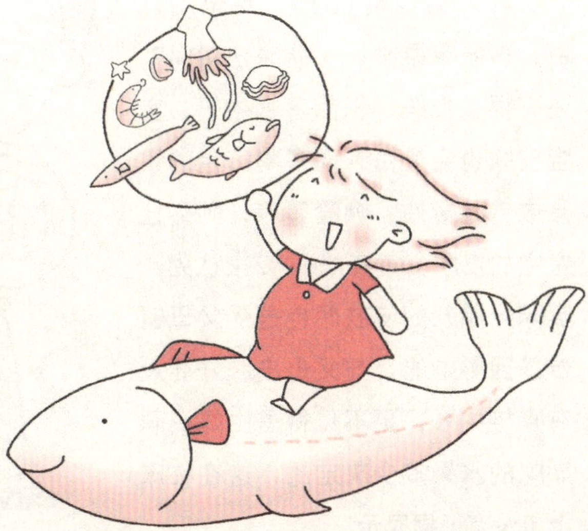

在平衡饮食的基础上，多吃些如鲱鱼、大马哈鱼、海鲫、桂花鱼、黄瓜鱼、鲈鱼、鲳鱼等。海鱼不但含有丰富的蛋白质、维生素和

矿物质，而且含有一种珍贵的游离脂肪酸，这种游离脂肪酸可推迟自然分娩的发生，预防早产。

孕妇对碘的需求量较大，孕妇缺碘，会造成死胎、流产、早产和先天性畸形。补碘的关键时间是在妊娠早期 3 个月，尤以妊娠前为好。若怀孕后 5 个月再补碘，已作用甚微，起不到预防后代智力缺陷的作用了。

（11）孕妇怀孕期间最好少吃金枪鱼

专家指出，孕妇最好控制一下金枪鱼的食入量，因为它们会对胎儿的大脑发育造成损害。

虽然金枪鱼营养丰富，但科学家们发现，有些金枪鱼的体内含有汞金属。当它们超过安全食用量时，就会对胎儿的大脑发育造成损害。美国每年大约有6万新生儿出生后认知能力发生了障碍，究其原因是他们的母亲在怀孕时摄入过多含汞的金枪鱼。因此，专家们希望美国食品和药物管理局，能尽快地制定金枪鱼安全食用量标准，并建议孕妇及打算怀孕的女性最好不要食用金枪鱼。如果一定要吃的话，每周的摄入量不要超过1~2罐。

（12）孕妇吃水果并不能使宝宝皮肤白

老人们也常说：“要想胎儿白，多吃苹果梨。”此说法对吗？还有很多准妈妈相信多喝牛奶，宝宝皮肤也会变白，而多喝暗色的饮品或者吃酱油、咖哩等等，则会让宝宝的皮肤变黄变黑。专家认为：实际上胎儿的皮肤颜色是受父母遗传基因影响的，与父母皮肤好坏没有直接关系，更不见得是由妈妈孕期吃的水果多少决定的，这在临床上也没有证据显示。

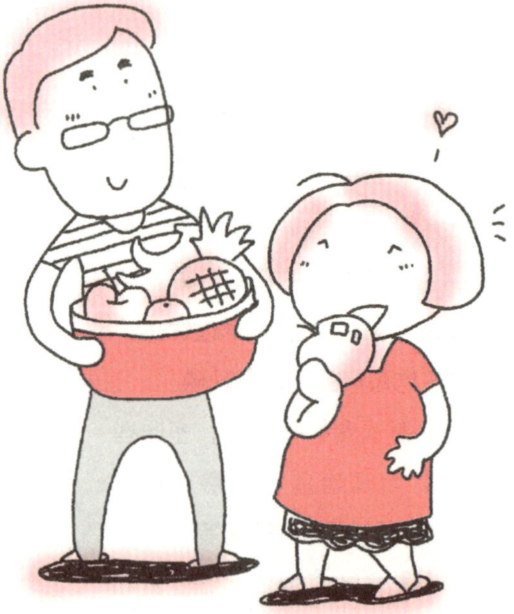

但不可否认，孕妇多吃水果对自己和胎儿都是有很大的好处的。水果中富含维生素，经常食用水果的人，体内是不会缺乏各种维生素的。更重要的是这对宝宝大脑的发育很关键。因为细胞的生长和分裂需要一些天然有机化合物促成细胞合成，需要数量虽然不多，却是维持生命必不可缺的。这种特殊物质就是维生素，它起着氧化还原作用。

可以说孕妇坚持食用水果，对孩子的先天素质发育比较好。维生素大量存在于动、植物中，但水果洗净后去皮生吃，可以避免维生素因加热而大部分损失。

（13）孕妇不宜多食刺激性食物

刺激性食物主要是指葱、姜、蒜、辣椒、芥末、咖喱粉等调料和蔬菜。这些食物用于调味和做菜，可以促进食欲，促进血液循环和补充人体所需的维生素、微量元素等作用，这些食物正常人吃了大为有利，但孕妇却不宜多食这些刺激性食物。

这是因为，这些辛辣物质会随母体的血液循环进入胎儿体内，给胎儿造成不良的刺激，影响正常的生长发育。从孕妇身体来说，怀孕后大多呈现血热阳盛的状态，而这些辛辣食物从性质上来说，都属于辛温，而辛温食品会加重血热阳盛的状态，使体内阴津更感不足，会使孕妇口干舌燥、生口疮、心情烦躁等症状加剧，这样不利于胎儿的正常发育。

（14）孕妇最好少吃菠菜

人们一直认为菠菜含丰富的铁质，具有补血功能，所以被当做孕期预防贫血的最佳蔬菜。其实，菠菜中含铁不多，而是含有大量草酸，并非补血的理想食物。草酸会在胃肠中和铁、钙结合，会影响铁和钙的吸收，使孕妇体内钙、锌的含量减少，因此其中铁的吸收率是很低的。孕妇过多食菠菜，会影响胎儿的生长发育。

如果要吃菠菜，最好是先用水氽一下再炒或拌着吃，这样大多数草酸可以溶解在水里，人体可减少草酸的摄入。

（15）孕妇不要食用过敏性食物

众所周知，吸烟、喝酒、滥用药物对胎儿的危害很大，而孕妇食用过敏食物对胎儿发育的影响尚未引起人们的重视。事实上，孕妇食用过敏食物不仅可能流产、早产、导致胎儿畸形，还可致婴儿多种疾病。据美国学者研究发现，约有50%的食物对人体有致敏作用，只不过有隐性和显性之分。有过敏体质的孕妇可能对某些食物过敏，这些过敏食物经消化吸收后，可从胎盘进入胎儿血液循环中，妨碍胎儿的生长发育，或直接损害某些器官如肺、支气管等，从而导致胎儿畸形或罹患疾病。

（16）孕妇不宜吃糖精

糖精是和糖截然不同的两种物质。糖是从甘蔗和甜菜中提取的，糖精是从煤焦油里提炼出来的，其成分主要是糖精钠，无营养价值。纯净的糖精对人体无害，但孕妇不应长时间过多地食用糖精，或大量饮用含糖精的饮料，或是每天在饮料中加入糖精，糖精对胃肠道黏膜有刺激作用，并影响某些消化酶的功能。

孕妇经常食用糖精会出现消化功能减退，发生消化不良，造成营养吸收功能障碍。由于糖精是经肾脏从小便排出，所以还会加重肾功能负担。

（17）多吃植物油可防婴儿湿疹

婴儿湿疹是婴幼儿常见的皮肤病之一。它是由多方面原因引起，很难确定具体病因，故治疗上也没有什么好的办法。一位国外儿科专家最近对3472名婴儿调查发现，母亲在怀孕期间植物油吃得太少，小孩出生后患婴儿湿疹的就较多。因为人体所必需的脂肪酸、亚油酸、亚麻酸和花生四烯酸等，在人体内无法合成，只能靠食物供给。这些脂肪酸主要存在于植物油中，有些孕妇由于妊娠反应大，怕油味，常吃水煮菜，而胎儿身体必需的脂肪酸是由母体通过胎盘供给的。所以，为了让孩子拥有健康美丽的皮肤，母亲应在孕期适当多吃些植物油，如豆油、香油、花生油、玉米油、菜籽油等，对预防婴儿湿疹有好处。

（18）孕妇多吃芹菜可降压利尿

芹菜是一种可以增强精力的蔬菜，它受到人们的广泛喜爱。它具有独特的气味，而且含纤维素多，有很好的通便作用，并可作为降血压的辅助治疗菜，孕妇应该多吃。

芹菜中含有较多的水溶性维生素，还有维生素P，能降低毛细血管通透性，加强抗坏血酸作用。按中医的说法，它味甘苦、性凉，能醒脑、平肝清热、祛风利湿，对于妊娠高血压综合征患者降低血压的效果甚佳，同时，对于高血压引起的头晕眼花、头痛症状也非常有效，对降低血清胆固醇也有一定疗效。

（19）孕妇水肿，饮食应如何调理

当孕妇出现下肢甚至全身浮肿，同时伴有心悸、气短、四肢无力、尿少等不适症状时，情况就不正常了。营养不良性低蛋白血症、贫血和妊娠中毒症都是孕妇水肿的常见原因。因此当出现较严重的水肿时，要及时去医院检查、确诊和治疗，同时要注意饮食调理。

①进食足够量的蛋白质。每天一定要保证食入畜、禽、肉、鱼、虾、蛋、奶等动物类食物及豆类食物，这类食物含有丰富的优质蛋白质。贫血的孕妇每周还要注意进食2～3次动物肝脏以补充铁。

②进食足量的蔬菜水果。蔬菜和水果中含有人体必需的多种维生素和微量元素，它们可以提高机体抵抗力，加强新陈代谢，还具有解毒利尿等作用。孕妇每天不应忘记进食蔬菜和水果。

③控制水分的摄入。水肿较严重的孕妇应适当控制水分的摄入。

（20）孕妇改善宿便4种小偏方

●吃糙米饭或甘薯饭

改吃糙米饭或是白饭中加入甘薯，据有便秘经验的人表示，长期吃上一阵子就会明显觉得有所改善。

●喝蜂蜜茶

可以每天泡一杯蜂蜜茶来喝，对于缓和便秘效果也不错。不过如果准妈妈有妊娠糖尿病的问题，则必须先和医师及营养师讨论之后，才能使用此方法。

●喝蔬菜汁

每天一早为自己打一杯新鲜的蔬菜汁，一天一杯相信能帮助你解缓便秘的问题。

●白饭中加芝麻

因为芝麻有润肠的功效，所以多吃对肠胃也有帮助。

第三章

不可忽视的孕期日常生活小细节

十月怀胎的一分一秒都是由生活中的一件件细碎的小事情串接而成的，准爸妈在享受孕育这一神奇的过程中，一定要注意这些小细节，了解它并耐心地应对它，这样方可确保整个孕程的轻松安全。

一、孕早期（0～12周）的日常生活细节

1. 准妈妈怀孕了，应清理衣柜

怀孕了，第一件事要做什么？刚刚怀孕的女性不妨先清理一下自己的衣柜，孕妇着装最重要的是舒适安全，准妈妈的着装忽视不得。

清理衣柜时，首先要将化纤面料的服装都清出来，尤其是内衣。因为怀孕期间，女性的皮肤会变得敏感且易出汗。如果经常接触人造纤维的面料，容易引起皮肤过敏，可能会影响到腹中宝宝的健康。

颜色鲜艳的衣服是第二类应该暂时收起来的。为了降低衣服的褪色程度，很多服装会使用偶氮作为固色剂，而偶氮可能通过皮肤接触进入血液循环，对胎儿产生不良影响。

纯绵布料及真丝质地的服装可以留下来。这种材质的服装，透气性、吸汗性和保温性都比较强，很适合孕妇。纯棉织物不论是作为贴身的内衣，还是外衣穿，都会感到凉爽舒适，在炎热的夏天，其吸汗功能更是能够时刻保证身体的干爽；真丝衣服的保温性较好，且又轻又软，也是孕妇不错的选择。

在购置新衣物时，选择天然面料是基本的原则。夏季可以选择棉、麻布料的；春秋季以平纹织物、毛织物、混纺织物及针织品为主；冬季则可以是各种呢绒或带有蓬松性填料的服装。

2. 孕妇应该准备哪些生活用品

①内衣：要选择吸收性能好的、由伸缩性的材料制作的，而且比以往的内衣要宽大些，最好使用纯棉制品，而且要多准备几件。由于内衣要勤洗勤换，还应注意选购容易清洗及柔软的衣料。因为孕妇要经常检查身体和进行乳房保养，所以应制作或购买容易脱穿的内衣。孕期穿三角裤衩有时会出现过紧的现象，因肚子过大甚至难以穿用，所以最好制作几个用带子系的平角裤衩，裤衩和衬裤都不要用松紧带，以免勒肚子、压迫胎儿，最好使用带子，以便根据腹围的大小进行调节。

②外衣：应选择宽大的，穿在身上不感觉到紧，并能使鼓起的肚子不太明显的服装。颜色以单调朴素为好，这样可以给人以精神振奋和愉快的感觉。大红、大绿或花哨的图案会增加孕妇的臃肿感，显得肚子更大。条状花纹能使孕妇相对苗条一些。夏天最好穿一条孕妇裙，既宽松又凉爽。

③鞋：怀孕之后，身体的重心发生变化，一双合适的平底鞋既舒适又安全。有些鞋底上有防滑波纹，宽窄长短合适，即使脚稍有浮肿也能穿着走路。鞋跟的高度应控制在两厘米左右，平底比较安全。鞋的重量要轻，以便于走路。

3. 孕期应创造良好的家庭气氛

准妈妈的整个孕期，绝大多数时间会在家里度过，所以家庭气氛和谐与否对胎儿的生长发育影响很大。和谐的家庭气氛是造就身心健康后代的基础，在和睦相处的氛围中，准妈妈得到的是温馨的心理感受，胎儿也能在如此良好的环境中获得最佳熏陶，从而促进身心的健康发育。

要创造好的家庭氛围，夫妻双方的修养都有必要加强，夫妻之间要互敬、互爱、互勉、互慰、互谅、互让。经常交流感情，彼此相敬如宾，尤其是丈夫更要积极热忱地为妻子及腹内的孩子服务好，不断地给准妈妈的精神和饮食上输入营养，扮演好未来父亲的角色，使妻子觉得称心如意、胎儿感到惬意。

4. 孕期丈夫不可以对妻子过度保护和保护不够

妻子怀孕了，丈夫会特别关心。他们认为孕妇活动越少越好，吃得越多越好，家务活儿全包下来，什么也不让妻子干。殊不知，孕妇活动过少，会使体质变弱，不仅可增加难产率，还不利于胎儿的生长发育。相反，有一部分丈夫对妻子在生活、饮食和家务劳动上很少关心，有的甚至施加精神压力，经常对怀孕的妻子说："这回可一定给我生个大胖小子。"害得孕妇吃不香、睡不实，总是提心吊胆，怕将来生下女孩，精神长期处于紧张和压抑状态，这对孕妇的伤害最大。

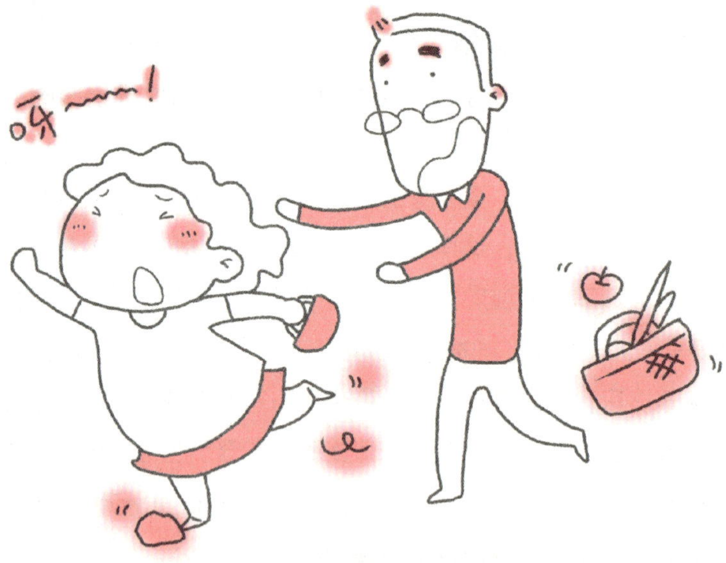

还有些丈夫不懂或缺乏自制力，在妻子怀孕初期和后期性生活不加节制，结果引起流产、早产或宫内感染。有些丈夫在孕妇面前经常吞云吐雾，烟雾中的有毒物质会通过孕妇的呼吸道进入血液，再经胎盘进入胎儿体内，影响胎儿的正常发育，容易发生流产、畸胎和低体重儿。

5. 孕妇要坚持睡午觉

除了夏季，孕妇在春、秋、冬季要在午饭后稍睡一会儿。躺下来舒舒服服地睡个午觉，可以减轻上午的疲劳，使孕妇放松精神、消除疲劳、恢复活力。

午睡的时间长短因人而异，一般半小时到一个小时为宜，甚至再长一点也可以，总之以休息好为主。如果中午没有条件午睡的，也可以躺下稍加休息，晚上早一点睡觉。

6. 孕妇睡前一小时洗澡有助于睡眠

睡前一小时洗个温水澡可以暖和身体、促进血液循环、缓和肌肉紧张、松弛神经，又能消除疲劳，这都是引发睡意的因素。同时孕妇应注意不可以泡澡，水温不能过高（只比正常水温稍高一些即可），洗个15～20分钟，便会觉得通体舒畅。洗完澡后人体会有一段时间体温较高，将难以入睡，所以孕妇要在睡前一小时洗澡，才会有个好睡眠！

7. 牛奶帮助孕妇好睡眠

牛奶中含有两种催眠物质。一种是能够促进睡眠血清素合成的原料L色氨酸，由于L色氨酸的作用，往往只需一杯牛奶就可以使人入睡。另一种是对机体生理功能具有调节作用的肽类，其中有数种“类鸦片肽”，这些物质可以和中枢神经或末梢鸦片肽受体结合，发挥类似鸦片的麻醉镇痛作用，使全身产生舒适感，有利于入睡和解除疲劳，且又不会使人成瘾。牛奶对孕妇及体虚而致神经衰弱者的催眠作用尤为明显。

8. 孕妇应讲究正确的行动姿势

妊娠初期，孕妇的胎盘还没有发育完全，是很容易流产的时期，因此，应避免在腹部施加强力或者持续维持一种勉强的姿势。随着妊娠时间的增加，腹部向前突出，中心的位置发生变化。此外，盆骨的韧带出现生理性松弛，腰椎容易向前倾斜，背部的肌肉负担加大，容易疲劳，也都成为腰痛的原因，因此，妇女在妊娠中站立、行走、坐椅、卧睡、取东西等日常动作都要有正确的姿势，否则会使孕妇更加疲劳，甚至压迫胎儿，影响其生长发育或造成胎儿死亡。所以，孕妇比正常人更应注意正确的姿势。

9. 孕妇如何起身站立?

孕妇往往觉得侧卧更舒服些，为了让全身的体重分配得更均匀，最好在膝盖之间垫上小枕头。如果感觉到身体麻木或肾脏疼痛，可以在侧面垫上小枕头，这样能够避免背部弯曲。如果说怀孕两三个月的孕妇起身还算轻松，那么越往后期起身就得越缓慢有序地去做动作，以免腹腔肌肉过分紧张。仰躺着的孕妇起身前要先侧身，肩部前倾，屈膝，然后用肘关节支撑起身体，盘腿，以便腿部从床边移开并坐起来。

10. 孕妇沐浴时要注意水的温度和时间

孕妇怀孕以后，由于机体内分泌的改变，新陈代谢逐渐增强，汗腺及皮脂腺分泌也会随之旺盛。因此，孕妇比常人更需要沐浴，以保持皮肤清洁，预防皮肤、尿路感染。但沐浴时一定要注意方法。据近代医学研究表明，过高的温度会损害胎儿的中枢神经系统。据临床测定，孕妇体温较正常上升2℃时，就会使胎儿的脑细胞发育停滞；如果上升3℃，则有杀死脑细胞的可能，而且因此形成的脑细胞损害，多为不可逆的永久性的损害，胎儿出生后可出现智力障碍，甚至可形成胎儿畸形，如小眼球、唇裂、外耳畸形等，有的还可导致癫痫病发作。所以，孕妇最好使用温水沐浴。

孕妇沐浴时间也不宜过长。临床病例：孕早期妇女在紧闭闷热的澡堂中洗了四十分钟的热水浴后导致自发性流产。在浴室或浴罩内沐浴，孕妇很快会出现头昏、眼花、乏力、胸闷等症状。这是由于浴室或浴罩内的空气逐渐减少，温度又较高，氧气供应相对不足所致，加之热水浴的刺激，会引起全身体表的毛细血管扩张，使孕妇脑部的供血不足，同时胎儿也会出现缺氧、胎心率加快，严重者还可使胎儿神经系统的发育受到不良影响。

11. 孕妇应注意肚子温度不宜过高

孕妇在被家人“重点保护”的同时，自己也倍加小心，生怕胎儿受到丝毫的伤害。特别是在冬季的时候，天气比较寒冷，很多孕妇会特别注意腹部的保暖，为避免受寒会在肚子上捂个热水袋。但专家指出，孕妇尤其是怀孕3个月以内的孕妇，腹部不能过热，最好是保持常温。

12. 孕妇忌大笑不止

“笑比哭好”这句话很有道理，它说的是人如能始终保持积极、乐观、开朗、舒畅的心理状态，则对健康有益，所以自古有“笑一笑，十年少”之说。反之，消极、悲观、抑郁、焦虑则使人疾病丛生，故古人有“百病皆生于气也”之说。生活中不能没有笑声，但笑应该也有个度，孕妇尤其不能大笑，否则会乐极生悲。

怀孕期间的妇女，大笑时腹部猛然抽搐，导致腹压增加。孕初期妇女大笑会导致流产，孕晚期大笑会诱发早产。有人进行过调查，尤其是孕初期，有的年轻人还不清楚自己怀孕，当她们放声大笑、高兴得忘乎所以时，流产却发生了。初孕者千万要注意。

13. 孕妇应远离电脑

随着电子技术的发展和计算机越来越广泛的使用，越来越多的人需要操作和管理计算机，终日和计算机打交道，特别是和视频终端打交道，接触频率高，操作时间长。那么孕妇长时间面对电脑屏幕对胎儿是否有影响呢？会不会给下一代造成危害？这恐怕也是许多将要当妈妈的女性关心的问题。

最近的一项研究发现，与从事其他办公室工作的女性相比，每周在电脑前工作20小时以上的孕妇，比一般孕妇的流产率要高2倍。因为电脑辐射非常严重，对人体也有潜在的积累性的影响。因此专家认为，怀孕后的女性应该尽量远离电脑，更不能长期持久地在计算机终端屏幕前工作。孕妇至少在怀孕的前3个月内不要接触电脑，以避免电脑电磁波的辐射，有条件的在看电视的时候，最好也要穿着电磁波屏蔽布制成的衣服。在使用微波炉时，应采用微波炉防护帘，使辐射降低到最低程度，以免受到外界影响。

14. 孕妇应少使用手机

现在使用手机的人越来越多，手机携带方便，有利于人际交往和工作；而孕妇使用手机对身体健康很不利，在怀孕期间应控制使用手机。

大脑是人体最强有力的电磁波源，手机的天线能接发强有力的微波，所产生的能量有60%能被人脑组织所吸收，大脑、眼睛、生殖系统是人体对微波辐射最敏感的部位，其对人体的健康的影响主要是长期、缓慢的影响。

有资料证明，手机严重的电磁波辐射对胎儿有致畸的作用，手机还能影响分泌，引起内分泌紊乱。因此，孕妇不要常使用手机，以免影响胎儿健康成长和孕妇分泌乳液，分娩后给哺乳造成困难。

15. 孕妇使用的电话要注意消毒

现有资料显示，黏附在电话机上的细菌和病毒有480种以上，尤其是使用率高的公用电话，所黏附的细菌和病毒更多。因为人们打电话时，随着喷到话筒上的唾液，将口腔中潜藏的病菌送到话筒上，尤其是有人打电话时声嘶力竭地大声喊叫，很多疾病最容易通过电话机来传播。

然而，孕妇在外或在家中使用时，却很少想到这个问题。有的孕妇在打电话时，嘴巴总是离话筒很近，有时还一边打一边吃东西。有的孕妇打完了电话没有洗手，然后又去摸别的东西，包括自己的身体。这样，常年积累在电话机上的病毒，就会浩浩荡荡地进入孕妇的口腔和鼻孔中，然后，再通过这些部位的黏膜和一些微小的创口等，大摇大摆地进入人体并进行生长繁殖，从而引起多种不良疾病，如上呼吸道感染等。

孕妇应隔段时间就给电话消毒。消毒方法通常有两种，较为快捷省事的方法是采用电话消毒膜（片）来消毒，因为使用时只需要将消毒膜（片）粘贴在送话器上即可。市售的电话消毒膜（片），一般是由过氧戊二酸、洗必泰、高氯酸钠等消毒剂配制而成，通常，根据消毒剂类型的不同，可保持1～3个月的功效。它对电话机无腐蚀性，也不妨碍通话，具有良好的除臭作用，还伴有芳香气味。如果手边上没有这种消毒膜（片），可选用0.2%洗必泰溶液对电话机进行擦拭

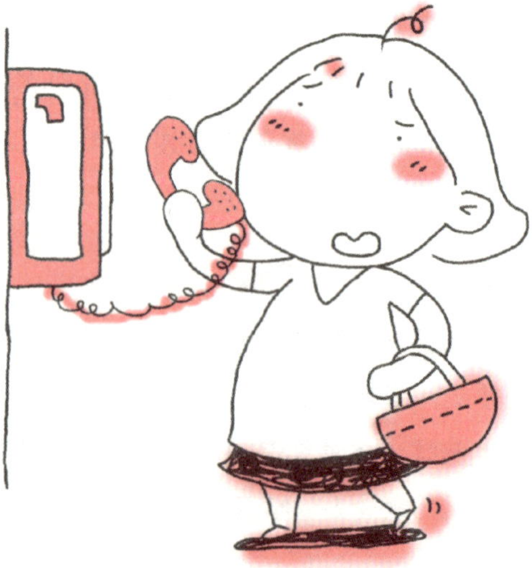

消毒，这种消毒溶液可以杀灭电话机上98%的细菌和病毒，消毒效果可以保持10天左右。

除此之外，也可用75%的酒精棉球来擦拭电话机的外壳部分。但由于酒精容易挥发，消毒效果比较短暂，所以应当经常进行擦拭。

16. 孕妇应远离复印机

由于复印机的静电作用，空气中会产生臭氧，它使人头痛和晕眩，启动时还会释放一些有毒的气体，有些过敏体质的人会因此发生咳嗽、哮喘。准妈妈为了肚中宝宝的健康应远离复印机。

如果准妈妈的办公室里有一台复印机的话，你可以跟同事商量，把它放在一个空气流通比较好的地方，并要避免日光直接照射。尽管如此，你仍要少与复印机打交道。平时还应注意适当增加含维生素E的饮食，如植物油、葵花籽、榛子、杏仁、松子、地瓜、牛油果、蛋类等。

17. 孕妇最好不要戴隐形眼镜

孕妇最好不要戴隐形眼镜，原因在于以下几个方面：

①怀孕期间内分泌发生变化，可使孕妇角膜组织轻度水肿，角膜中心的厚度增加，如果此时戴隐形眼镜，更加重了角膜缺氧，使其敏感度降低，易于发生角膜损伤。

②妇女在怀孕期间泪液分泌减少，而且泪液中的黏液成分增多，戴上隐形眼镜，眼前常有异物感，会感到眼干、磨眼而不舒服。

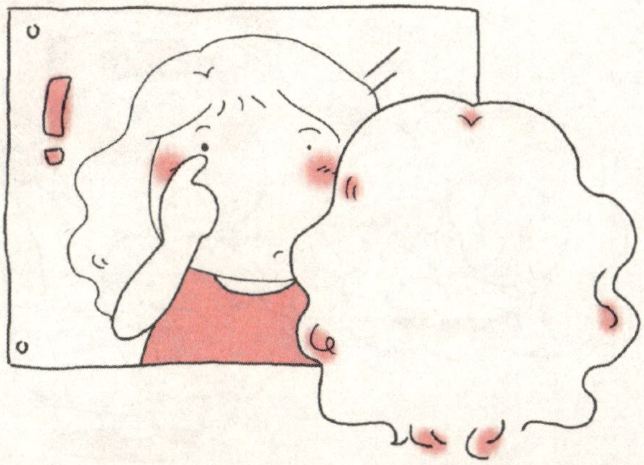

③妇女在怀孕期间，结膜小动脉会发生痉挛，血流量减少，若此时因戴隐形眼镜发生结膜炎会比平时更加痛苦。

④孕妇眼角膜的弧度也会

发生变化，约有50%的孕妇不能戴原来的隐形眼镜，应更换屈光度大小合适的镜片。

⑤孕妇在怀孕期间会出现眼压下降、视野缩小等现象，会增加戴隐形眼镜的不适感。

18. 孕妇不宜化浓妆

从科学的角度上讲，孕妇偶尔化淡妆倒也无妨，但若常化浓妆，就很不适宜了。

有的化妆品含有一些有害的化学物质，会引起过敏反应，或被人体吸收后对胎儿不利，这样不但不能美容，还会产生严重后果。各种化妆品如口红、指甲油、染发剂、冷烫剂及各种定型剂等，其中所包含的有害化学成分对母体和胎儿均有危害，它们会通过母体吸收并经胎盘进入胎儿体内，导致胎儿中毒。

19. 孕妇不要烫发、染发

现代女性身处流行时尚的动感都市，对时下流行都有自己的见地和个性化选择，一些怀孕期间的准妈妈在流行时尚的驱动下也想换个发型，或者是把头发的颜色变一变……但是，爱美的“准妈妈”们一定要想到，这种外在改变对腹中的胎儿会不会有影响呢？原则上，孕妇应该禁用染发剂。据医学调查显示，染发剂不仅会引起皮肤癌，还会引起乳腺癌，容易导致胎儿畸形。到目前为止，虽然还没有染发剂造成胎儿不良影响的报告，但染发剂中的不少种化学成分常会引起皮肤过敏反应，如皮肤出现异位性皮炎或接触性荨麻疹是常有的事，导致头皮发炎、红肿，甚至掉发。据研究，妇女怀孕后，不但头发非常脆弱，而且极易脱落，若是再用化学冷烫精烫发，情况会更加严重。此外，化学冷烫精还会影响孕

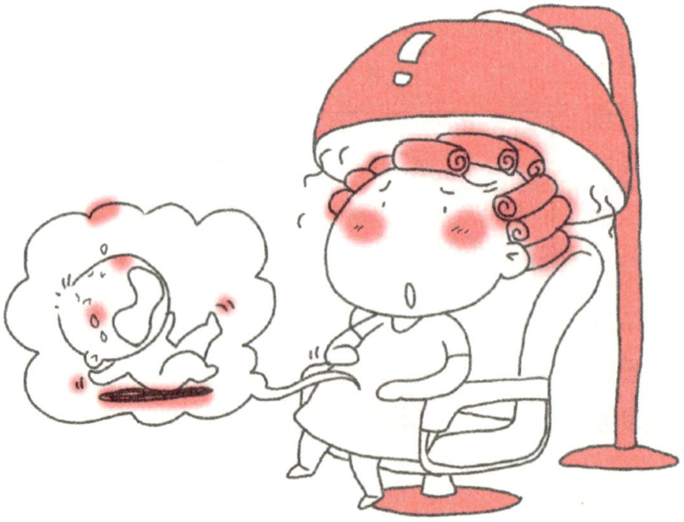

妇体内胎儿的正常生长发育。准妈妈们在怀孕期间染烫发不是百分之百安全，因为这些药剂毕竟都是有毒性的。

准妈妈在孕期如果很想要染烫发，应注意以下原则：最好等到怀孕三个月以后，因为怀孕头三个月胎儿正值器官发育期，最容易造成畸形；尽量减少染发的次数，以免累积的药物造成影响；染发或烫发可以只处理头发中、尾段的部分，以减少头皮对药物的吸收或产生过敏。

20. 孕妇尽量少乘坐飞机

我们的环境中存在着很多宇宙波，它是一种离子化的辐射线，由较重的粒子组成，如质子和氦核，通常在高空中较为明显。宇宙波虽然影响不大，但是如果接触的时间长或剂量高，就会对胎儿造成影响，例如脑部发育不良或幼童期的癌症。

经常接触宇宙波最明显的族群就是空中服务人员，因为他们长时间飞行，接近宇宙波的机会较多，接触到的剂量较高，所以怀孕初期的时候最容易对胎儿造成影响或流产，另外，工作时经常需要飞行的人如国际贸易人员受到宇宙波的影响也比较多。有研究指出，怀孕期间连续长途飞行最好不要超过100个小时，以免影响胎儿的健康。

21. 孕妇应远离舞厅

准妈妈去舞厅的危害很大。

首先，舞伴的频繁变换会增加孕妇感染病毒的机会。有些病毒感染会导致胎儿各种先天性畸形，还会造成流产、早产、死胎等。

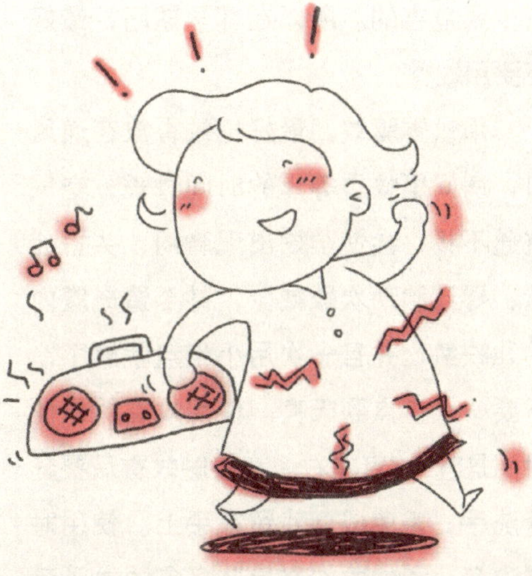

其次，舞厅空气中的一氧化碳、二氧化碳和尼古丁等含量很高，孕妇若常在这种空气污染严重的环境中逗留，一定会受到危害，易生痴呆儿或造成胎儿的先天性缺损。

再有，舞厅里大多安装的是大功率立体声扩音装置，其噪音都在100分贝左右。孕妇若常常处在强噪音环境中，会使听力下降、血压升高、激素分泌紊乱，直接影响胎儿的生长发育。医学研究表明：孕妇经常在强噪音环境中，胎儿的内耳就会受到损伤，出生后的听觉发育也会受影响，甚至还会损伤脑细胞，使出生后的孩子大脑不能正常发育，造成智商水平低下。

22. 孕妇应少进行日光浴

日光中的紫外线是一种具有较高能量的电磁辐射，具有显著的生物学作用。多晒太阳，能促使皮肤在日光紫外线的照射下制造维生素D，进而促进钙质吸收和骨骼生长。

但是，过高强度的日光也可使皮肤受到紫外线的伤害，故孕妇晒太阳必须适当，不要过多进行日光浴。日光浴可使孕妇脸上的色斑点加深或增多，出现蝴蝶斑或使之加重。除此之外，日光对孕妇皮肤的损害，还可能导致孕妇日光性皮炎（又称日晒伤或晒斑），尤其是初夏季节，人们的皮肤尚无足量黑色素起保护作用时更易发生。此外，由于日光对血管的作用，还会加重孕妇的静脉曲张。

23. 孕妇最好别用蚊香

蚊香对孕妇身体是有害的，因为蚊香中的微量麻醉物或毒物用来麻醉或者毒死蚊子，无论是对平常人还是孕妇，都是有少量危害的。所以在怀孕期间，最好不要用蚊香。

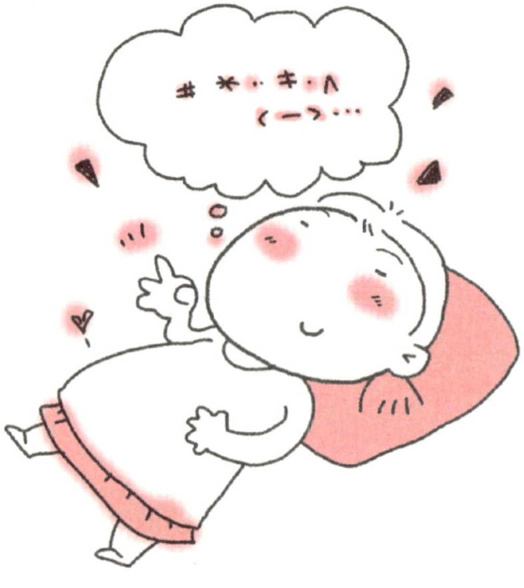

用蚊香驱蚊，最好把蚊香放在通风口，房间里蚊香等熏的时间过长，空气流通不畅，会使孕妇出现胸闷、头昏症状，导致胎动次数减少，甚至造成腹内胎儿缺氧，并且一次用小半盘就够了，不要一大盘点到天亮。使用蚊香的最佳时间是晚上7点左右。在接触蚊香后要赶紧洗手，避免成分残留在手上。使用时要注意，和蚊香“交战”多年的蚊子已有一定的抗药性，而现在蚊香中的有效成分又比过去有所增加，所以特殊人群像婴幼儿和孕妇要特别小心。婴幼儿最好别用蚊香而改用蚊帐，孕妇则最好不要用蚊香。

24. 孕妇动脑，宝宝长心智

怀孕后，很多准妈妈都会感到特别疲惫，容易犯懒，什么也不想干，甚至什么也不愿想。很多人认为，这是孕妇的生理特性，是正常情况。殊不知，准妈妈什么都不想可能会失去一个让胎儿长心智的良机。在怀孕期间，准妈妈的思想活动对于胎儿大脑发育的影响至关重要。因此，妊娠期间，准妈妈可以在保护眼睛和保证休息的前提下，适量地读书学习、勤于动脑，对生活和工作充满积极的热情、盎然的情趣和保持旺盛的求知欲，这时，胎儿也能从母体获取到这些积极的信息，从而促进大脑成长发育，形成良好的进取向上的求知精神。

25. 怀孕期不宜过度静养

有些妇女怀孕后十分害怕早产或流产，因而活动大大减少，不参加文体活动，甚至从怀孕起就停止做一切工作和家务，体力劳动更不敢参加。其实，这样做是没有必要的，对母婴健康并不利，甚至有害。如果活动太少，会使孕妇的胃肠蠕动减少，从而引起食欲下降、消化不良、便秘等，对孕妇的健康也不利，甚至会使胎儿发育受阻。当然，孕妇参加过重的体力劳动、过多的活动和剧烈的体育运动是不利。因此，妇女在怀孕期间应注意做到适量活动、运动和劳动，注意劳逸结合，保持与平常差不多的活动量就可以了。

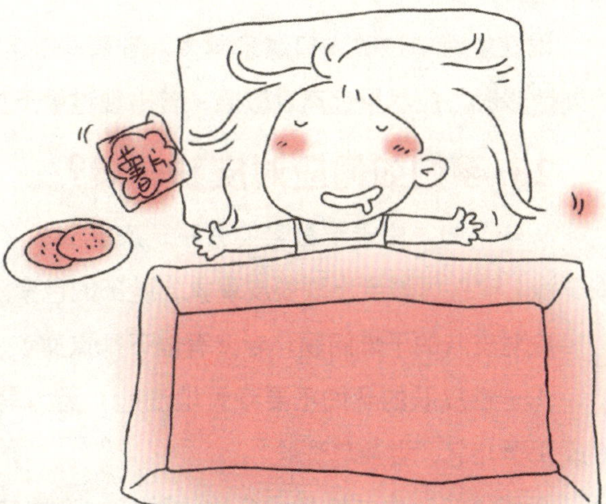

怀孕期间，孕妇不可一味地卧床休息，避免整天躺在床上，什么活也不做。这样容易导致胎儿过大，造成分娩时的困难。

因此，孕期的生活要有规律，每天工余、饭后要到室外活动一下，散散步或做一些力所能及的家务活。还要经常做些体操，对增进肌肉的力量、促进机体新陈代谢大有益处。

26. 孕妇要注意嘴唇的卫生

很多孕妇在外面的时候，通常都很注意不随便用手拿东西吃，或从外面一回到家，就马上去洗手，可是，很少想到嘴唇也同样应该保持卫生。经常在没有清洁嘴唇的情况下喝水、吃东西，或时不时地总去舔嘴唇，这样做是很有害处的。因为，空气中不仅有大量的尘埃，而且还混杂不少有毒物质，如铅、氮、硫等，它们落在孕妇身上、脸上的同时，也会落在嘴唇上，一旦进入孕妇的体内，要比正常人危害更大，因为身体里还有个对有害物质十分敏感的胎儿，甚至有可能引起胎儿组织器官畸形等。

27. 孕妇应了解春季过敏的常识

春天是万物复苏的时节，准妈妈们除了按时进行规范的产前检查外，还应该防止过敏，尤其是花粉过敏，在春季尤为易发。过敏的种类有哪些？各具有怎样的临床症状？无论是否已确定为过敏体质，每位准妈咪都要了解一些过敏的常识。

过敏的临床症状多种多样，如春季因花粉过敏等而产生的过敏症状，主要分为呼吸道过敏和皮肤过敏两种。发生于呼吸道的过敏主要表现为打喷嚏、流鼻涕、鼻塞、鼻痒、咳嗽、哮喘等；皮肤过敏可有风团样皮疹、皮肤瘙痒、丘疹样、皮下出血、剥脱性皮炎等。

现在生活中过敏人口越来越多。在春季，空气中花粉含量增高，孕妇们在进行户外散步时，应尽量远离过敏原，若出现过敏反应需及时就医。

28. 孕妇如何应对皮肤干燥？

有些孕妇，由于孕激素的关系，皮肤失去了以前的柔软感，而略显粗糙，甚至很干燥，有些区域会出现脱皮现象，脸部的色素沉淀也增加。

应对皮肤的干燥问题，专家有以下几点建议：

①干性皮肤的孕妇不要频繁地洗脸，因为皂碱会将皮肤上的天然油脂洗净，最好改用婴儿皂、甘油皂洗脸。

②使用能给皮肤增加水分的护肤品，涂抹在干燥区内并轻轻地加以按摩。强生

婴儿润肤膏或润肤露品质纯正温和，其特殊滋润配方，能有效防止皮肤干燥，并能保持酸碱度平衡，适合此时使用。

③沐浴时不要浸泡太久，否则容易造成皮肤脱水，可以在水中加些浴油，尽可能少用普通肥皂，可使用不含皂质、pH值属中性的沐浴露或婴儿香皂。

④沐浴后，可在全身涂抹润肤油。

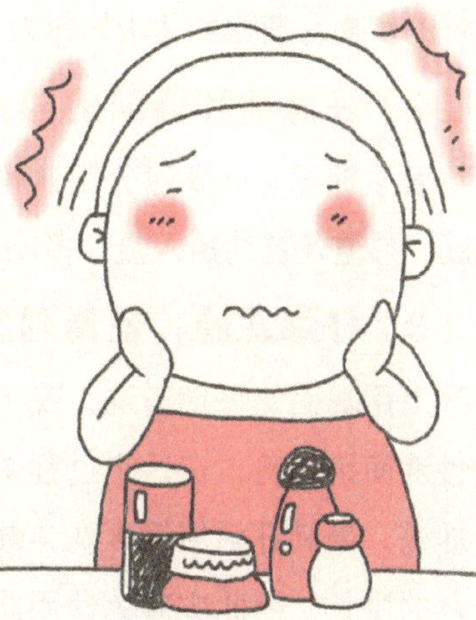

29. 孕妇如何处理皮肤油腻？

油性皮肤的孕妇可能出现新陈代谢缓慢，皮下脂肪大幅增厚，汗腺、皮脂腺分泌增加，全身血液循环量增加，面部油脂分泌旺盛的情况会加重，皮肤变得格外油腻，“T”形区域更甚。

对于这种情况，孕妇主要是保持皮肤的清洁，不能用太强的洗剂，最好使用平时用惯的洗剂，每天多洗几遍脸。饮食上要多摄取含优质的动物蛋白和维生素A、维生素B_1、维生素B_2、维生素C等食物，色浓的菜、水果可使你的皮肤颜色更加漂亮。

30. 孕妇长粉刺的护理

准妈妈怀孕后，胎盘和卵巢中雌激素和黄体酮的分泌量会剧增，受激素的影响，原来干性皮肤的人可能会转化为油性皮肤，很容易长出粉刺。一些每次来月经前会长粉刺的准妈妈怀孕后就特别容易长粉刺，不过也不用太担心，分娩后随着激素水平的降低，脸上的粉刺也会自然消失。

准妈妈长粉刺时最好不要口服或者涂抹药物，因为药物一般短期内难以见效，使用时间过长又容易对胎儿产生不良影响，有些药物甚至会导致胎儿畸形。正确的方法是，注意平时的饮食并护理好皮肤，以减少粉刺的出现。

（1）充足睡眠，消除压力

不仅激素会影响粉刺的生长，压力也是促进粉刺生长的原因之一，所以准妈妈应尽量保证充足的睡眠（每天必须睡足8个小时），同时也要放松心情，尽量看一些美好的事物，消除生活中的压力，使心情愉悦，这样有助于皮肤和胎儿健康。

（2）注意糖和脂肪的摄入量

尽管孕期没有必要过分限制饮食，但是如果长粉刺现象很严重，准妈妈就应减少脂肪、热量及糖的摄入量，多吃绿色蔬菜。

（3）仔细洗脸，使用刺激性小的化妆品

早上用洗面奶仔细清洗，晚上洗脸时先涂抹清洁霜，用棉纸擦拭干净后，再用弱酸性洗面奶洗脸，在这个过程中要反复搓揉，使洗面奶充分发泡，然后再用清水反复冲洗，最好开始用温水洗，最后用凉水洗。一些化妆品中多含酒精成分，会刺激粉刺的生长，因此应避免使用此类化妆品，最好使用粉刺皮肤专用化妆品或保湿化妆品。

31. 孕妇如何防止出现乳房大小不一

妇女在怀孕期间，由于雌激素增多，使乳腺的导管增生，血量供应增加，乳房内基质增多，脂肪沉淀，使乳房的体积和重量都明显增加，此时孕妇如不注意，乳房极易出现大小不一。

为防止出现大小乳房，孕妇在睡觉的时候尽量不要经常地侧向固定一边，要比较均匀地两边侧睡，或者在睡觉前用宽大的胶纸贴在乳房两侧，对乳房起一定的固定作用，以免产后乳房一个变大、一个变小。如果发现两个乳房大小不一也可适当多按摩小的乳房，促进其增大。

为防止乳房大小不一，产后哺乳的姿势正确与否也很重要。

32. 怀孕期间疼痛因素引起失眠

孕妇出现失眠情况是很常见的，孕期各种疼痛往往是引起失眠的主因。

①头痛：少数孕妇会出现一种日趋严重的头痛和失眠，有时还伴有呕吐，看东西模糊，同时下肢水肿、血压升高、尿中有蛋白，这就是妊娠高血压综合征。

②胸痛：孕妇胸痛多发于肋骨之间，疼痛部位不固定。这是由于怀孕引起的缺钙，或由于膈肌拉高，造成胸廓膨胀所引起的。

③胃痛：孕妇由于消化道肌肉蠕动减慢，使之有胃部饱胀不适感；还有的孕妇

因不断反酸水和胃灼痛而一筹莫展，从而导致失眠。

④腰痛：随着怀孕时间的增长，孕妇会感到身体沉重，站立或步行时，为保证重心前移的平衡，必须挺胸突肚，再加上双脚外八字分开，这样就必然造成腰部脊柱适度的前凸弯曲，引起脊柱性腰痛及夜间睡眠不好。

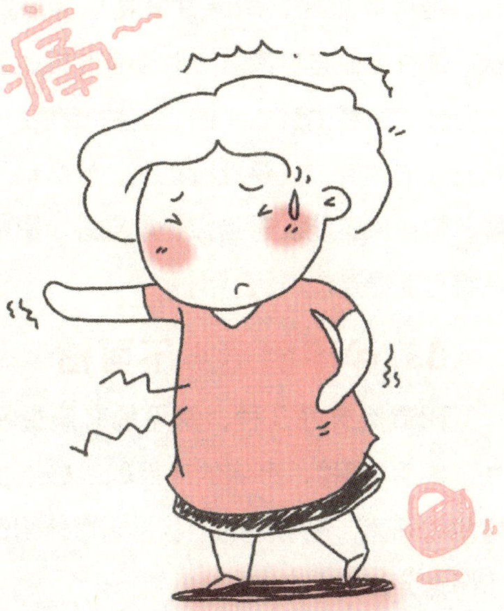

⑤腹痛：有的孕妇，尤其子宫后倾的孕妇，在怀孕初期感到骨盆区域有一种牵引痛或下坠感。倘若怀孕期间下腹痛比较剧烈，日益增大的子宫进入骨盆，还会引起髋关节的疼痛，造成夜间觉醒多，睡眠少。

33. 妊娠反应会引起失眠

对于一个女性来说，在期盼孩子呱呱坠地的10个月中，在喜悦的同时，也会有不少忧虑和烦恼。在妊娠6周以后，孕妇就会出现食欲减退、偏食、恶心、呕吐、头晕、倦怠等，称之为早孕反应。到第13～14周时，孕妇的睡眠会明显减少。在妊娠的后12周内，由于胎儿增大，子宫体积日渐膨胀，多会表现入睡困难、夜里醒转次数增加、睡眠明显减少。

34. 孕妇阴道少量出血会不会流产?

有的女性在妊娠两个月后开始出现少量阴道流血，虽卧床休息，但流血却逐日增加，竟到了近似月经量的程度。该女性平时并无阴道不规则流血的现象，但在妊娠时为什么会出现阴道出血现象呢?

原来，大多数妇女婚后会有不同程度的宫颈糜烂。怀孕后，随着妊娠月份的进展，孕妇体内孕激素水平不断提高，使宫颈的柱状上皮向外移动、组织增生，宫颈糜烂症状明显加重，这时就容易出现阴道出血。过度的性生活，过食巧克力、辣椒、桂圆等热性、刺激性食物也会加重出血症状。这种出血与自然流产时子宫收缩，使胎盘与子宫分离造成的流血不同，这种出血并不直接影响胎儿的发育，只要及时止血，妊娠仍可正常进展。但如果不能及时治疗，就会进而影响妊娠，最终可能导致流产。

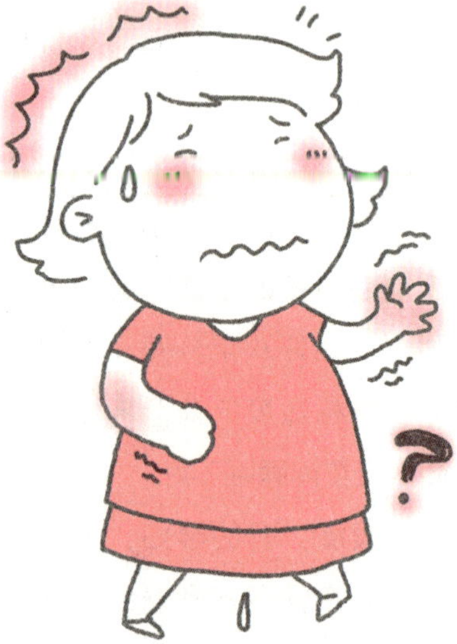

35. 孕期阴道炎不可怕

阴道炎有好几种，常见的有滴虫性、霉菌性、细菌性3种，患病的原因就是感染了滴虫、霉菌和细菌，最明显的症状是阴道外阴痒、白带（阴道分泌物）多。

滴虫是体积极小的寄生虫，常常寄生在阴道内，一般由公共浴池、游泳池等传染，同房也可以传染给男性，寄生在男性的尿道、前列腺内。感染后白带常常较多、较稀，呈微发黄状。

霉菌通常来自肠道的感染，有人的大肠内有霉菌的寄生，大便后可传播到阴道内，感染后白带常常变成白色的豆腐渣状，外阴较痒。孕妇的阴道对霉菌抵抗力低，更容易感染而发生阴道炎。而这些疾病基本都不影响胎儿的健康，可以在医生的指导下治疗，由于怀孕期间用药可能对胎儿有影响，所以怀孕后的治疗可能与其他人不一样。

36. 芦荟可能会导致孕妇流产

芦荟备受女性青睐，芦荟酸奶、芦荟护肤品等均为养颜美容佳品，一些饭店还将芦荟搬上餐桌，但看似营养、健康的芦荟在一定条件下却会造成孕妇流产。

据了解，芦荟是原产非洲的百合科植物，目前最普通的是两种芦荟：一种是在一般家庭常栽培的剑芦荟，它对消化不良、食欲不振有效；而另一种是只将叶肉的汁进行加工销售的扁芦荟，对胃酸过多及胃、十二指肠溃疡等症状有效。芦荟因此被誉为“可取代医生”的药物。

然而，“是药三分毒”，中国食品科学技术学会提供的资料显示，怀孕中的妇女若饮用芦荟汁，会导致骨盆出血，甚至造成流产。对于生产后的女性，芦荟的成分混入乳汁，会刺激孩子，引起下痢。芦荟本身就含有一定的毒素，中毒剂量为915克。大家一般可能会在食用后8～12小时内出现恶心、呕吐、剧烈腹痛、腹泻、出血性胃炎等中毒反应。

37. 孕妇少接触汽油味

生活在城市中，每个人都需要乘坐各种交通工具。现代的交通工具有很多都使用汽油作为动力，如汽车、摩托车、飞机等，因此，汽油与每个人都是分不开的。

但是，这些航空汽油、车用汽油和溶剂汽油对人体的危害都较大，因为这些动力汽油为了防震防爆，都加入了一定量的四乙基铅，故又称为乙基汽油。乙基汽油燃烧时，四乙基铅即分解，放出铅，铅会随废气排入大气中，人通过呼吸进入体内的铅会在血液中积累，进而对人体包括孕妇腹中的胎儿产生危害，可引起铅中毒和胎儿先天性发育畸形。胎儿由于抵抗力不足，受害更大，因此，孕妇要少接触汽油味。

38. 孕期应避开有害的化学药品

孕妇应避免在家里使用喷雾剂，现在市场上已有很多替代喷雾剂的产品。虽然现代喷雾剂含有卤代烃（而不是氟利昂），它不会对胎儿或母亲造成伤害，但是专家认为，我们都有可能暴露于看不见的潜在化学药品的伤害中，因此尽可能避免是明智之举。要避免挥发性气体物质，例如胶水和汽油，它们都是有害的，无论你是否怀孕，都应远离它们。

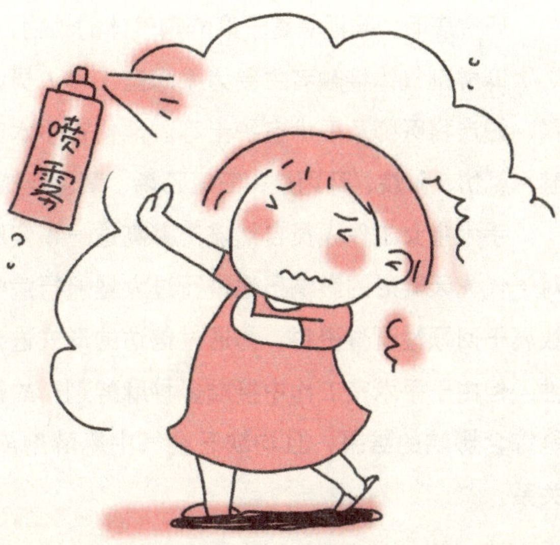

39. 孕妇不要接触猫等宠物

猫是一种可爱的动物，被很多女性所宠爱，但孕妇最好不要接触猫。

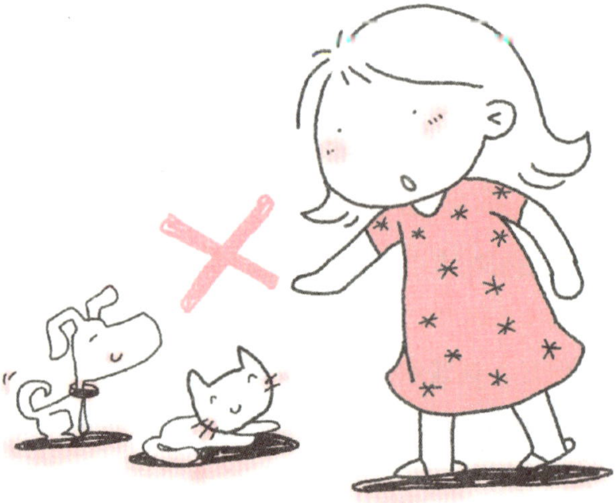

这是因为，猫的肠道寄生有弓形虫，它随着猫的粪便排出，污染食物、水及餐具。人吃了被污染的猪肉、羊肉、面包和水，就会患上弓形体病，出现高烧、淋巴结肿大、肌肉关节疼痛等症状，严重的还会引起脑炎和失明。孕妇如果感染上这种病，不但自己受害，而且会危及下一代。有些孕妇因此而流产或生下死胎；有些因此而得原虫血症，弓形体原虫通过受损害的胎盘进入胎儿的体内，破坏胎儿的神经系统，使胎儿出现脑积水、脑钙化、小头症、精神发育及视力障碍、肝脾肿大等异常。

40. 麻醉剂气体对上班族孕妇的影响

研究表明，孕期暴露于麻醉剂气体的动物，胎吸收及胎仔异常的比例增加。

麻醉剂气体接触者主要为手术室工作人员，包括麻醉科医生及护士，外科、牙科、妇产科医师及手术室护士等。他们在手术室工作中经常使用各种麻醉剂，如乙醚、氯仿、氟烷、环丙烷、三氯乙烯、氧化亚氮等。

手术室女工作人员自然流产率高这一事实已被大量流行病学调查资料所肯定，对子代先天畸形的影响虽也进行过大量流行病学调查，但结果不一致。这些资料多数属于回顾性调查资料，为通过信访的形式进行的，其数量大，故有较广泛的代表性。但由于手术室工作中接触多种麻醉剂，故很难说是某种麻醉剂的单一影响，而是综合影响的结果，且均缺乏空气中麻醉剂浓度的资料，无法明确是否存在反应关系。

41. 注意发现妊娠宫外孕症状

宫外孕妇女，最初也会出现与正常妊娠相同的症状，月经停止，发生早孕反应。在妊娠6～8周或更长时间的停经后出现不规则阴道流血，量少、点滴状，色暗红或深褐色，也可量较多，似月经量，下腹一侧出现隐痛或胀痛，严重者突感患侧下腹部撕裂样剧痛，疼痛为阵发性或持续性，可有肛门坠胀感，内出血多时伴有全腹疼痛、恶心呕吐。腹痛可出现于阴道流血前或后或同时发生，部分患者由于出血量多，会出现休克现象，面色苍白，四肢厥冷，脉搏快而细弱，血压下降。

在输卵管着床的受精卵，在输卵管中不能充分发育，在中途流产，或是造成输卵管破裂。当输卵管破裂时，出现剧烈的下腹痛，会使孕妇陷于休克状态。疼痛难忍，腹腔大量出血，是输卵管破裂的主要征兆。

在妊娠初期很难作出宫外孕的诊断，但发现妊娠后而子宫无变化，有可能是宫外孕，要进行检查，确诊为宫外孕时，要立即进行手术，终止妊娠。

42. 妊娠期葡萄胎是怎么回事？

葡萄胎是一种妊娠期的良性肿瘤。

完全性葡萄胎者最常见症状为停经8～12周后有不规则阴道流血，量多少不定，时出时停，反复发作，逐渐增多，有时从阴道出葡萄粒样的白色小球。再者葡萄胎患者的子宫异常增大，妊娠3个月时，肚子就膨胀得像妊娠5～6个月那么大，这是葡萄胎的一主要特征。但也有例外，由于胎儿不长，肚子也不大。

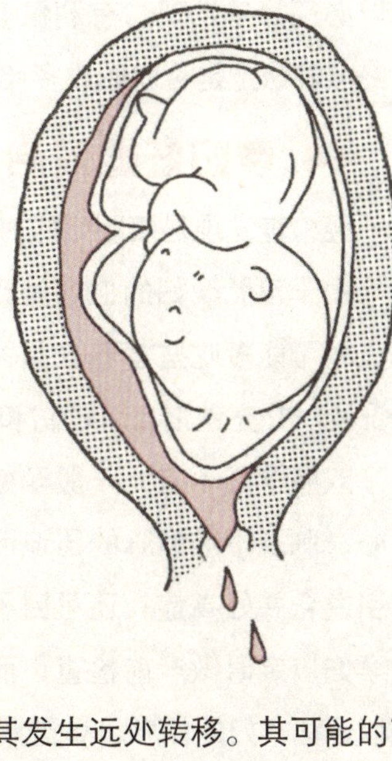

葡萄胎患者，早孕反应严重，长时间持续，有时症状像妊娠恶阻。再有，即使妊娠到了一定周数，也听不到心音，感觉不到胎动。

葡萄胎确诊后应及早手术，以求保留子宫，避免其发生远处转移。其可能的高危因素有营养状况、社会压力及年龄，饮食中缺乏维生素A及其前体胡萝卜素和动物脂肪，或大于35岁、小于20岁的妇女发生率高。

43. 妊娠双胞胎要及早发现

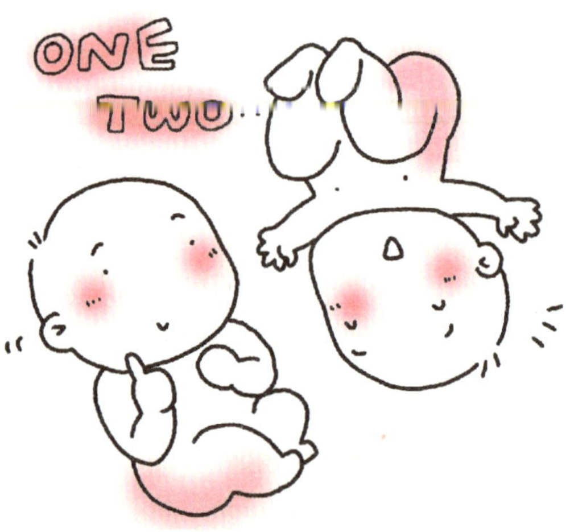

孕妇怀双胞胎或多胞胎后，母体处于超负荷状态，若不能合理调节，就会在妊娠、分娩和产后的不同阶段，使本人和胎儿、婴儿发生各种不同的异常变化，严重时可导致孕妇和胎儿的死亡，因此，应尽早发现双胞胎妊娠。

妇女在怀孕后，要随时注意子宫的大小，如发现子宫较一般怀孕妇女大，尤其在孕期发现子宫底高度超过正常范围时，要考虑双胎妊娠的可能，应及时去医院检查，如明确是双胎妊娠，以便在妊娠28周起，得到系统随访，采取各方面的保健措施。

双胞胎怀孕要比单胎怀孕复杂得多，应注意的事也很多，相对说危险性也大，所以必须尽早发现，有利保健。发现的方法就是先有自觉征兆，再通过医生检查，最终准确认定是否双胎或多胎。

44. 孕妇妊娠双胎应注意事项

经检查发现是双胎妊娠时，应注意下列事项：

由于双胎孕妇的血容量比单胎者明显增多，极易发生贫血。因此，孕妇在妊娠期应尽可能多吃些营养食品，特别是要多吃含铁量高的食物，并要根据血红蛋白的情况及时补充铁剂，以预防和纠正贫血。

双胎孕妇子宫比一般孕妇明显大一些，这不仅增加了孕妇身体负担，还由于其对心、肺及下腔静脉的压迫而产生心慌、呼吸困难及下肢浮肿等不适；双胎妊娠还易引发合并妊高症；还可因子宫过度膨胀或子宫内压力不均而发生早产。因此，双胎孕妇应定时做产前检查，而且要比一般妊娠适当增加检查次数，还需提前住院待产以保证产妇的休息、尽量减轻压迫症状，治疗妊高症并避免早产。

二、孕中期（13～28周）的日常生活细节

1. 孕妇应合理安排充足的休息时间

孕妇最好的休息形式就是睡眠，通过适当的睡眠解除疲劳，使体力与脑力得到恢复。如果睡眠不足，可引起疲劳过度、食欲下降、营养不足、身体抵抗力下降，孕妇和胎儿更容易感染病毒而生病。但睡眠时间长短，因人而异，有的仅睡5~6小时即可恢复体力与精力，有的则需更多的时间，一般正常人需要8小时的睡眠，孕妇因身体发生一系列特殊变化，易感疲劳，可适当延长1小时为宜，一般至少应在8小时。妊娠晚期，为保持精力充沛，还应在中午坚持1小时左右的午睡。如无条件者，至少也应卧位休息半小时。孕妇每日工作时间不应超过8小时，并应避免上夜班。工作中感到疲劳时，在条件允许的情况下，可稍休息10分钟左右，也可到室外、阳台或楼顶呼吸新鲜空气。长时间保持一种工作姿势的孕妇，中间可不时变动一下姿势，如伸伸胳膊动动脚，以解除疲劳。

2. 冬日阳光是孕妇的安全伞

阳光给予人光和热，在寒冷季节晒晒太阳，不仅给人温暖，促进血液循环和新陈代谢，还能增强人体对钙、磷的吸收，促进骨钙化。妇女怀孕后，吸收阳光给予的“营养”更是不可缺少，人们称冬阳是孕妇的“安全伞”。

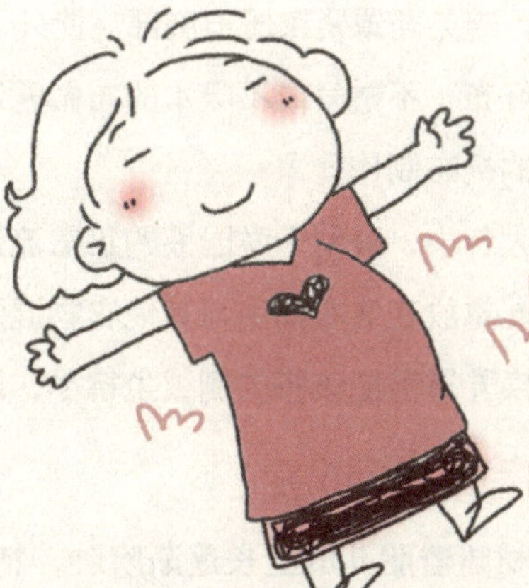

这是因为，妇女在妊娠期间，机体各种代谢加快，对各种营养物质的需求亦增多，特别对于钙质的需求显著增强。大家知道，维生素D具有促进身体对钙质吸收的作用，若孕

妇膳食内缺乏维生素D或摄食吸收不足，又不常见阳光，皮肤内的脱氢胆固醇无法由紫外线的照射而生成维生素D，导致肠壁吸收钙质发生障碍。如果长时间缺乏维生素D和钙、磷等物质，孕妇容易得一种骨质软化的病症。这种病症是由于机体代谢旺盛致使营养素缺乏而引起的，是一种很严重的孕妇并发症。

冬季寒冷，孕妇蛰居室内，不出房门，得不到阳光的照射，加上不注意营养的调配，便很容易导致骨质软化病症。为了避免此病的发生，除补充足够的营养素外，还要定时晒晒太阳。

另外，阳光具有很强的杀菌消毒作用，一般细菌和某些病毒在阳光下晒半小时或数小时就会被杀死。例如，结核杆菌在阴暗潮湿的环境中能生存几个月，但在阳光照射下只能存活几小时。

所以，孕妇即使到临产前，也应经常到户外向阳处晒晒太阳，或者居室内要定时“引进阳光”，以增强孕妇自身免疫力。这样，可以预防感染性疾病，有益胎儿正常发育，防止婴儿佝偻病发生，保证母子平安。俗语“阳光不进门，医生便登门”，是有道理的。

3. 孕妇戴乳罩可防止乳房下垂

青年女性每只乳房重约100～200克。隆起的乳房不仅是女性体态美的表现，而且是哺育新生命的“有功之臣”。妊娠后，由于内分泌激素的刺激，乳房中乳腺管增生，乳腺泡增多，乳房增大，重量增加。为了防止乳房下垂，孕妇白天应该戴乳罩，晚间松解，避免乳罩紧束压迫胸部。此外。孕妇戴乳罩应该注意以下几点：

①不用化纤布、不透气或不吸水的布做乳罩，以免发生湿疹；

②用细软的棉布制作乳罩；

③乳罩宁大勿小，有利于淋巴液的正常流通；

④不要将乳罩放在洗衣桶中与其他衣物混洗；

⑤每次更换乳罩前应该将内侧绒尘拂尽，以防内衣纤维堵塞乳管致产后缺乳。

4. 孕妇宜穿背带裤

孕妇的身材随着胎儿的生长逐渐臃肿，特别到了妊娠中后期，准妈妈们就找不到适合自己的裤装了。

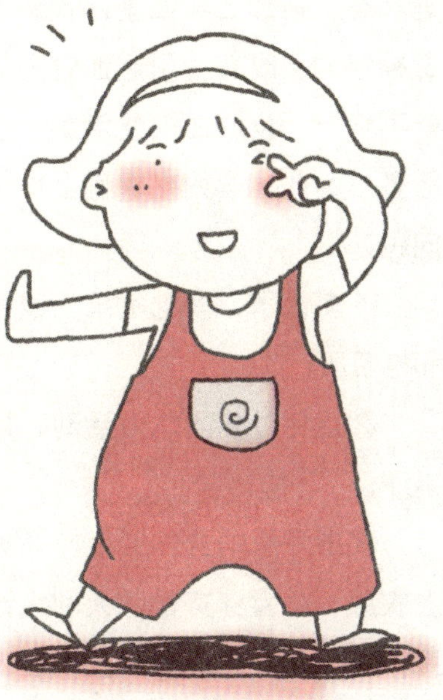

在妊娠三个月以后，孕妇的子宫底会逐渐增高，从妊娠中期直到临产前，腰围可以达到100厘米，腰围增大后裤装会往下滑，如果勒紧裤腰带，又会使胎儿的生长发育受到限制，而且逐渐增大的子宫没有发展余地，只得向外向下扩张，从而膨胀成“下悬腹”。如果形成下悬腹，那么产后子宫的恢复以及腹壁的复位就会受到影响，还有可能形成“大肚盖”体形。

一些准妈妈在穿裤装时把丈夫的西裤吊带派上了用场，用吊带不用担心裤子向下滑，看来是个好主意。但是吊带的弹性特别强，而且非常细，勒在胸前还是很难受。因此，妊娠期孕妇穿背带裤最合适，背带裤的带子比较宽，不会勒到胸脯，而且它比较适合孕期腹部的变化，又不会勒到腰部，穿在身上可以掩盖腹部、胸部、臀部的粗笨体形，给人以宽松自然的美感。

现在商场里出售的孕妇装中，背带裤的功能性得到加强。一些背带裤从胸部到下腹部安装了一条长长的拉链，这样在做产前检查时就会很方便，孕妇不必再费力地穿脱衣服，只需把拉链打开，医生就能方便地听胎音、量宫高了。

5. 孕妇宜用木梳梳头

头部，素有“诸阳之汇”的美誉，因为人体最重要的十二经脉与几十个穴位汇聚于头部。中医认为：以梳子代替银针，对这些穴位和经脉进行按摩和刺激，有利于脑部的血液循环及调节大脑，以消除各种疲劳。所以，梳头有清心、明目、醒脑、提神之功效。孕妇宜用木梳而不要使用塑料梳梳头，因为塑料梳与头发摩擦可以产生静电而扯断头发。用木梳梳头时从头顶的穴位处开始，用力不可过猛。还可以边梳边按摩头皮边数数给胎儿听，让意念通过思维传递。

6. 孕妇多汗的预防

孕妇常有多汗现象。这是因为妊娠期血中皮质醇增加，肾上腺皮质功能处于亢进状态，再加上孕妇基础代谢增高，自主神经功能改变，引起血管舒展收缩功能不稳定，皮肤血流量增加，于是出汗增多。为此，孕妇在保健上应注意以下问题：

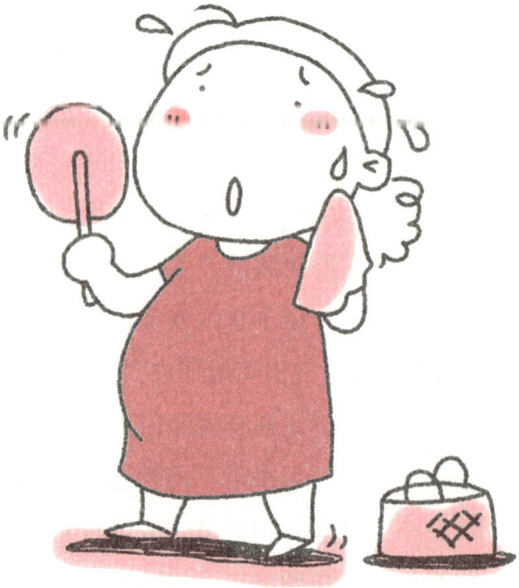

①多饮水，多吃水果，以补充水分和电解质；

②避免过多的体力活动，以免增加出汗；

③出汗影响身体卫生，孕妇要常换洗衣服，并宜穿宽松肥大利水散热的衣服，内衣要穿棉织品以利吸汗；

④孕妇不要长时间吹电扇或长时间呆在空调房里。

7. 职业女性怀孕时应怎样保护身体

为了保护你的身体和未来宝宝的健康，怀孕时应注意以下几点。

①脱掉高跟鞋，穿低跟、掌面宽松舒适、行动方便的鞋子。

②孕妇随着腹部逐渐隆起，每天如坐公共汽车上下班的，一上车就要抓牢扶手或给自己找个座位，因为急刹车会让你失去平衡甚至摔倒。另外，要等车完全停稳后才能下车。若车里比较拥挤，请你用手挡在腹部前以防不测。

③如果工作性质是需要长时间坐着，孕妇坐椅子的正确姿势是：要深深地正正地坐在椅子上，后背笔直地靠着椅背，必要时可以在背部放一个小枕头，这样坐着舒服。两腿股关节和膝关节要呈直角，大腿呈水平状态。入坐前要先检查椅子稳不稳，然后把屁股放在椅子面上，再一点一点向后移动，靠上椅背，千万不要坐在椅子边缘上。孕妇不要坐无靠背的方凳，这样危险性大，容易摔倒。坐椅子时间长的话，要在脚下放一个木台阶，有利于休息。如果累了起来走动走动，这样有助于血液循环并可以预防痔疮。

④如果工作需要长时间站着，这会减缓腿部的血液循环，导致水肿及静脉曲

张。孕妇必须定期让自己休息一下，坐在椅子上，把双脚放在小板凳上，这样有利于血液循环和放松背部。如果没有条件坐，那就选择一种让身体最舒适的姿势站立，活动相应的肌肉群。比如，收缩臀部，就会体会到腹腔肌肉支撑脊椎的感觉；为促进血液循环，可以尝试把重心从脚趾移到脚跟，从一条腿移到另一条腿。

8. 孕妇如何俯身弯腰

做妈妈的感觉会让很多人兴奋不已。但随着体重不断增加，怀孕期间的妈妈越来越感到行动不便，因此也就需要越来越严格地采取孕期自我保护措施。

六个月后婴儿的体重会给妈妈的脊椎很大的压力，并引起孕妇背部疼痛。因此，要尽可能地避免俯身弯腰的动作，以免给脊椎造成过大的重负。如果孕妇需要从地面拣拾起什么东西，腹部会妨碍背部做弯曲动作，因此俯身动作不仅要慢慢轻轻向前，还要首先屈膝并把全身的重量分配到膝盖上。孕妇要清洗浴室或是沙发床等类似活动也要照此动作。

9. 孕妇忌右侧卧

孕妇睡眠的姿势与母子健康关系十分密切。一般强调怀孕6个月以后不宜长时间右侧卧，最合理的睡眠姿势是左侧卧位。

孕期由于胎儿在母体内不断生长发育，子宫逐渐增大，到了孕晚期，腹腔大部分被子宫占据。如果孕妇右侧卧位，对胎儿发育不利。因为怀孕后的子宫往往有不

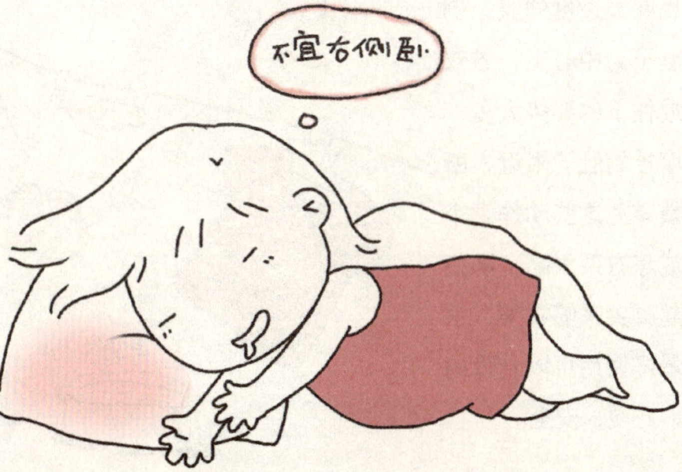

同程度地向右旋转，如果经常取右侧位卧，可使子宫进一步向右旋转，从而使滋养子宫的血管受到牵拉，影响胎儿的血液供应，造成胎儿的缺氧，不利其生长发育，严重时可引起胎儿窒息，甚至死亡。

10. 孕妇如何打扫清洁

（1）客厅——擦地、拖地、扫地

对孕妇来说，清洁用品及器具的选择相当重要，最好能够使用不需要弯腰打扫的器具，而且打扫时要避免蹲下或跪在地上。

准妈妈可以使用吸尘器来代替扫把，一些站立式吸尘器可根据孕妇的高度来调整高矮，很节省力气。如果喜欢使用扫把，最好能用长度在腰部，并介于胸部与颈部之间的扫把。

（2）浴室——清洁厕所、浴室、洗脸盆、洗衣服

专家并不建议孕妇清洁浴室，除非浴室中有防滑设备，否则孕妇很容易滑倒。由于清洗浴室需要许多弯腰的动作，孕妇顶多清洗一下洗脸柜就可以了，其他就交给准爸爸吧！贴身的小衣物只需站在浴室的洗脸柜旁搓洗就可以了，至于大件衣物，就交给洗衣机吧！

（3）阳台——晒衣

孕妇做家务时，千万不要过度屈膝或过度伸展，例如：以肚子为中心点，若双手往上或往下的姿势太多，难免会牵扯到肚子附近，所以要尽量避免这些动作。个子矮小或晾衣架太高，孕妇就要踮起脚尖来够衣架，很危险，最好使用可以升降的晾衣架，方便、安全。

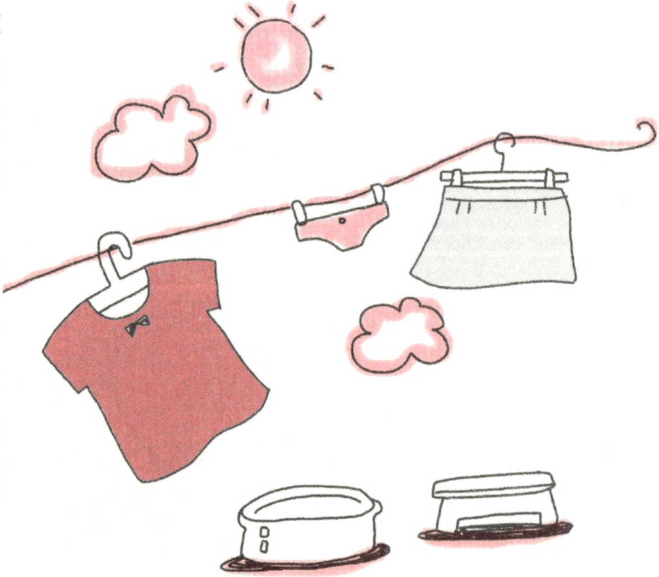

（4）厨房——烹饪、洗碗、倒垃圾、清除油烟

有些孕妇在孕初期因为妊娠反应，通常对油烟味非常反感，到了孕中期，胃肠道的麻烦少些，此时可以下厨料理了！

孕妇不要提太重的东西，不要让物品的重量超过身体一般负荷的程度。

如果准妈妈不宜使用化学成分的清洁剂来清除厨房墙壁，可以用类似锡箔纸类的美化贴纸贴到墙上，想要清洁墙壁时，只需将纸撕掉就可以轻松地达到清洁效果了。至于排油烟机的清洁也是同样道理，准妈妈可以购买滤网，将其整面铺上，如果油烟很多时，只需撕掉换张新的就可以了。

（5）卧室——铺床单、拿棉被、折叠衣服

家中的床如果对于准妈妈来说太低了，腹部隆起很高时就不方便了，此时可以采用下蹲姿势，也就是两脚叉开与肩同宽、膝盖弯曲，类似蹲马步，重心要往后，才不会因为肚子太大而往前倾。此外，孕妇最好和别人共同完成铺床单的动作才好，特别是到了妊娠28周后更加不适合做这种家务了！

家中收藏棉被时尽量不要放得太高，家中若有大柜，可将轻巧的物品往上放，笨重的往下放，这样不怕重物掉下来伤人，拿取也方便。孕妇拿棉被时，最好有家人的帮忙，并且孕妈咪最好使用轻巧、保暖的被子，比如羊毛被等。

日常生活中，衣物的清洗、折叠是最简单又最繁琐的家务，因此，孕妇在折叠衣物时，要谨记“能坐就不站，能躺就不坐”的原则。

（6）餐厅——收拾碗盘、擦桌子

收拾餐桌时，宁可多移动身体，小块地擦，也不要将腹部紧靠桌面，拼命地要擦到对面的桌子而拉扯到腹部的肌肉。

11. 孕妇要注意防中暑

夏天气温很高，空气湿度大，孕妇要注意预防中暑。

①要注意个人卫生，勤洗澡、勤换衣服、保证充分的休息和睡眠时间。中午能休息1～2个小时更好。

②孕妇穿的衣服要宽大、松软，不要穿化纤类的紧身衣裤。

③要合理调配饮食，保证身体需要的营养、水分和盐分。

12. 孕期外出旅游宜注意的问题

①怀孕18～24周之间是孕妇出游比较安全的时段，因为这时候不太有流产的危险，孕妇也不像之前会害喜而恶心、呕吐不舒服，同时也比较没有早产的顾虑。

②在外饮食要注意卫生，以免造成腹泻等疾病的发生；多吃营养丰富的食品，避免刺激性的食物，远离烟酒等。

③衣着以舒适宽松为宜，穿平底防滑的鞋子，以免造成意外伤害。

④若是长途飞行，至少每隔1～2小时要站起来在飞机上走动一下，以降低发生静脉血栓的风险。搭车时要系上安全带，因为安全带并不会增加胎儿伤害的机会，反而能保护孕妇的安全。最好不骑自行车或独自长途开车。

⑤若旅游中发生腹痛、阴道出血等现象时，应该立即就医，甚至终止旅游。

13. 孕妇不能在厨房里久留

根据国内外有关研究表明，粉尘、有毒气体密度最大的地方，不是在工厂、街道，而是生活中天天都离不开的厨房。因为煤气或液化气的成分均很复杂，燃烧后会产生多种对人体极为有害的气体，尤其是对孕妇的危害更是犹如“雪上加霜”。因为，厨房空气中的二氧化碳、二氧化硫、二氧化氮、一氧化碳等有害气体，要比室外空气中的浓度高出好多倍，加之煎炒食物时产生的油烟，使得厨房被污染得更加严重。

更为有害的是，在释放的粉尘和煤烟中，均含有强烈的致癌物——苯并芘。如果厨房通风不良，这些有害气体的浓度会更高，如二氧化碳的浓度超过国家标准的5倍，氢氧化物的浓度超过14倍，尤其是苯并芘的浓度，大大高于国家标准。

当孕妇把大量有害气体吸入体内时，通过呼吸道便进入到血液之中，然后通过胎盘屏障进入到宝宝的组织和器官内，由此使宝宝正常的生长发育就会受到干扰和影响。

14. 孕妇睡觉不要开灯

有的人有开灯睡觉的不良习惯，这对人体不利，尤其是对孕妇更不利。

灯光会对人体产生一种光压，长时间照射会引起神经功能失调，令人烦躁和不安。日光灯光波以每秒钟50次的速度振动，当室内门窗紧闭时，与污浊的空气产生含有臭氧的光烟雾，对居室内的空气形成污染。白炽灯光中只有自然光线中的红黄橙三色，缺乏阳光中的紫外线，不符合人体生理的需要。荧光灯发出的光线带有看不见的紫外线，短距离强烈的光波能引起人体细胞发生遗传变异，容易诱发畸胎或皮肤病。

15. 孕妇盲目节食的危害

怀孕后孕妇需要增加饮食，以供给母子营养所需，但也有少数孕妇怕身体肥胖会影响自己的形体美，或者怕胎儿过大，生育困难，就采取节食的方法。这种做法是非常错误的。

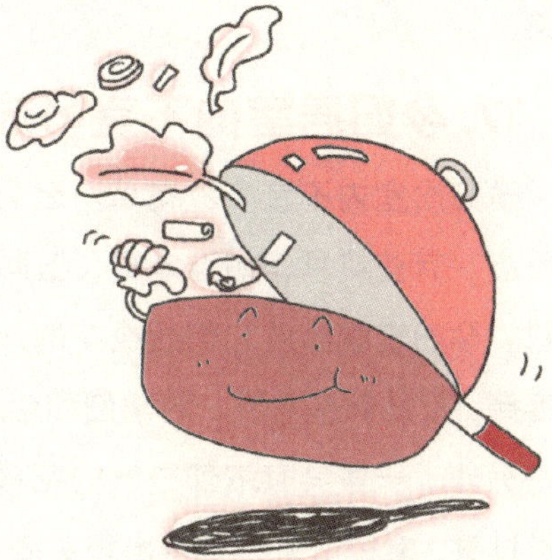

妇女怀孕以后，子宫、乳房和胎盘都要发生变化，需要大量饮食营养，而且胎儿出生时体重达3000～4000克，妇女在孕期要比孕前增加11～13千克，这些增重是必要的，否则胎儿不能生长发育。如果孕妇盲目节食，就会使胎儿先天营养不良，俗话说“先天不足，后天难养”，即便出生，也会身体虚弱甚至患有多种疾病，不但达不到优生的要求，还会给孩子带来疾患。营养不良对孕妇本身危害也很严重，会发生难产、贫血、软骨症等疾患，甚至给后半生带来痛苦和麻烦。

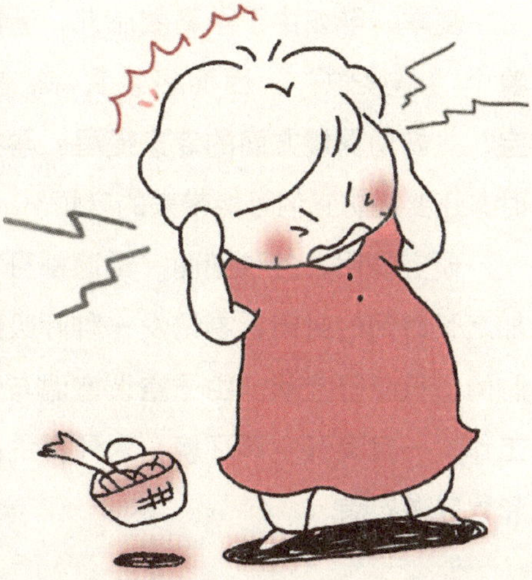

16. 孕妇应避免噪音环境

噪音对人体健康的危害越来越被引起重视。长期生活在噪音污染的区域会使人烦躁不安、情绪不稳，影响食欲、休息和睡眠，长期受噪音影响还可致人听力下降。噪音对孕妇的危害更大，可影响孕妇的中枢神经系统的机能活动，还可使胎心加快、胎动增加，对胎儿极为不利。

母亲接触强烈噪声还可对胎儿的听觉发育产生不良后果。国外的一些研究表明，孕妇在怀孕期间接触强烈噪声（100分贝以上）使婴儿听力下降的可能性增大，这可能是由于噪声对胎儿正在发育的听觉系统有直接的抑制作用。

孕妇一定要有“噪声会影响优生”的意识，在生活和工作中，尽可能创造条件，把接触噪声的机会降到最小限度。如：有条件者可以临时调换居住地点；改换工种，脱离噪声环境；减少去闹市区的次数，不去歌舞厅等嘈杂的娱乐场所；把家中电视机、录音机音量调小；将床远离空调机和电冰箱；避免家庭成员经常性吵架。

17. 孕妇居室内不宜多放花草

孕妇居室内不宜多放花草。因为有些花草对人体有不良影响，会引起孕妇的不良反应。有些花草，如万年青、五彩球、洋绣球、仙人掌、报春花等能够引起接触过敏。孕妇皮肤触及它们后或花的汁液弄到皮肤上，会发生急性皮肤过敏反应，出现疼痒、皮肤黏膜水肿，对孕妇和胎儿都不利。

另外，一些具有浓郁香气的花草，如茉莉花、水仙、木兰、丁香等会引起孕妇嗅觉过敏、食欲缺乏，甚至出现头痛、恶心、呕吐等症状，这对胎儿也不利。

18. 孕妇夏日需防家电病

夏季，孕妇由于孕育着胎儿，新陈代谢旺盛，消耗能量明显增多，好似怀中揣着个“小火炉”，因而格外贪凉，空调、电扇、电冰箱成为孕妇度夏的“三件宝”。妇幼保健方面的专家提醒：孕妇在享受“三件宝”带来的“清凉世界”的同时，还要提防它们可能带来的麻烦。

研究表明，各种细菌、霉菌都可在空调室内生长繁殖。室内空气一旦被污染，加之长时间的封闭，易诱发一种呼吸道疾病——空调机肺炎，即出现发热、咳嗽、胸闷、气急等症状。由于空调室温与外界气温相差大，长时间在空调环境下生活、工作，一旦离开空调环境，对外界的高温环境就很难适应，容易诱发感冒、皮肤病和胃肠道疾病。

有空调的房间要保持清洁和充足光线，间隔一定时间要关机开窗，通风换气。既舒适又不影响健康的室温最好是27摄氏度至28摄氏度，室内外温差以不超过5摄氏度为宜。如果在这种空调室温下孕妇感到凉，可适当增添衣服；如果孕妇觉得热，可在室内装一风扇，加快空气流通，以增加凉意。不过孕妇要记住，即使天气再热，空调室温也不宜调到24摄氏度以下。

冰箱病又称耶尔细菌肠炎。耶尔细菌广泛存在于牛奶、肉、鱼、禽以及蔬菜等许多食品中，适合在零下4摄氏度的低温下生长繁殖，食用了冷藏在冰箱里被此菌污染了的食品就可能引发肠炎。耶尔细菌肠炎的症状与普通肠炎相似，不过比一般肠炎的腹痛、腹泻厉害些。专家建议：冰箱内的食品要生、熟分开，进食前要重新烧熟煮透。夏天人们爱吃凉拌蔬菜、乳制品和自制冷饮，更要预防耶尔细菌的污染。

电扇病的主要症状为头痛、头晕、疲劳、失眠等。由于电扇以一定的转速转动，空气的流动和振动也以一定的频率进行，吹得过久便会使人感到疲劳，甚至引起失眠、头痛。因此使用电扇时不宜正对着吹，时间也应适当控制，风速不宜过快。晚上不能吹着电扇入睡。

19. 孕期“变丑”是怎么回事？

有的年轻妇女怀孕后发现自己的容貌发生了变化，不仅面部出现了黑褐色的斑点或斑块，颈部、乳晕、乳头、腋下、外阴部、腹股沟及大腿上方内侧都有变黑的现象，而且从耻骨至肚脐的腹部中央会出现一条“黑纹”。

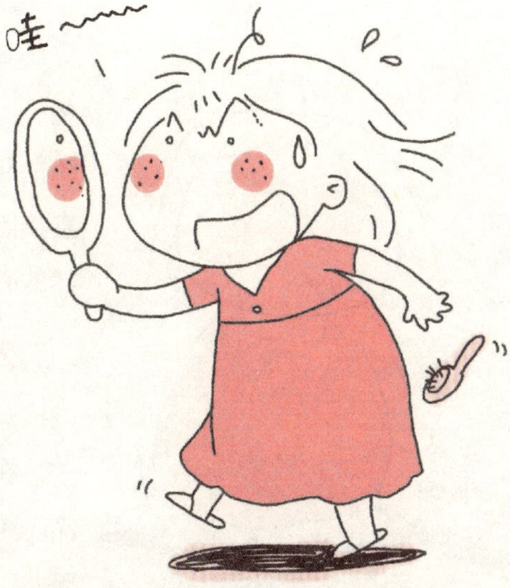

医学研究告诉我们：导致孕妇妊娠期容貌改变的“总导演”是体内的激素。怀孕初期，激素主要由卵巢黄体产生，嗣后激素的需求量越来越大时，胎盘便担当起分泌激素的“主角”，同时腺体诸如甲状腺、胰腺、肾上腺的工作量也随之增大。

诸多激素中主要是雌激素、孕激素、催产素、催乳素的分泌对妊娠过程的一些重大代谢活动起着决定作用，它们行之有效地调节母体在妊娠期的代谢过程，对处于发育旺盛阶段的子宫组织起着促进作用，负责动用母体的储备以满足胎儿生长发育的需要，并促使乳腺发育等。

然而，激素的分泌量增多会导致皮肤表面色素沉着，“肇事者”是孕妇体内的皮质素。究其机理，是由于怀孕后肾上腺的分泌机能增强，致使皮质素随之增多，于是导致皮肤表面产生妊娠纹和面部生出黑褐色斑块等。

20. 孕妇怎样对待脸上的褐斑

有些人面部有褐色斑点，就是一般看到的“花脸”。褐斑在脸上多对称分布，鼻和鼻的两侧、眼眶附近、额部等处最多见，有时形状像蝴蝶一样，色泽不一，为淡褐色、咖啡色或淡黑色，又叫黄褐斑。起斑的原因目前还不大清楚，青年女性多见，有时与日光照射、内脏的一些慢性病有关。

如果怀孕期间发现“花脸”则叫做妊娠性黄褐斑，也叫妊娠斑。在怀孕的第3~4个月发现，产后则渐渐消退。所以年轻的怀孕妇女，如果脸上起些褐斑，不必过于忧虑，这也是怀孕后全身内分泌改变的结果，等生了宝宝以后，你脸上的花斑多半会渐渐消退，不治也不要紧。

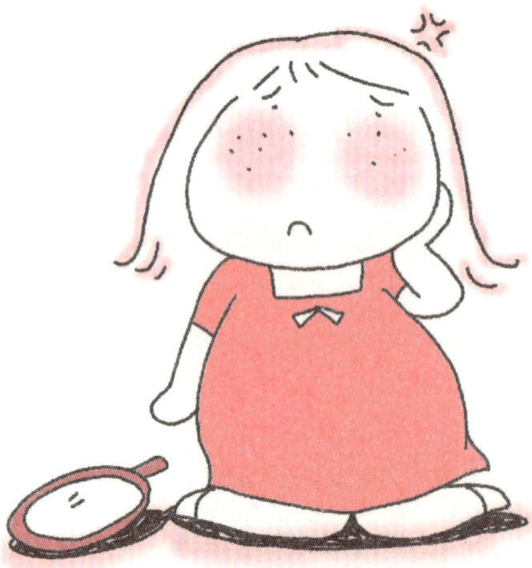

减少妊娠斑的建议有：

补充多种维生素，尤其是富含维生素C的食物，如柑橘、草莓、蔬菜等，还有富含维生素B_6的牛奶及其制品。不宜浓妆艳抹，避免阳光直接照射。保证充足的休息和睡眠，保持平和自然的心理状态。

21. 孕妇可用珍珠粉养颜固胎

珍珠粉一直是价钱昂贵的天然保养中药材之一，在古代是女人养颜美容、治疗妇女疾病的圣品。生一个白皙可爱的宝宝是很多父母的希望，因此，可养颜、美容、固胎的珍珠粉便为人们津津乐道。但问题是孕妇可以吃吗？什么时间吃？怎么吃？

怀孕6个月开始就可以使用珍珠粉。每日一次，每次0.5克，一般怀孕期间吃50克至100克即可。需要注意的是前置胎盘者、常有子宫收缩阵痛恐有早产者不宜（因珍珠是感月而胎，性寒，为水精所孕，属阴而能降坠）。珍珠磨粉时必须磨成极细粉状，否则不易吸收，容易伤胃。睡前先彻底清洁脸部，再将0.3克的珍珠粉加入少许矿泉水中，均匀融化后轻拍脸部，过20分钟再以清水洗净，可使脸部美白有光泽！

22. 妊娠期流产的先兆症状

妊娠不足28周，胎儿体重不足1000克而终止妊娠称为流产。根据病情的发展及症状的轻重，可将自然流产分为先兆流产、难免流产、不全流产、完全流产等。

早期流产的全过程有阴道流血，而腹痛常常出现在阴道流血之后。晚期流产与早产及足月产相似，经过阵发性子宫收缩，排出胎儿及胎盘的同时出现阴道流血。先兆流产表现为停经后出现少量阴道流血，血常为暗红色或血性白带，无妊娠物排出，流血后数小时至数日可出现轻微下腹痛或腰骶部胀痛。经休息及治疗，症状消失，可继续妊娠，如症状加重则可能发展为难免流产。难免流产的是在先兆流产的基础上阴道流血增多、腹痛加剧或出现胎膜破裂，此时流产已不可避免，所以它又称为不可避免流产，这时应及早到医院排出残余组织，胎盘残留过久可形成胎盘息肉，引起反复出血、贫血及继发感染，或导致更严重的不全流产。不全流产为持续大量出血，量多者可休克，情况危急，所以若发生不全流产应立即去医院就诊。难免流产的另一个结局是完全流产，妊娠物完全排出，血流逐渐停止，若无感染可不作特殊处理。

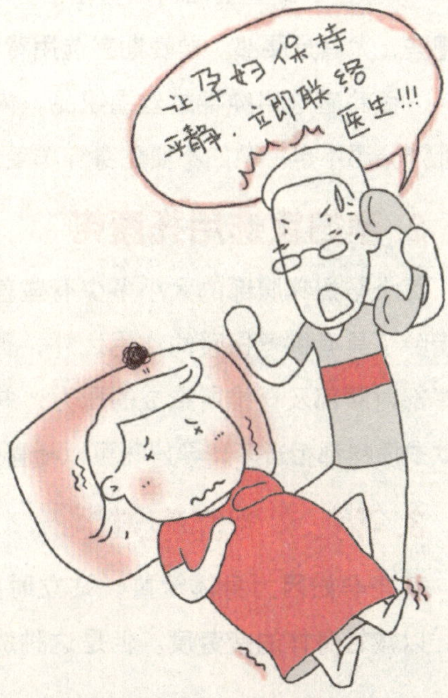

三、孕晚期（29～40周）的日常生活细节

1. 孕妇应选择合适的衣服

中晚期妊娠的孕妇，生理和体形上发生了明显变化，腹部日趋增大；乳房受胎盘激素的影响发育增大，加之需氧量增加，呼吸通气量增多，孕妇的胸围增大；孕妇体内水钠潴留增加，30周以后出现不同程度的下肢浮肿，饮食增加会致全身肥胖；孕妇新陈代谢旺盛，皮肤的汗腺和皮脂腺分泌功能亢进。因此，平时的衣服不能再穿，需制作或购买孕妇服。在孕妇服的选择上应注意以下几点。

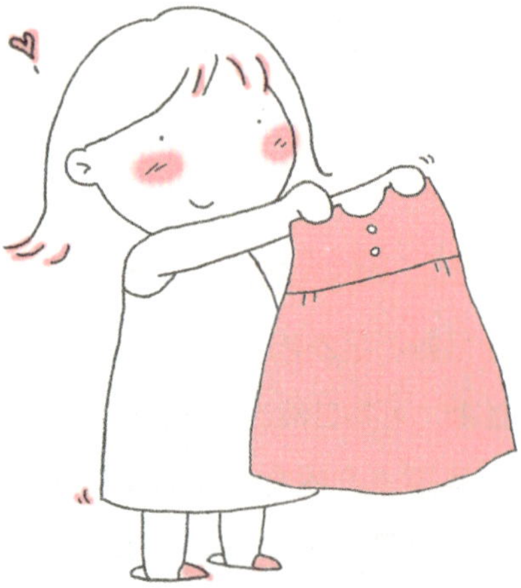

①自己喜欢的衣服穿起来显得精神振奋，有利于母体和胎儿的身心健康。

②款式宜选用宽松得体的，使隆起的腹部显得不太突出的样式。如上小下大的“A”字型的，或者上面再加些褶子，下摆宽大，能够很好地显示立体感的。裤子要偏肥些，尤其是腰部。孕晚期宜选用背带式裤子。

③面料宜选用纯棉或丝绸织品，内衣必须选用纯棉针织品，以防引起皮肤过敏或乳汁分泌不足。孕妇不要贴身穿羊毛、羽绒或腈纶等化纤类衣服。

2. 孕妇宜选用托腹带

每个孕妈咪腹部的大小多少有些差距，但都必须给予周全的保护。产前使用托腹带除了具有御寒保暖的作用之外，更重要的是能舒适地托住又大又重的腹部，减轻腹部对腰部及脊椎所造成的压力，并且保持臀部优美的线条。市面上出售的托腹带款式质料都相当多，孕妈咪可以随喜好选择。

3. 孕妇沐浴时宜淋浴

有些孕妇因为身体笨重，站立时间久了会感到非常累，因此就采取坐浴的方式，以减轻身体的疲劳度。但是这种洗浴方式对孕妇来说是非常不利的，严重的会

引起早产。因为，妇女怀孕后机体的内分泌功能有了多方面的改变，阴道内具有灭菌作用的酸性分泌物减少，体内的自然防御机能降低，此时如果坐浴，水中的细菌、病毒极易随之进入阴道、子宫，导致阴道炎、输卵管炎等，或引起尿路感染，使孕妇出现畏寒、高热、腹痛等症状，这样势必增加孕期用药的机会，也给畸胎、早产创造了条件。

4. 孕妇乳房的护理方法

将双手洗净后用肥皂以环形法擦洗乳头外侧至乳房基底部（锁骨处），分别清洗左、右侧的乳房。乳头应避免用肥皂清洗，以免洗去外层的保护性油脂，同时注意清洗痂皮。清洗后可以用手托住乳房，自锁骨下乳房基底部以中指和食指向乳头方向按摩，以拇指和食指揉捏乳头以增加乳头韧性。对于平坦或凹陷的乳头（鉴定乳头过短可将乳头夹于拇指和食指间，若超过指头之宽度则为凸出，不见乳头则需进行矫正），矫正方法是将左、右两手的食指置于乳头两侧水平对称位置（如时钟3点及9点的位置），以盖印指纹的方式轻柔地将乳头往外推，依顺时针方向做完整个乳头一圈；或以一拇指和食指捏住乳头轻轻转动并向外拉，另一手撑开乳晕；也可戴乳头护套使凹陷的乳头凸出。擦干乳房后可将乳房暴露于空气中约30分钟，以避免产后乳头皲裂。

5. 孕妇外出乘车须知

如果孕妇坐火车进行长途旅行，在座位上一坐几个小时对身体是有害的，有必要站起来在车厢里走动走动，使血液循环。乘坐无轨电车、公共汽车和地铁的孕

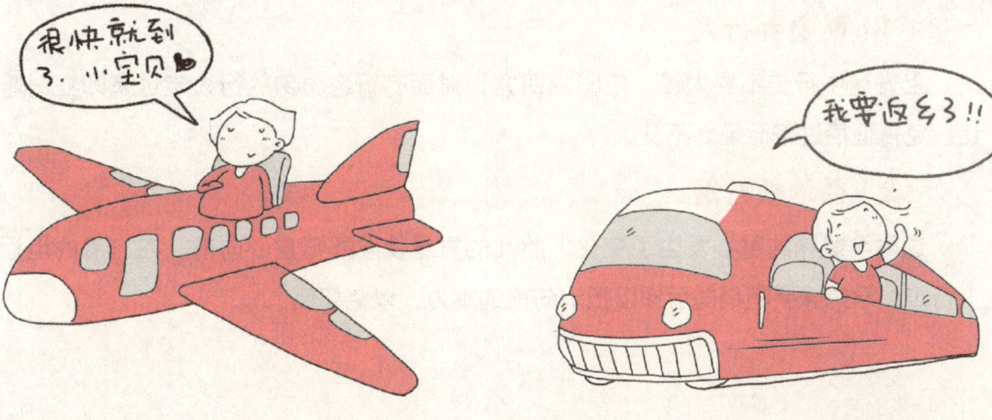

妇，为自己的身体和未出生的孩子着想，千万不要羞于启齿给自己找个座位，因为急刹车会让你失去平衡和摔倒。另外，要等车完全停稳后才能下车。

孕妇乘车出门时，为了能避开交通堵塞，事先要做好路况调查；车内应保持适宜的温度，同车人禁止吸烟；避免日光直射，为防止疲劳，可以在脚下铺一块踏垫，以便将鞋脱掉，或者准备一双软拖鞋。

6. 孕妇长“智齿”不能拔牙

孕妇牙疼了，针不能打，药不能吃，治疗起来相当困难。这部分人的牙病中最多见的是智齿冠周炎。智齿冠周炎指的是第三磨牙周围的软组织发炎，患病时局部牙龈红肿，张不开口，不敢吃东西，严重时一侧面部肿胀，甚至形成脓肿。此病的病因主要是第三颗磨牙因间隙不够，长不出来，牙冠大部分被牙龈覆盖，牙龈下易存留食物残渣，人体抵抗力降低时发病。智齿冠周炎如果发生在正常人身上，治疗起来很简单，只需消炎后拔除即可，但如果孕妇患上此病，麻烦可就大了，个别孕妇甚至不得不终止妊娠。

所以准备要宝宝的女性在准备怀孕前，应到正规口腔医院做一下口腔检查，最好拍一张数字曲面断层牙片，全面了解牙齿情况，听听口腔大夫的意见，该补的补，该拔的拔，免遭孕期牙病之苦。

7. 孕妈咪上班安全策略

不少孕妈咪“携子”坚守工作岗位，身兼“两人”安全重任让孕妈咪不得不处处提防有“地雷”。

（1）防鲁莽行人

上班途中行走不要太慢，应眼观四方，对面有行色匆匆的行人走过来即立刻避让，免得他撞过来而躲之不及。

（2）防地板打滑

这时孕妈咪的重心发生了变化，胎儿的重量使孕妈咪重心向前，在打滑的地板上行走，孕妈咪要稍稍向后倾以抵消向前的重力，以免摔倒。

（3）不要坐摇椅

不要在办公室里坐摇椅，摇来摇去可能导致失去平衡而跌倒。

8. 孕妇何时请产假

有些孕妇在即将临盆前才请产假，然而大部分医生认为，大龄孕妇自妊娠32周以后就不宜再工作。这个时候，胎儿的生长对孕妇的心脏、肺脏及其他重要器官、脊柱、关节和肌肉都形成沉重的负担。此时，应尽可能让身体休息。

9. 孕妇不能仰卧睡

怀孕8个月后，一些孕妇会在仰卧或躺坐于沙发上看电视时，出现头晕、心慌、发冷、出汗等现象，这时很可能发生了“仰卧综合征”。

妊娠晚期，子宫明显增大，如果处于仰卧位，子宫会直接压向脊柱，使脊柱两旁的大血管受压，尤其是下腔静脉受压，静脉中的血液不能顺畅流回心脏，造成回心血量减少，这样就使心脏向全身输出血量减少，心、脑、肾等重要器官供血不足。孕妇长期采用仰卧位睡眠，久之可导致失眠，有些孕妇会突然发生胸闷、气急、面色苍白、出冷汗等症状，甚至出现血压下降、休克，这称为“仰卧位低血压综合征”。当长时间仰卧导致血压下降时，通过压力感受器的作用，引起交感兴奋，并释放大量肾上腺素，从而导致血压急剧上升，称为“仰卧位高血压综合征”。不管是低血压还是高血压，都会对孕妇的健康和睡眠产生不利影响。

因此，孕妇应采取最能减少心脏负荷的左侧卧位。如出现头晕、心慌等，不要立即起床（低血压可造成摔倒），应迅速改为左侧卧位或半卧位，症状一般能马上缓解。孕妇在看牙、做美容和做妇科检查时，几乎都要采取仰卧位，一定要注意，不可太久地仰卧，随时警惕发生仰卧综合征。

10. 孕妇不要去闹区散步

散步是一项很适宜孕妈咪的运动，既能观赏自然景色，缓解对分娩的心理压力，还可增进孕妇的体质。对妊娠末期的孕妇是一种最佳的保健方式。

然而，散步需注意选择合适的地方。很多孕妇喜欢在闹区的马路上散步，觉得这里很热闹，但往往此处机动车辆密集，排出的尾气中含有大量的一氧化碳、铅、氮和硫的氧化物。一氧化碳与人体红细胞中的血红蛋白牢固结合，引起全身不适、肌肉酸软及头晕目眩等；特别是尾气中的铅被吸收到孕妇血液中后，可以通过胎盘进入胎儿体内，影响其大脑的发育；另外，在距离地面3～5米的空气中，还有肉眼看不到的粉尘颗粒，里面含有有毒的元素及物质，会影响造血和泌尿功能。此外，马路、大街上汽车马达轰鸣声、刺耳的高音喇叭声等噪音都会对孕妇及胎儿的健康造成极为不利的影响。

11. 孕妇久坐沙发易诱发痔疮

孕妇喜欢窝在软软的沙发上，这种坐姿虽然舒服，却也容易让痔疮找上门来。专家指出，99%的准妈妈将面对妊娠痔疮。而痔疮形成的主要原因是腹部压力增加，导致直肠下端黏膜及肛周皮肤的静脉血管扩张、血液淤积、弯曲隆起而形成静脉团。

此外，女性怀孕后很容易疲劳，活动量大大减少，特别是累了就在沙发上一坐不起，准妈妈的身体重量会更加集中，加剧淤血程度，血液回流困难，诱发痔疮或是加重痔疮。

孕期痔疮重在预防和自我调节，正确的坐立姿势、饮食及调养方法可有效地缓解症状。在养成良好的饮食习惯的基础上，可以每天早晚进行一次提肛运动，每次30下，有助于肛周组织的血液循环。还要经常保持肛周的清洁，每晚进行10分钟的温水浴，可以避免肛周皮肤褶皱区滋长细菌而发生感染。此外还要做到生活规律，养成良好的排便习惯，去厕所时不要读书看报。

12. 孕妇去外地分娩应注意什么

许多孕妇与丈夫或父母分居两地，希望分娩时有亲人相伴，以便照顾，个人也会感到安全，这对孕妇是有利的，但是临盆前去外地需注意以下几个问题：

①孕妇在外出前要到医院作最后一次检查，并将去外地分娩的事告诉医生，请医生确定动身日期和提醒注意事项。

②长途旅行可能发生早产，因此孕妇最迟应在怀孕第9个月末（36周）以前动身，这样比较安全。

③孕妇换地区分娩，要预先在异地找好医院，并带好整份妊娠材料，以便到新的医院及时护理。

④孕妇去外地必须有亲人或医护人员的陪同，必须带好分娩用物和新生儿用品，以防中途分娩措手不及。

13. 洗发水影响胎儿记忆力

据报道，洗发水和有些品牌的肥皂会对人的记忆力产生不良影响。因为它们含有二羟基二乙胺成分，研究表明，二羟基二乙胺会使大脑失去产生记忆细胞的能力。 专家通过对鼠类实验发现进行推测，这些物质对成年人大脑的影响很小，但是二羟基二乙胺对母腹中胎儿和婴儿大脑记忆细胞的形成会产生不良影响。虽然目前还不能做出最后结论，但为了宝宝的健康，我们仍需谨慎。

14. 产妇破水怎么办？

以往认为孕妇破水24小时后，胎儿容易出现感染现象，现在则认为破水18小时后，胎儿的感染机会就会增高。那么产妇破水后是否一定要施行剖腹产呢？其实，只有在胎儿已经有感染迹象，而又无法很快经产道娩出时才需要动手术。总之，应以尽快生下孩子为原则。

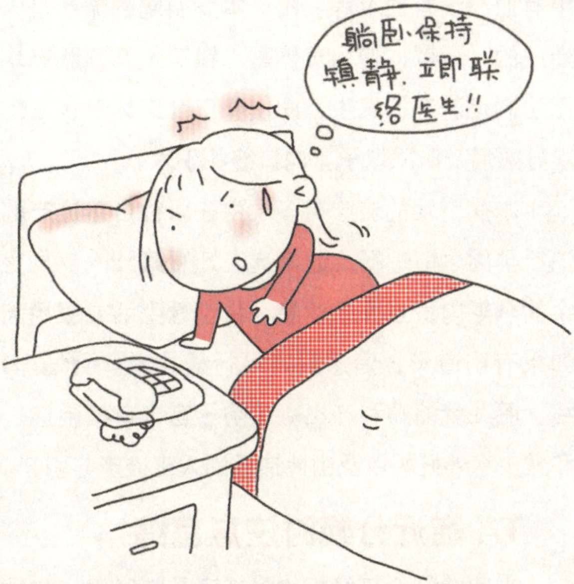

一般情况下，产妇开始出现发热、心跳加快、羊水有异味、肚子有压痛、血常规检查有白细胞明显上升现象时，就能够判断出胎儿已有感染迹象。如果产妇破水达48小时，又出现了感染时，医师会建议使用抗生素，并采取适当方式协助胎儿尽快娩出。

如果胎儿已严重感染却无法立即生出时，医师会立即为产妇进行剖腹产手术。因为如果胎儿已经感染，即使通过手术分娩出来，仍很危险，在新生儿阶段就很可能存在很多问题，甚至因感染而造成生命危险。

15. 孕妇应怎样降低难产风险

遭遇过难产的准妈妈，应该有正确的认知，每一次难产都是个案，并不代表曾经难产即会再度难产。孕期适当有规律的运动可以降低难产的风险，其次，定期产检有助于降低或消弭难产的可能性，是最有效且最积极的做法。而家人如孕妇的丈夫、公婆或爸妈等，也应当负起协助的责任，与医师一同帮忙曾经有难产经验的妇女重建自信心。

16. 孕妇要当心子宫内口松弛症

子宫内口松弛症是导致晚期流产的常见原因之一。由于宫颈环形肌肉松弛，宫颈内口扩张，功能不全的宫颈比正常宫颈柔软、无力，因此在妊娠过程中可能提前张开。这个问题通常发生在妊娠中期以后，羊膜囊可自宫颈内口突出，发生羊膜囊自破而致流产，在孕妇中的发病率约为2%。

子宫内口松弛症的症状包括骨盆区域有沉重感和压迫感、阴道分泌物增多（其中有血或没有血）等。由于本病引起的流产是因子宫颈内口难以承受宫腔内的压力造成的，所以，使用黄体酮、镇静剂及保胎药均无法阻止宫口的扩张和放开，也就无法制止流产的发生，即使整日卧床休息也常常没有效果。因此一旦确诊，应在再次妊娠后及时采取子宫内口缝扎手术。

本病引发的流产，多发生在以往自然流产的相同月份，所以缝扎术必须在以往流产孕周之前进行，通常选在妊娠第12～14周之间。根据情况，医生还会建议在剩余的孕期内适当卧床休息、禁止性生活或服用药物等。术前，还应先排除阴道炎。如果有阴道炎，治愈后方可行缝扎术。到妊娠足月或有临产先兆时，再拆除缝扎线，胎儿就能顺利产出。预防子宫内口松弛症，主要是做好婚前婚后的避孕，杜绝和减少意外妊娠以及由此造成的人工流产与引产。

17. 临近分娩时注意宫缩

当宫缩好像已经规律时就记录其时间，如果你认为自己已临产，可打电话给医院或助产士。除非宫缩发生得极为频繁（每5分钟1次），或者十分疼痛，否则不需要即刻去医院。第一胎产程常常持续12～14小时，在家中先等几小时会好些。在周围慢慢活动一下，若需要休息就休息一下。如果羊水未破，可以洗个温水浴松弛松弛，或吃一点点心。医生可能建议你一直等到宫缩十分强烈并且每5分钟左右就出现一次时再离家去医院。

18. 妊娠期胎盘早剥有何症状

妊娠20周后或分娩期，正常位置的胎盘于胎儿娩出前，全部或部分从子宫壁剥离，称胎盘早剥。轻者以外出血为主，为较多量的阴道流血，色暗红，无腹痛或轻微腹痛，子宫软，无压痛，宫缩有间歇。重者常为内出血或混合出血，阴道流血量不多，而为突发的持续性腹痛、腰酸及腰背痛，严重时可出现恶心、呕吐、出汗、面色苍白、脉搏细弱，子宫硬如板状，如有宫缩则持续不能放松，可并发出血性休克、急性肾衰、胎儿宫内死亡，是晚期妊娠严重的并发症之一。

19. 妊娠期的子宫破裂

子宫破裂是指在妊娠晚期或分娩过程中子宫体部或子宫下段发生的破裂，是直接威胁产妇及胎儿生命的产科并发症。

子宫破裂常发生于瞬间，之前产妇感觉下腹持续剧痛，极度不安，面色潮红，呼吸急促，此时为子宫破裂的先兆；子宫破裂如瞬间撕裂样剧痛，破裂后子宫收缩停止，疼痛可缓解，随着血液、羊水、胎儿进入腹腔，腹痛又呈持续性加重，孕妇呼吸急促、面色苍白、脉搏细数，血压下降陷于休克状态。

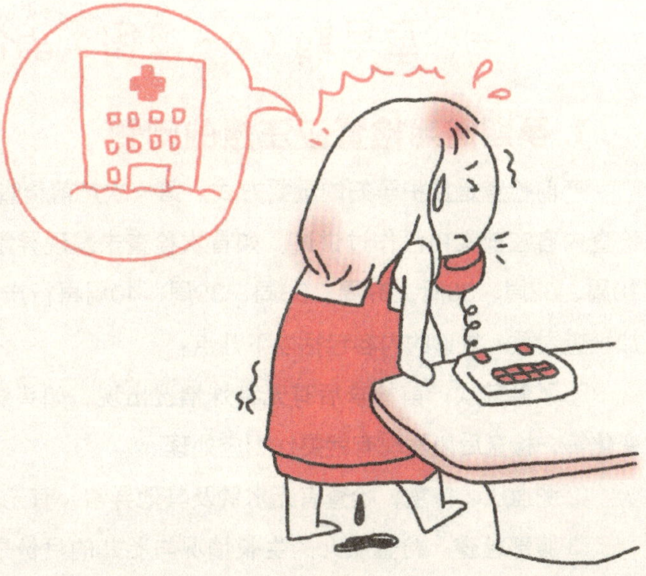

第四章

孕期保健，求医不如求己

在40周漫长的日子里，孕妈咪身体的各个系统都在发生变化，除了定期进行产前检查之外，在衣、食、住、行，以及劳动、工作和休息等方面都要作适当安排，才能保证自我身体的健康和胎儿的正常发育。

一、孕早期（0～12周）的保健细节

1. 孕期定期检查应注意的问题

产前检查是监护孕妇的重要方式。第一次产前检查的时间是在怀孕3个月内，其检查内容在前文中已作过讲述。如首次检查未发现异常者，应在怀孕20周、24周、28周、32周、36周、37周、38周、39周、40周再行产前检查9次，如有特殊情况增加检查次数。复诊的内容包括以下几点：

①了解前次产前检查后有无特殊情况出现，如头痛、阴道流血、胎动出现特殊变化等，检查后如发现有就要作相应处理。

②测血压、体重，检查有无水肿及其他异常，有无尿蛋白。

③腹部检查。检查胎儿的生长情况与胎儿的月份是否相符，胎儿的位置是否正

常。听胎心了解胎儿在子宫内的健康状况，有无羊水过多等。必要时进行B超检查。

④进行孕期宣教，并预约下次复诊时间。

2. 孕妇忌有可疑妊娠反应不及时去检查

不少孕妇在开始出现某些早孕反应时不以为然，既不及时告诉家里亲人，更不主动去医院检查，一拖就是一两个月。这样，确定妊娠时，大多已是妊娠三个多月了，已经过了引起畸胎和容易造成流产的危险时期，忽视了早孕保健，对母子健康极为不利，甚至可导致严重后果。

全面的健康检查，可以纠正孕妇身体的某些缺陷，如果发现孕妇有疾病不宜继续妊娠，或者发现胎儿有明显遗传性疾病时，可及早终止妊娠。

3. 孕妇为什么要检验血型？

孕妇在产前要检验血型，外籍或我国少数民族的孕妇还应加作Rh血型检查。检查的作用是：

①检查血型有利手术前进行交叉配血，以便及时抢救失血性休克。妊娠过程为时40周，此间可发生各种并发症：早孕时的不完全流产，晚期的前置胎盘或胎盘的早期剥离，以及分娩后子宫收缩乏力或胎盘剥离异常引起的子宫大量出血，均可使孕产妇陷入休克状态。及时配血及输血对抢救工作十分重要。

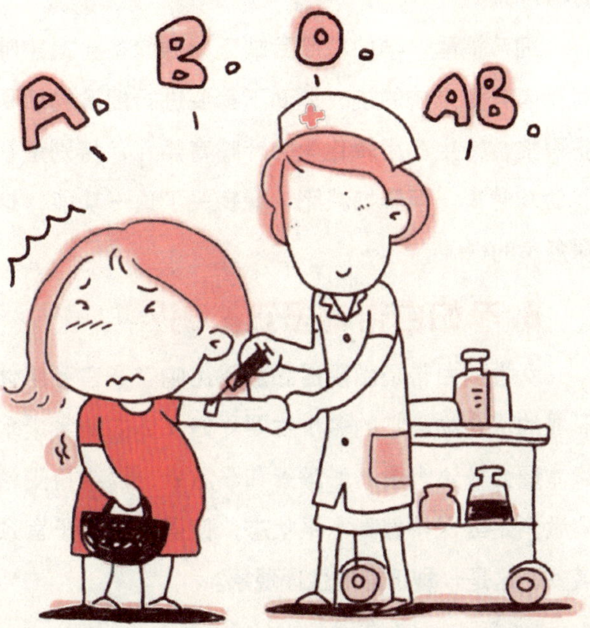

②检验血型便于及时发现母儿血型不合。O型血孕妇，若其配偶血型为A型、B型或AB型血；孕妇Rh阴性，而其配偶为Rh阳性者，均可能发生母儿血型不合及新生儿溶血症。

4. 孕期宝宝眼睛养护宝典

孕早期，是胎儿视力发育关键期。呵护宝宝的亮眼，要从怀孕之初开始。

眼胚发育是在怀孕后20天到40天，在此期间，如果准妈妈不幸感染病毒（如风疹等）、患有感冒、受到化学物质的影响、应用保胎素等，将会影响眼胚的发育，可引起眼睛畸形，所以，孕早期的准妈妈一定要格外注意，避免病毒感染；不要接触使用化学物质；用药前，一定要向医生咨询，并明确告知医生自己已怀孕，切不可随意服药，为自己腹中的宝宝提供一个安全良好的发育环境。

5. 孕妇减肥会导致胎儿畸形

孕妇减肥，身体缺乏脂肪，会导致性激素紊乱。体内脂肪组织与性功能和生育能力有密切关系，专家研究证明，女性因为有维持正常月经周期的脂肪最小值，从而具备生殖能力。对于成年女性，脂肪的过度减少会不知不觉地导致停止排卵或症状明显的闭经。孕妇过度减肥，会造成体内性激素紊乱，可能是导致胎儿性发育畸形的因素之一。对男性性功能的研究中发现，当体重减轻、脂肪组织减少，首先会引起性欲减弱，随着体重的继续降低还会产生前列腺液的减少，并削减了精子的活力与寿命。

细节提醒：孕妇减肥后缺乏能源储备会损害哺育健康。人和动物一样，妊娠期间在内分泌系统的统一调动下都要进行能源物质积累储备，明显的是体重增加、脂肪积累，待生产后转化为乳汁哺育婴儿，特别是初乳，还赋予婴儿以免疫力，确保婴幼儿健康。而孕妇减肥，就丧失了这一功能，这是儿童发育缓慢、营养不良、体弱多病的根源。

6. 孕妇白带增多正常吗？

女性的白带是由阴道黏膜渗出物、子宫颈腺体、子宫内膜及输卵管的分泌物而形成的混合物，它的多少主要受妇女体内雌激素水平的影响。女性怀孕后，卵巢的黄体便会分泌大量的雌激素和孕激素，以维持受精卵的着床和发育。因为雌激素和孕激素始终保持着高水平状态，使得外阴和子宫颈的腺体一直分泌旺盛，致使白带增多，这是一种正常的生理现象。

但是，孕妇必须注意加强外阴的清洁。每天可用温开水清洗外阴2～3次，注意不要清洗阴道内部。孕妇的内裤要勤洗勤换，并在日光下晾晒以消毒，防止细菌侵入阴道。

7. 孕妇孕期为何心悸和呼吸困难

孕妇在妊娠中血量增加，将血液送往全身，心脏负担就比平常大得多。再加上随着妊娠的进展，子宫变大，压迫心脏和肺，心脏负荷加重。此外，在伴有眩晕和浮肿时，因为可能患有心脏病、贫血、高血压等病，也可能引起心悸，平时毫不费力的动作，也会出现心悸、呼吸急促、大口喘气，有时还会出现脉律不整。

8. 孕妇小腿抽筋的防治

有些孕妇在晚上或临睡觉的时候小腿往往会抽筋，其主要原因是缺钙，其次是孕妇久坐或受寒、疲劳过度。另外，妊娠后期子宫增大，使下肢的血液循环不畅，也是导致下肢痉挛的原因之一。在预防方面，不要长时间站立或坐着，应每隔一小时左右就活动一会儿，每天到户外散步半小时左右，同时要防止过度疲劳；每晚临睡前用温水洗脚，洗脚时对小腿进行2～5分钟的按摩；增加钙和维生素B_1的摄入，多吃牛奶、大豆制品、干果类、芝麻、虾皮、蟹、蛋类、海产品等含钙丰富的食物；同时要多晒太阳。严重缺钙者，需补充钙剂，并请医生诊治。

9. 正确认识孕妇指尖发麻

有的妇女怀孕初期情况良好，但却感到两手有多个指尖发麻，开始比较轻微，偶尔出现，但过几天麻木似乎加重，且有指关节的轻度肿胀和疼痛，白天还好一些，晚上则十分明显，令人难熬。医生指出，这可能是患了一种称为腕管综合征的运动系统疾病。

腕管综合征的发生是由于上臂的正中神经受到压迫与刺激，造成神经传导障碍，腕、指关节部位组织充血水肿，出现一侧或双侧的手指发麻，或伴有腕、指关节的肿胀。典型的腕管综合征除了手指发麻和指关节肿胀外，还可出现上肢放射性疼痛。疼痛多在夜间和睡卧状态下加重，甩手等活动后减轻。

引起腕管综合征的常见原因与慢性劳损、急性损伤和腕管内的脂肪瘤、囊肿和血管瘤及腱鞘炎等因素有关。患者需要根据不同原因采取不同的治疗措施，以解除病痛，防止神经萎缩与变性，避免引起更加严重的神经功能障碍。

如果是在怀孕期出现腕管综合征的症状，在排除了以上原因后，还要考虑怀孕这一特殊情况的影响。因为在孕期妇女的骨关节可受到妊娠期体内松弛素和黄体素大量增加的影响，由此引起骨关节部位水钠潴留而致附近软组织水肿，并形成对神经的压迫。腕管内正中神经受到压迫的可能性大、机会多，因此发生腕管综合征的概率高，是非怀孕期妇女的3～4倍。

由于怀孕期腕管综合征的本质是体内激素的孕期特殊变化所致，属于功能性变化，一旦终止了妊娠，便可随着体内激素的变化而恢复正常，产后自愈率高，愈后恢复较好。所以，单纯的孕期腕管综合征一般不需要作特殊处理。孕早期指尖发麻防治措施有以下几点：

①适当减少摄盐量，饮食清淡一些。

②每日1～2次用热毛巾热敷或将双手放在温热水中浸泡10余分钟，可减轻局部刺激和疼痛。

③口服维生素B_1、维生素B_6和肌注维生素B_{12}，有助于滋养神经、改善症状。

10. 妊娠恶阻是怎么回事？

有的孕妇出现恶心呕吐，或食入即吐出，不同于妊娠呕吐，称之为“恶阻”，也称“子病”“阻病”等。

一般早孕反应在某种程度上可以进食，但妊娠恶阻则完全不能进食，几乎什么食物也吃不下去，连喝水都要吐出来，孕妇身体明显消瘦，以致引起脱水现象，甚至出现发冷出汗、脉搏加快、皮肤干燥等症状，严重的发热、手足痉挛，更严重时可使孕妇迅速消瘦。

出现妊娠恶阻应请医生治疗。如反应过于严重时，医生会给开消化药、止吐药、维生素等药物进行治疗，如效果欠佳，可住院，医生会通过点滴林格液和葡萄糖来补充营养，通过补给水分和营养，使身体状况逐渐好转。如治疗无改善，孕妇身体衰弱，就不得不做人工流产。

为预防妊娠恶阻，孕妇要保持心情愉快，调节好饮食，控制妊娠反应，避免恶化。

11. 孕妇容易发生晕厥，该如何防治？

无明显诱因突然头晕、跌倒，即晕厥，是早孕期常见的现象。造成的原因有：血管舒缩中枢不稳定，久立、久坐时，血液淤滞于下腹及内脏，在高温环境或沐浴时水温过高，皮肤血管扩张，均可使回心血量减少，导致低血压及暂时脑缺血。此外还可见于妊娠反应伴发的低血糖情况。孕妇要避免久坐、久立及剧烈的下肢活动；防止突然的体位改变（如由蹲或坐位突然站立）；不要在高温环境中久留，避免沐浴时水温过高；实行少吃多餐或正餐中加以辅助餐；保持血压及血糖水平稳定，就可以减少晕厥的发生。

细节提醒：头晕时孕妇应就地蹲下、坐下或躺下，以免发生意外损伤。晕厥为暂时性的，一旦发生，不要惊慌失措。若是血压低引起的可饮用咖啡或茶水，低血糖者可喝糖水、吃糖块，若发作频繁时伴有其他症状，应查明原因。

12. 孕妇腹痛腹泻宜及早防治

准妈妈出现腹痛原因有很多，孕妇应该先到医院作详细检查。如果确定与胎儿无关，可能的腹痛原因就有胃胀气、肠痉挛、阑尾炎和细菌性痢疾等。有腹痛症状的孕妇不可拖延就医时间，以防病情恶化，有的严重者还可能因阑尾炎穿孔而造成腹膜炎，引起胎儿早产等。

引起肠胃不适的最大原因就是消化不良，这通常不需要用药物处理，只要在饮食上减少高脂肪食物的摄取，避免辛辣食物和含有咖啡因的饮料即可。

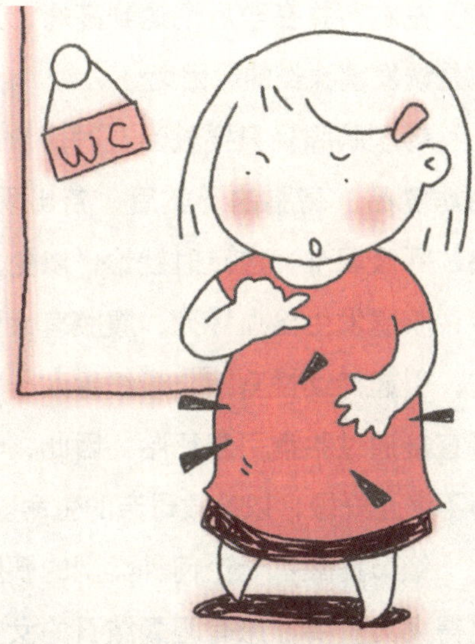

细节提醒：孕妇增加高纤维食物的摄取，可减缓消化不良引起的便秘问题。做到少吃多餐，一天可以吃四五餐，每餐分量减少。

13. 孕妇感染尖锐湿疣对胎儿有何影响？

孕妇患尖锐湿疣有两种情况：一种是未孕

前已患了尖锐湿疣，未能引起重视，疣的组织不多，也未去治疗；另一种是怀孕以后才传染上尖锐湿疣的。孕妇患了尖锐湿疣，由于体内激素代谢的改变、免疫功能的变化、阴道环境的变化和白带量的增多，都有利于疣体组织的迅速增多增大。

尖锐湿疣复发会影响孩子吗？孕妇得了尖锐湿疣，不但会给病人本身带来痛苦和不适，而且对以后的分娩和新生儿都会带来严重不良后果。设想在子宫颈、外阴口或阴道长满了巨大的尖锐湿疣，分娩时胎儿如何能通过如此重重障碍、荆棘密布的产道呢？当胎儿经过含有大量人类乳头瘤病毒的产道时，带有病毒的分泌物怎能不沾污胎儿体表的皮肤和黏膜呢？因此，在新生儿和儿童中的肛门和外阴的尖锐湿疣和喉乳头瘤都是由分娩过程或与母亲密切接触而引起的。

14. 孕期应预防胰腺炎

妊娠期发生急性胰腺炎在很大程度上是胆囊结石惹的祸。妊娠期间，胆道系统发生一系列的变化，如胆固醇分泌增多，血中孕激素水平提高，导致胆管松弛和胆囊排空减缓；妊娠中后期，增大的子宫压迫胆道系统，引起胆汁排泄不畅，容易形成胆石。若原先就有结石的话，便会加重症状，引起胆管病变，上抬的子宫也会压迫胰腺，引起胰管内压增高，一旦结石引起胰液排出不畅，很可能导致胰腺炎。

此外，不科学的膳食结构加上生理的因素，怀孕后血浆三酰甘油值一般可升高30%左右，并在孕后期达到高峰，严重者血浆呈乳糜状。事实证明，妊娠高脂血症也是诱发胰腺炎的原因之一。

轻型胰腺炎只要救治及时，愈后容易恢复。孕妇在妊娠期间，进食较多肉类、油炸食品、高脂的汤类后，若出现持续性上腹痛，伴有呕吐恶心、发热、心跳加快、呼吸困难，应及时就诊，以免发生胰腺炎而错过治疗时机。重症胰腺炎起病凶险，胰腺发生出血坏死，腹腔有大量血性分泌物渗出，急性渗出物和毒素可刺激子宫，引起持续性宫缩，最终导致子宫胎盘血循环障碍，使胎儿缺氧而死亡。毒素也可直接通过胎盘引起死胎。因此，一旦诊断为重症胰腺炎，且病情危险时，医生不得不终止妊娠，以抢救母亲的生命。

细节提醒：无论何种类型的胰腺炎，对孕妇和胎儿的危险都很大，所以，预防显得尤为重要。患有胆囊结石的女性，如有过胆绞痛，原则上应在切除胆囊、治愈胆疾后再怀孕，否则，在整个妊娠过程中，都需要在医生的指导下监控，避免胆囊疾病发作。另外，保持正确合理的饮食习惯也很重要。

15. 怀孕早期准妈妈的性生活

人与普通动物的区别之一在于能用理智战胜感情，控制生理上的需要，尤其为了第二代的平安健康，有时必须做出理智选择。

夫妻过性生活是婚后夫妇正常生活的一部分，但当妻子怀孕后，为了保证胎儿的健康，妊娠头3个月应避免性交。

为什么妊娠头3个月要禁止性生活呢？这是因为妇女怀孕后内分泌机能发生改变，对性生活的要求降低。同时还有心理方面的因素，担心性生活会影响胎儿正常发育和安全，还有身体方面的因素，身体笨重、不灵活、行动缓慢、不方便等。更重要的是妊娠头3个月里，由于胚胎正处于发育阶段，特别是胎盘和母体子宫壁的连接还不紧密，如果进行性生活，很可能由于动作不当或精神过度兴奋时的不慎，使子宫受到震动，很容易使胎盘脱落，造成流产。即使性生活时十分小心，由于孕妇盆腔充血，子宫收缩，也容易造成流产。

对于性生活造成的细菌感染也要注意。怀孕期分泌物增多，外阴部不仅容易溃烂，而且对细菌的抵抗力也减弱，易被细菌感染，症状如加重就有流产的危险。所以平时要注意保持局部清洁，同时在性行为前必须特别注意。关于这一点，丈夫也应同样注意。

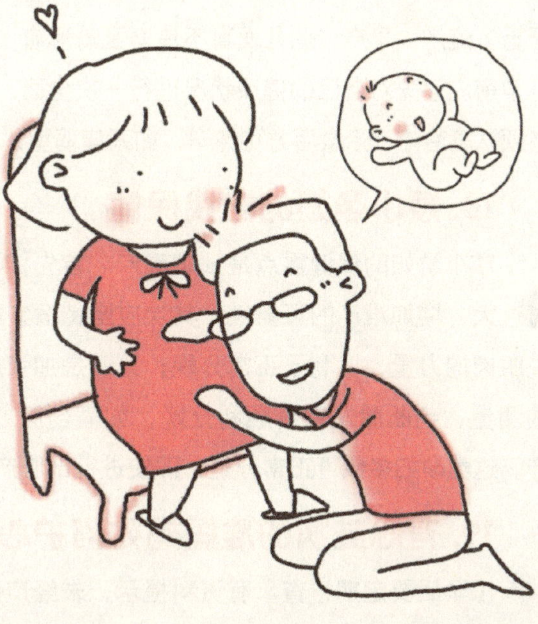

由于内分泌的改变、早孕反应的发生，孕妇对性生活没有多大兴趣，常常表现出厌倦或对丈夫不满意。因此，丈夫应了解这一情况，可以用其他方式交流夫妻感情。夫妇过性生活应该相互体贴和谅解，如果男方不能做到这一点，就容易造成孕妇的不愉快和夫妻感情上的隔阂，因此，在能不能性交的问题上，应首先考虑对自己将来的孩子有无影响。所以在此阶段，应尽量控制或禁止性生活。

16. 肥胖孕妇自我保健

显著肥胖的孕妇最好在决定怀孕前就采取有效措施，进行合理的减肥。诊断后如属于症候性肥胖，即肥胖属于某些疾病所引起的，应在医生指导下使用某些药物治疗；如系单纯性肥胖，应进行饮食控制，采取低热量饮食为主，每日热量饮食为辅，每日热量限制在5018~6273千焦为宜。但在妊娠第28～32周，孕妇血浆蛋白最低，这时不可限制蛋白质，摄入量一日不得少于40～60克，同时适当限制脂肪和糖。在饮食品种上，应多吃蔬菜、水果和一些粗粮，少吃动物脂肪。食盐限制在每日7克，主食减半，并停止吃零食，注意补充各种维生素和铁质。定期测量体重，孕初期增加不超过0.7千克，孕中期不超过2.1千克，孕后期不超过4.2千克，总共不超过7千克左右为宜。为确保安全分娩，建议肥胖孕妇应住院待产。

17. 瘦弱孕妇的自我保健

这类孕妇孕期发生贫血、低钙和营养不良的倾向明显增加，而对胎儿的危害更为严重，流产、早产、胎儿发育不良乃至畸形者，均多于正常孕妇。因此，瘦弱孕妇自怀孕前应该先对自己的健康状况进行一次全面、系统的检查，如瘦弱系由疾病引起，必须认真治疗，治愈后方可怀孕；如系瘦弱型体质，应加强营养和坚持锻炼。

18. 矮小孕妇的自我保健

矮小孕妇的保健重点是预防难产。首先，孕期营养不要过剩，以免胎儿长得相对过大，增加难产的可能性；其次应坚持适宜的锻炼，以增强腹肌和其他与分娩有关肌肉的力量，以利于正常分娩；第三是加强产前检查，认真进行骨盆和胎儿大小的测量，判断胎儿能否顺利分娩，如需剖腹或其他助产，应提前一周左右入院待产。这类孕妇多数可正常分娩，即使进行剖腹产，也是十分安全的。

19. 有心脏病的准妈妈如何护心？

①孕后要定期检查。有资料提示，未经产前检查的心脏病孕妇比做过产前检查

者心力衰竭的发生率和死亡率要高出数倍。具体的检查时间为：怀孕的前5个月每两周查一次，后5个月要每周查一次。紫绀型先天性心脏病及心功能较差者，应在预产期前提前住院，以便仔细观察、检查，发现问题，及时处理。

②注意休息。在怀孕3～4个月，可以做些轻微的工作和家务活。若发生气急、心慌、胸闷等症状时，应立即休息，停止干活。在怀孕的中晚期，就更应该注意休息了，但是可以散散步、扫扫地等。总之，只要不出现疲乏、气急、心悸等症状就可以了。

③注意营养。由于胎儿的发育在妊娠20周后最迅速，所以更应注意营养摄入，每日摄入主食0.5千克（粗细粮搭配吃），新鲜蔬菜0.5千克，饭后吃一个新鲜水果，每日增加优质蛋白质15克左右（如额外补给煮熟鸡蛋2～3个，或牛奶250克加豆腐100克）。一般来讲，动物性食品含有较丰富的维生素A、维生素D和铁，植物性食品含有丰富的维生素B_1、维生素B_2、维生素C、维生素E和叶酸。心脏病孕妇的菜肴宜清淡、易消化，太咸了会增加钠的潴留，加重心脏负担。

④预防感染。心脏病孕妇，身体抵抗力差，平时又缺少锻炼，很容易得伤风感冒、腹泻等感染性疾病，所以要根据气温变化，及时增减衣服，小心着凉。另外，在怀孕晚期要节制性生活，以免发生产褥期感染。一旦患病，要及时去医院，遵医嘱服药。怕药物会累及胎儿而有病不服药，以及擅自服药的做法，都是不可取的。

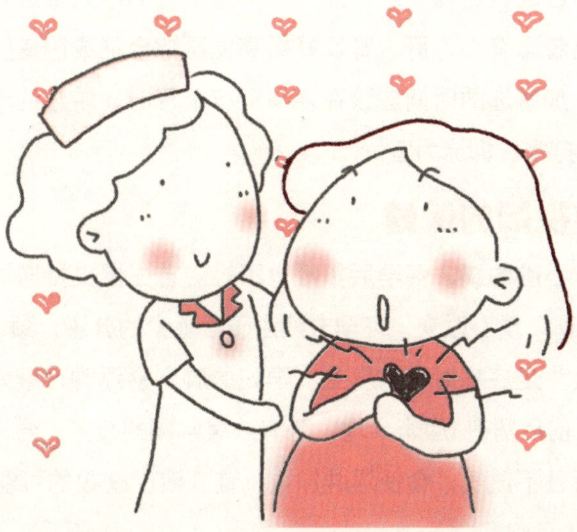

二、孕中期（13～28周）的保健细节

1 孕期每日运动可增强免疫力

准妈妈都害怕生病，听到的、看到的那些因为疾病致使宝宝畸形的例子足以让她们谈“病”色变，所以一说有流感、病毒，准妈妈们唯恐避之不及，纷纷采取各种防御措施，其中增强免疫力是最有用的防护措施。

对免疫系统来说，运动胜过所有的药物，有试验表明，机体处于运动状态时，免疫细胞分泌干扰素的量比平时增加1倍以上。虽然准妈妈隆起的腹部影响了剧烈活动，但还可以选择散步、做孕妇操、游泳等较轻微的种类，每天坚持一小会儿，持续12周后，不仅免疫细胞数目会增加，免疫力增强，还有利于顺利分娩。

2. 孕妇游泳有利于顺产

许多国外专家研究发现，职业游泳女教练、热带地区经常游泳的女性及长期从事水上作业的女性怀孕后经常游泳，分娩时大多顺产。有实验表明，举办孕妇游泳训练学校，凡参加游泳训练的妇女，在分娩时都很顺利，同时分娩时间缩短一半，并且有些胎位不正常的孕妇在训练中胎位恢复了正常，从未发生过流产或早产。

研究得知，孕妇在游泳中身体得到了锻炼，产力显著增加，胎儿在腹内的运动也会增强，其调正胎位的机会增多。当然，并不是所有的孕妇都适合游泳，比如有早产、流产、死胎或者患有心、肝、肾及妊娠高血压综合征或阴道流血的孕妇则不应参加游泳。孕妇参加游泳的时间应该在怀孕5～7个月时，游泳的动作不宜剧烈，应以水中漂浮、轻轻打水、仰泳为宜。

3. 孕妇应重视脚的保健

被称为人体第二心脏的脚，怀孕后负担也不轻。首先要支持增加的体重（10～14.5千克）、脊椎前弯、重心改变，怀孕末期由于松弛素的分泌，颈、肩、腰背常常酸痛，脚更不堪重负，足底痛时常有发生。孕妇的脚容易浮肿，最好选择柔软天然材质的软皮或布鞋，前后留有1厘米余地，可有效缓解脚的疲劳。合成革或不透气的劣质旅游鞋，沉重而且不透气，会使浮肿加重，鞋底滑、跌跤的可能性大。

适当的身体运动不要忘记做几节足操：

①用足缘行走。

②用足趾行走。

③足趾捡物。

④手扶椅背，双足并拢，提足跟外旋。

怀孕后脚痛还有一种原因是平足。平时无症状，孕期的生理变化往往使平足加重。人体的足弓由横弓和纵弓组成。横弓在足底的前部，内侧纵弓较多，外侧纵弓较少。足弓正常时，站立和行走主要由第1、5跖骨头和跟骨负重，孕妇常因为体重增加，使维持足弓的肌肉和韧带疲劳，不能维持正常足弓。

4. 一些需要特别提醒的日常动作

孕妇有必要对日常生活中一些容易疏忽的地方加以注意：不要穿着坡跟硬塑料拖鞋在湿的水泥地上走路；不穿容易滑倒的高跟鞋；不穿不合脚的拖鞋上下楼梯；不要用力伸手向高的地方取东西，无论如何也不要蹬踏凳子，不要为晾晒洗过的衣物而登高；不要长时间使用脚踏式缝纫机；骑自行车或驾驶汽车的孕妇，尤其要注意行驶安全，不要让小孩子“咚”地一下子撞着孕妇的腹部。

5. 孕期皮肤病会影响胎儿

妇女在妊娠期间，因内分泌改变及胎儿生长发育的需要，母体发生一系列的适应性变化，很容易产生皮肤病。妊娠期间妇女的皮肤病轻者可令患者瘙痒不止，重者可造成婴儿胎死腹中，因此千万不可小视。一般情况下，造成婴儿胎死腹中的皮肤病主要有以下几种。

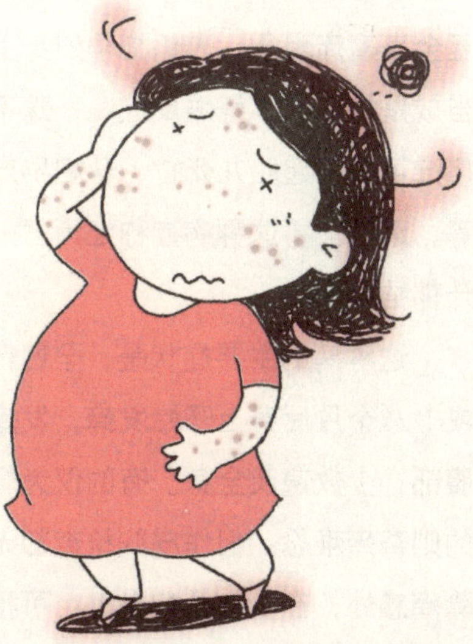

（1）妊娠痒疹

好发于妊娠3～4个月的孕妇。皮损为分散在全身的小结或丘疹，伴剧痒，夜间尤甚。搔抓后常有表皮剥脱及血痂等继发性改变。一般于产后3周内自行消退，遗有暂时性色素沉着，但下次妊娠仍会再发。皮疹严重者可致死胎。

（2）妊娠疱疹

通常发生于妊娠3～6个月时，开始有全身不适、发热、皮肤发痒等症状，数天后可出现红斑、丘疹、水疱等损害，往往聚集成群，呈环状排列。疱破后结痂，愈后留下色素沉着。在妊娠期中，病情往往反复减轻或加重，有时可伴有蛋白尿和血尿。一般在分娩前后皮疹开始消退，有时直到月经再来时才痊愈。此病对母亲一般无危险，但死胎、婴儿先天性异常和新生儿死亡率可高达50%。

（3）疱疹样脓包病

常发生于妊娠期及产褥期孕妇，是一种少见的急性危重皮肤病，常突然发生。开始时成群的小脓包发生于成片的红斑上，以后脓包陆续出现，常排列成环形，脓包干涸后结痂，但其边缘可有新脓包发生，严重者可波及全身，病人有寒颤、发热、谵妄等全身症状，也有呕吐、腹泻及蛋白尿等，血钙含量往往降低。常导致流产、死胎或婴儿出生数日后死亡，幸而治愈者，下次妊娠时也易复发。

6. 孕妇要注意腹部瘙痒

有些孕妇在妊娠中后期，出现皮肤局部甚至全身瘙痒现象，人们把孕妇身上发生的症状当成是特殊的“妊娠反应”，殊不知孕妇皮肤瘙痒可能引起胎儿死亡、孕妇早产、产后出血等，医学上将这种病症称之为“妊娠期肝内胆汁郁结症”。

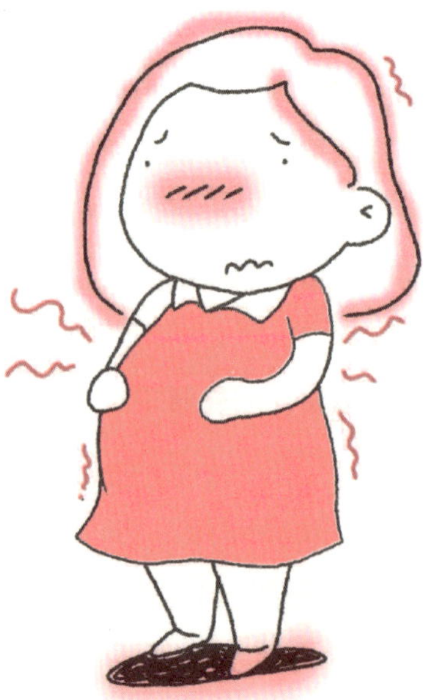

这种病的主要症状是，孕妇怀孕五六个月或七八个月后身上开始发痒，发痒的部位多在腹部，少数遍及全身。有的仅为轻度瘙痒，有的则奇痒难忍，但作皮肤检查却无任何异常。除痒感外，在少数孕妇身上，可检出肉眼难以发现的轻微黄疸。一旦孕妇分娩后，瘙痒和黄疸现象在一两天内就完全消失。若孕妇再次怀孕，还可出现同样症状。临床调查发现，母亲妊娠时有此症状者，女儿怀孕后也可能表现有同样症状，说明其有遗传的可能。据分析，导致黄疸和皮肤瘙痒的原因是，因胎儿压迫胆管，引起胆汁引流不畅，胆盐不能很好地排泄，于是在肝脏郁结、在血中积累，形成黄疸；血中的疸盐刺激神经末梢，在临床上表现出瘙痒症状。

妊娠期肝内胆汁郁结症易造成胎儿宫内缺氧，特别是在临产时缺氧现象较明显，并易导致孕产妇发生早产及产后出血过多。因此，孕妇应当引起重视，去妇产科作检查，特别是在临产期更不可大意，若发现孕妇有异常，应加强监护，确保孕妇和胎儿的平安。

7. 孕妈咪告别便秘和痔疮

孕期由于胃酸减少，体力活动减少，胃肠蠕动减慢，加上胎儿逐渐增大，膨胀的子宫压迫小肠，使其难以蠕动，准妈妈容易发生肠胀气或便秘。便秘是孕期最常见、最易被疏忽的疾病之一。

（1）孕期痔疮成因

有些孕妇是因子宫增大，直肠、肛门受压而发生痔疮，还有些孕妇是因便秘引起痔疮。因为排便用力，或排便时间太久，导致肛门周围的静脉充血、肿胀，形成痔疮。当痔核暴露在外面收不回去的时候，就会非常疼痛，连坐下来都困难。这时候，求助于医师是个好方法。不过，孕期的痔疮有时候是暂时性的，等分娩过后就会自然消失了。只要不是太严重，都不用过于紧张。

（2）孕期预防便秘和痔疮的好方法

设法使排便顺畅，养成规律的排便习惯，尽量缩短如厕的时间。此外，要避免喝酒、摄入刺激辛辣的食物，并经常注意肛门部位的卫生清洁。如果排便时太用力，有可能造成小血管破裂，所以要做好局部清洁，避免感染。

8. 孕妇出血时如何急救？

孕妇出现阴道出血的情况，特别是离预产期还早，则属于异常，需要紧急处理，否则会影响母婴的安危。一般来说，不同时期发生出血的原因不同，急救方法也不同。

在12周以前的早孕阶段发生少量阴道出血，不要惊慌失措。如果B超已证实为宫内妊娠的，先兆流产的可能性较大，可以暂时卧床休息并注意观察出血的情况。如果阴道出血严重，血量多于月经量，有血块，伴有腹痛，表明先兆流产发展了，应马上到医院急诊，由医护人员处理。

孕中晚期的出血原因较多，有可能是晚期流产和早产的先兆、胎盘位置较低、胎盘边缘血窦破裂或胎盘早剥等，不论何种原因造成出血，都应该立即到医院进行治疗。因为即使是先兆晚期流产或早产，因孕周期较大，一旦病情发展，随时有大出血的可能。如果是胎盘因素造成的出血就更严重，可危及孕妇和胎儿的生命。

9. 孕妇头痛时怎么办?

孕妇头痛有时是因过劳或精神因素引起的，所以，要尽可能让孕妇休息好，注意睡午觉和保持环境安静。稍稍散散步，到室外呼吸新鲜空气和晒晒太阳也是比较好的缓解头痛的方法。精神的放松，去掉忧虑和担心，开阔胸怀，让丈夫或家人去处理一些日常事物，都可以减轻或避免头痛。

用以上方法不能治愈的头痛或长期持续不愈的头痛，就要考虑是否是由高血压、低血压或贫血等原因而导致，测量血压、进行血液检查等措施是必要的。

10. 孕妇患阑尾炎应采取哪些措施?

阑尾炎是急腹症的一种，孕妇发生阑尾炎往往是在妊娠早期、中期。这是因为，孕妇子宫的不断增大，盲肠和阑尾从原来的右下腹逐渐被推移到右上腹，妊娠5个月时达到平脐水平，足月时可到胆囊下方，因而孕妇阑尾炎疼痛是在脐旁或右上腹。阑尾炎症状是恶心、呕吐、压痛、反跳痛等，妇女妊娠后这些症状变得模糊、不典型。孕妇患了急性阑尾炎应及时采取措施，用药要讲究选择，避免致畸；手术治疗时应尽量避免刺激子宫。药物治疗、手术治疗都有可能引起流产。孕妇在治疗期间应配以保胎药物，并注意休息。

11. 怎样才能预防产出小于孕龄儿

在正常情况下，孕妇产出小于孕龄儿，多为胎儿营养不足、发育不良所致，也与发现不及时有关。所以，及早发现胎儿生长迟缓，及时供应胎儿营养完全可以使胎儿生长发育正常。

首先要重视并作好孕期监护，这是早期发现胎儿宫内发育不良的关键。子宫底高度，在妊娠20～60周，每周增长约1厘米，如果连续2～3周子宫高度不增长，应考虑胎儿宫内发育迟缓，需要治疗或加强营养。为促进胎儿发育，孕妇需增加卧床休息时间，左侧卧位比仰位及坐位好，可保持子宫胎盘有较多血流量，有利于供给胎儿营养和氧气，是有利于胎儿发育的体位。为保证胎儿热量的需要，孕妇要有高热量饮食，也可静脉输入葡萄糖。

12. 定期化验尿蛋白可知是否患妊娠高血压综合征

孕妇在妊娠20周以后至产后两周，一般要求每隔两周去医院化验一次尿蛋白，测量血压，检查有无水肿等。

一旦发现孕妇出现水肿、蛋白尿、高血压其中两种症状者，即为妊娠高血压综合征，这也是在妊娠过程中较容易发生的并发症，按严重程度分为轻度、中度和重度。它常影响孕妇的健康，严重时可危及生命，同时也是胎儿死亡的原因之一，发病率大约为10%左右。

妊娠高血压综合征为什么会出现蛋白尿?

这是由于血压升高后全身小动脉收缩痉挛，肾小动脉也收缩痉挛，导致肾脏缺

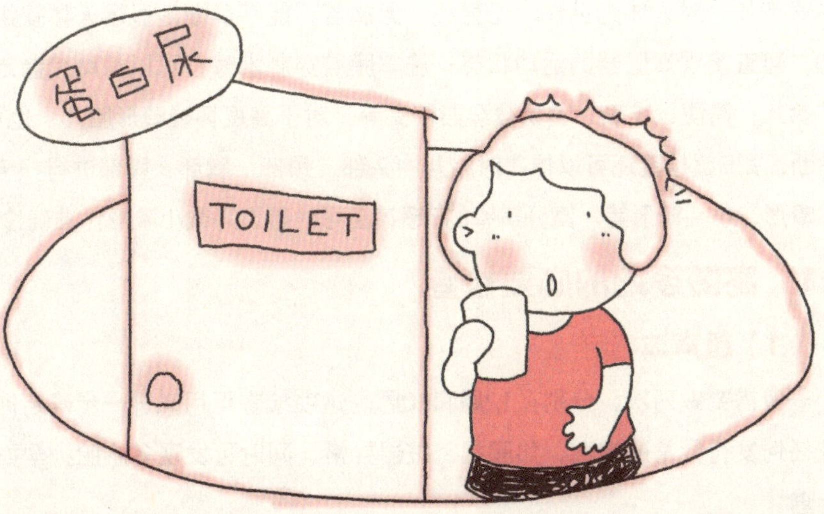

血缺氧，引起肾小膜基底膜通透性增高，肾小管重吸收功能不全，所以蛋白质在尿中增多，孕妇就出现了蛋白尿。多数情况下蛋白尿出现在高血压之后，孕妇一旦发生蛋白尿，则说明可能患有妊娠高血压综合征。

13. 孕妇患风疹易产畸形儿

风疹是由风疹病毒引起的一种急性呼吸道传染病。在妊娠4个月内患上风疹病毒者，如诊断明确，又没有进行有效的预防性免疫接种，应当终止妊娠。早期妊娠的孕妇，切勿接触风疹患儿，因为孕妇感染了风疹病毒，虽然可能不发病，但可致流产，或可能通过胎盘传染给胎儿，造成畸形儿，表现为先天性心脏病、白内障、耳聋或智力低下等。

14. 孕期要慎照B超

在医院进行B超检查时，有些准妈妈担心这样是否会对宝宝的发育有影响。其实在医生指导下，科学合理地进行B超检查是很必要的，但如果需要单独做一次B超，并且时间较长，那准妈妈就要慎重选择了，有研究表明，孕期做B超最好不要超过三次。 B超对胎儿的影响是非常有限的，而且做B超检查也是产前筛查的必要手段。因为B超可以直接显示图像，涉及的内容广泛，在预防、诊断、治疗、康复、监护和普查人体疾病中有很高的实用价值。借助B超诊断胎儿是否畸形的准确率较高，而且有很多优点如：对人体无创伤、无射线、无痛苦；能够清晰地显示人体软组织的解剖结构；可直接观察脏器的活动状态；施羊膜腔穿刺术时，可以帮助胎盘定位，避免损伤胎儿；简便、准确、容易被孕妇接受等。对于高度怀疑畸形胎儿，也可用B超进行诊断。用B超检查还可以依次对胎儿的头部、颈部、胸部、腹部进行扫描，可诊断连体畸形、小头畸形等。高分辨率的B超甚至可对唇裂等微小畸形作准确诊断。

15. 高龄孕妇的必要检查

（1）超声波检查

一般需要做两次，分别在12周和20周。这项检查可用来进一步确定你的怀孕日期及任何发育异常的情况，如腭裂、脏器异常，同时可发现多胞胎，孕妇都应做此项检查。

（2）绒毛及羊水检查

在11周左右，用一根活检针通过宫颈或腹壁进入宫腔到达胎盘位置，取出少许绒毛组织，进行检查。也可在16周左右，在麻醉的状态下，以针头穿刺的方法，取羊水、收集胚胎脱落细胞，进行检查。这些都是很准确地检测胎儿是否异常的方法。此项检查一般用于高龄孕妇，此检查有引起流产的危险，需要在有经验的医生指导下进行。

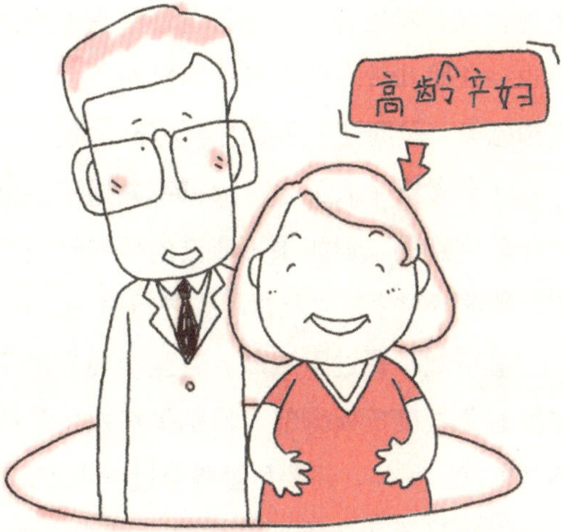

（3）脐带穿刺

20周后，在局部麻醉的情况下，用针头取胎儿脐带血，进行检查，这种方法可以检测染色体是否异常和遗传性血液病。此方法仅用于高危孕妇，引起流产的概率高于羊水检查。

（4）甲胎蛋白检测

在16～20周进行，是一种无危险的血样检查，测定血液中甲胎蛋白水平，可发现神经缺损、21三体综合征、肾脏和肝脏疾病等，是所有孕妇都要进行的检查。

16. 孕中期的性生活

怀孕中期（4～7个月）胎盘已经形成，妊娠较稳定，早孕反应也过去了，孕妇的心情开始变得舒畅，性器官分泌物也增多了，是性欲高的时期，可以适当地过性生活。但是要有节制，要注意性生活的体位与时间，避免对胎儿造成影响。这个时期的子宫逐渐增大，胎膜里的羊水量增多，胎膜的张力逐渐增加，孕妇的体重增多，而且身子笨拙，皮肤弹性下降。这个时期最重要的是维护子宫的稳定，保护胎儿的正常环境。如果性生活次数过多，用力比较大，压迫孕妇腹部，胎膜就会早破，脐带就有可能从破口处脱落到阴道里甚至阴道外面。而脐带是胎儿的生命线，这种状况势必影响胎儿的营养和氧气，甚至会造成死亡，或者引起流产。即使胎膜不破，没有发生流产，也可能使子宫腔受到感染。重症感染能使胎儿死亡，轻度感染也会使胎儿智力和发育受到影响。为了充分照顾到孕妇和腹中胎儿的健康，防止细菌感染，孕期性生活要注意以下事项：

①要做好个人卫生。大家都知道不注意卫生会容易引发细菌感染，所以一般还是比较注意的，但如果不清洁的手与性器官接触，同样会导致细菌感染，因此做爱前，要充分对手掌以及指甲等进行清洗，并且要养成勤剪指甲的习惯。

②前戏不要过于激烈。有些孕妇会由于乳头过度刺激而引发腹部肿胀，因此要尽量避免过度抚摸胸部。特别是在发生乳头流出液体的现象时，最好不要再进一步刺激乳房。另外，还要尽量避免过于激烈地爱抚阴道。

③选择不压迫腹部的体位，且丈夫的动作要温柔。如果一种体位让你感觉疼痛、辛苦或者腹部受压，千万不要强迫自己忍耐，而应该马上换别的体位。另外，精液中含有使子宫收缩的前列腺素，因此曾经有过剖腹产或早产的孕妇或者腹部易肿胀的孕妇，在做爱时最好让丈夫带上安全套。

④如果感到阴道十分疼痛，就要暂时中断一下；如果感到腹部肿胀或疼痛，应暂时中断休息一会儿。肿胀感消失后，还可以继续做爱。另外，孕妇仰卧做爱时有时会因血压下降而感觉不舒适，此时也要暂时中断休息一下，并适当地将身体左右倾斜调整，不适感就会慢慢消失。当你不确定自己的身体状况而无法判断是否可以过性生活时，如发生过出血、腹部肿胀等现象，最好能向医生进行咨询。假如孕妇对性生活仍然没有太大的兴趣，做丈夫的一定要尽量理解自己的妻子。

17. 孕期性生活夫妻应多沟通

怀孕的是妻子，丈夫的身体没有任何变化，自然他的欲望也和从前一样，这个时候，沟通显得尤为重要。怀孕后，多数女性往往避免性生活，而此时的男性却不是这样。其实无论是双方都想做爱还是都不想做爱，只要双方的意见和情绪一致就没有问题。

三、孕晚期（29～40周）的保健细节

1. 简单运动可缓解孕妇腰背痛

①站直，两脚脚尖朝前，两脚分开与肩同宽，两手放在两侧腰部做深吸气。

②呼气，双手支撑腰背部，身体向后倾，使腰背部成拱形，反复十次。

③仰卧在地板上，两手放在身体两侧，两腿弯曲，两脚底着地，收缩腹部和臀部肌肉，将骨盆向上抬起，然后以腰背部轻压地板，放松，反复十次。

④产后一周的产妇应加做如下运动：仰卧在床上，两手伸直，两腿并拢，两膝弯曲，移动两腿一侧到另一侧，每次两腿转到半途中以背部轻压床，反复几次。

2. 妊娠的中后期是否应该多走动

传统看法似乎是多走、多动，孩子便好生，事实上恰恰相反。过久站立会使增大的子宫压迫盆腔血管，导致下肢及盆腔血流郁积，使回心血量减少，从而影响子宫胎盘和肾血流量，这便会引起胎儿的生长不良，并容易促发妊娠毒血症。国内外一些妇产科权威都大力提倡正常孕妇每天下午应侧卧1～2个小时，以防出现浮肿；已经浮肿的孕妇不应再散步；有慢性高血压病史的妊娠妇女则必须保证一昼夜内侧卧12个小时以上。

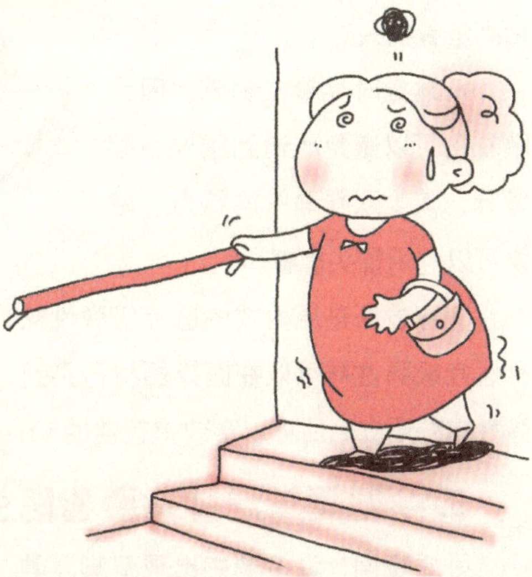

3. 静脉曲张是否会危害孕妇及胎儿健康

根据研究发现，孕期静脉曲张并不会造成孕妇及胎儿全身性循环系统的障碍。在非常罕见的情况之下，如果有下肢静脉压痛、发热、红肿等递增的情况（下肢血栓性静脉炎或深部静脉栓塞），或同时合并有发烧、心跳加速、呼吸困难等情形，有可能是下肢静脉的血栓流至肺部，造成肺部静脉栓塞，这些情况就需要迅速就医。

4. 孕期静脉曲张如何预防

孕期患静脉曲张，以下7个小方法能减少下肢的压力，不但可以减轻静脉曲张的症状，也可以避免静脉曲张的产生。

①每天适度温和运动：在住家附近或公园散散步可以帮助血液循环。

②保持适当的体重：控制在医师建议的体重范围之内。

③不要提过重的物品。

④在休息的时候将双腿抬高，帮助血液回流至心脏。

⑤尽量避免长期坐姿、站姿或双腿交叉压迫。长期站立或压迫双腿易造成腿部静脉充血，使血液回流困难。建议睡觉时脚部抬高垫着枕头。

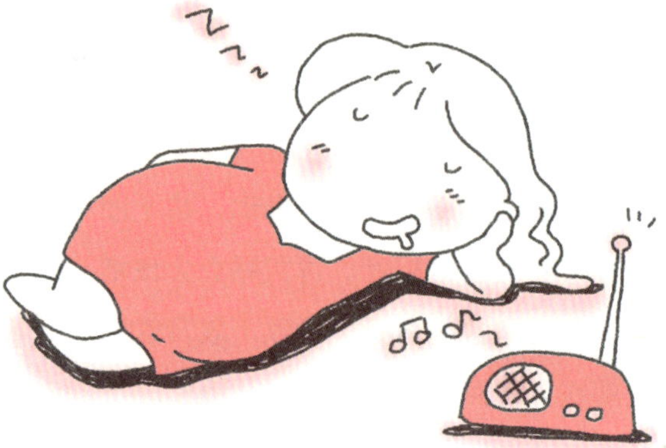

⑥睡觉时尽量左侧躺。因为躺左侧可以避免压迫到腹部下腔静脉，减少双腿静脉的压力，建议可以利用枕头靠着。

⑦穿着渐进压力式的医疗级弹性袜，这样可以避免过多的血液堆积在双腿。这种医疗级弹性袜可以在医疗器材行买到。刚开始可以试着穿强度20～30毫米汞柱的弹性袜，适应之后可以穿效果较佳的30～40毫米汞柱弹性袜。

5. 孕妇腿脚浮肿需要看医生吗?

妊娠晚期，许多孕妇出现腿脚浮肿，用手指压可出现局部凹陷。这种水肿一般下午明显，卧床及夜间休息后消退，如不伴其他症状，如高血压、蛋白尿等，则属正常生理现象，不需看医生。

由于怀孕后内分泌改变，使体内水钠潴留，另外，子宫增大压迫下腔静脉，使血液回流受阻，下肢静脉压升高，孕妇在久站或久坐时，水分在下肢积聚，出现凹陷水肿。一般水肿发生于下肢远端，做站立工作的孕妇更为明显。所以在妊娠晚期，孕妇应尽量避免长时间站立，工作间歇可坐下抬高下肢或侧卧片刻。夜间入睡应采取左侧卧位，以减少对下腔静脉的压迫，增加回心血量及尿量。下肢潴留的液体可通过尿液排出，水肿也会随之减轻。

6. 孕妇尿频是病态吗？

妇女的子宫位于小骨盆腔的中央，其前方为膀胱，后方为直肠，子宫体可因膀胱和直肠充盈程度的不同而改变位置。正常情况下，膀胱贮存尿液达400毫升时可使人产生尿意，平时约4小时排尿一次，饮水量多则时间间隔相应缩短。

孕妇在妊娠期容易发生尿频，这主要是因为子宫在盆腔内逐渐长大，而倾向于膀胱，使膀胱受到挤压和骨盆壁的限制而总觉是有尿意，但又排尿不多。特别是在临产前的1个月，胎儿头部入盆，进一步压迫膀胱，更觉尿频，约每1～2小时排尿一次。此种尿频现象，不伴有尿急或尿痛，尿液检查也无异常现象，不必担心，也不需要治疗。

孕妇感到有尿时，不管排尿多少，只要有尿意要去厕所排尿，千万不可憋尿，憋尿对孕妇和胎儿都不利。为防止尿流不畅，压迫右侧输卵管引起肾盂肾炎、肾盂积水，孕妇的卧位要经常变化，多做左侧卧位。

7. 上班的孕妇怎样远离水肿

孕妇首先要调整工作和日常生活节奏，不能过于紧张和劳累。要保证充足的休息和睡眠时间，每餐后休息半小时，下午休息两小时，每晚应睡9～10小时。上班地点没有条件躺下休息的可以在午饭后将腿举高，放在椅子上，采取半坐卧位。不要久站、坐。防止情绪激动和避免较剧烈或长时间的体力劳动。

8. 怀孕末期腿痛应如何处理

妊娠期特别是妊娠晚期，有部分孕妇经常感到腿痛，这是由于坐骨神经受机械性压迫而引起的疼痛。坐骨神经是全身最粗大的周围神经，位于臀大肌的深面，支配大腿后部、小腿和足的运动与感觉。妊娠晚期，胎儿逐渐发育，子宫随妊娠月份而增大，尤其当胎头下降入盆腔时，可对途经盆腔的坐骨神经机械性压迫，产生沿坐骨神经通路及其分布区域的神经性疼痛。一般孕妇腿痛多发生于一侧，常发生于步行及活动后，疼痛多自臀部及髋部开始，向下沿大腿外侧、腘窝、小腿至足背外侧，呈放射性疼痛，持续性钝痛，疼痛严重时下肢肌肉痉挛，行动受限。

9. 孕妇按摩要领

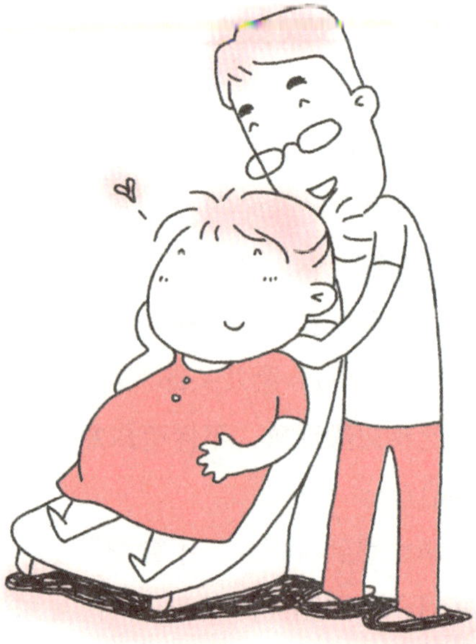

大部分妇女会因为怀孕而导致抵抗力变差，动不动就伤风感冒，出现头晕、头痛、咳嗽、鼻塞等症状，如果害怕吃药对胎儿有不良影响，建议您可以试试穴位按摩法，来达到预防与治疗的双重效果。另外，准妈妈特别容易感到疲劳、睡不好，也可以经由穴位按摩加以改善。准妈妈采用坐姿，准爸爸站立其身后用双手大拇指轻轻按揉风池穴（位于脖子后大筋（斜方肌）两侧入发际的凹窝中）。或用单手大拇指和食指按摩，另一手则固定其头部。准妈妈也可以随时自己按摩！

每次按摩时，一般原则为先轻后重，活动范围由小到大，活动速度也要先慢后快，力量恰到好处，既要有效又要让孕妇感到全身轻松。要观察孕妇的表情，询问其感觉如何，若出现不良反应就要立刻停止。各项不适症状若在经穴位按摩后未见改善，反而日渐严重时，表示症状不轻，务必寻求医师治疗，以免延误病情。

10. 孕妇如何防止抽筋

随着孕期的慢慢变化，许多孕妇到了妊娠后期，常会有抽筋的症状，任何人抽筋都影响睡眠的品质。许多医师认为抽筋的问题大多来自于睡眠姿势的关系，通常脚掌向下时会比较容易抽筋。另外，也可能和局部血液循环、血液酸碱度平衡有关。一般正常的血液处于微碱性，如果压力过大、饮食中甜食和动物性食物过多，都很容易让血液偏向酸性，引起电解质的不平衡，因而造成局部的肌肉产生抽筋症状。如果经常抽筋，而影响睡眠品质的，必须调整睡姿，尽可能向左侧睡，并且注意下肢的保暖，以避免因为血液循环不良而抽筋。

孕妇抽筋可在饮食中多摄取蔬菜和水果，减少动物性蛋白质，精制淀粉乳白面包、白米饭、甜的牛奶是广为人知的入睡良方。

高糖分食物有助于提高睡眠品质，所以可以准备些小面包、吐司。不过要注意的是，它不适合常有胃痛情况或消化不良的人。

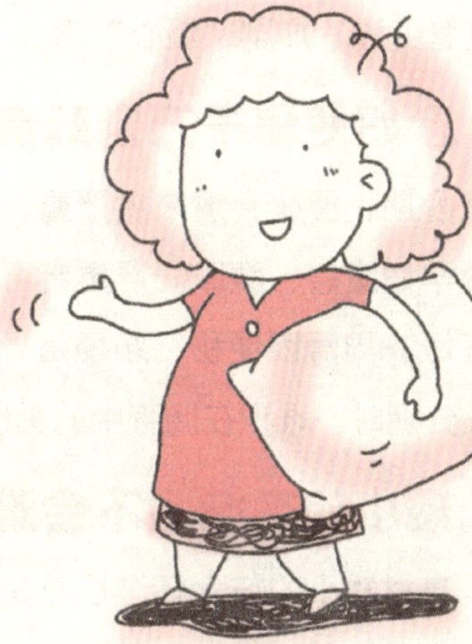

11. 孕妇“烧心”是怎么回事

孕妇在妊娠后期，常于胸骨后、“心窝”处出现烧灼感、重压感或烧灼样疼痛，多发生在睡眠后。当体位从坐位、立位转变为卧位时，或在咳嗽、屏气用力排便时，也易诱发。吃酸性食物、辛辣刺激性食物后，“烧心”感可加重，常伴有嗳气、反胃、中上腹闷胀不适等症状。

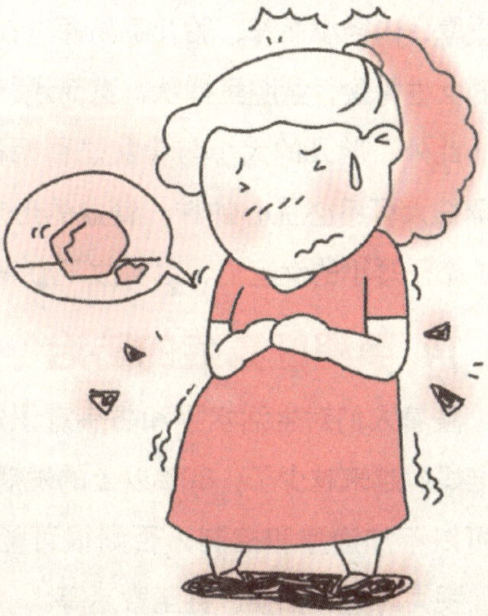

孕期发生这种“烧心”感，是由于随着妊娠月份增大，腹内压升高，食管返流所致。食管返流时，酸性胃内容物可刺激胃黏膜，甚至引起返流性食管炎。由于妊娠中、后期，孕激素分泌增加，可影响食管蠕动，减缓食管返流胃内容物的清除，从而使返流性食管炎加重。卧位时横膈抬高，咳嗽、屏气用力排便时，腹内压升高，都可使胃内容物向食管返流增加，症状加重。酸性饮食，辛辣刺激性饮食，可刺激食管黏膜，自然也会使症状加剧。饮食过饱时，胃内压升高，易诱发食管返流。肥腻食品、巧克力、浓茶、咖啡及芳香性食物，都可降低食管下段平滑肌张力，使食管返流加重。

为减少食管返流情况的发生，孕妇衣服要宽松，大便要通畅，积极防治呼吸道感染，以避免增加腹内压力。夜间睡眠时抬高上身，头部一侧的床脚抬高15～20厘米，使上身抬高10～15度，可有效地减少食管返流。但不宜垫高枕头，因为垫高枕头是无法抬高整个上身的，反而可使食管与胃之间构成折曲，影响食物顺流入胃，并加重食管返流，加剧“烧心”感。

12. 孕妇便秘千万别疏忽

妊娠晚期，便秘会愈来愈严重，常常几天没有大便，甚至1～2周都未能排便，从而导致孕妇腹痛、腹胀。严重者可导致肠梗阻，并发早产，危及母婴安危。曾有患者在妊娠38周时因便秘、肠梗阻导致小肠坏死而切除大部分小肠。有些罹患便秘的孕妇在分娩时，堆积在肠管中的粪便妨碍胎儿下降，导致产程延长甚至难产。

13. 矮小的孕妇会不会难产

不少身材矮小的妇女怀孕后总是提心吊胆，生怕自己难产。其实这种担心是多余的。一个人身材的高矮与骨盆的大小不一定成正比，况且胎儿能否顺利娩出还与骨盆的形态有关。有些身高超过1.70米的女性，有着男子型的骨盆，盆腔是漏斗状，骨质厚，内径小而深，胎儿不易通过；而有些身高不足1.60米的女性，臀部宽，呈典型的女性骨盆，盆腔呈桶状，宽而浅，骨质薄，内径大，胎儿很容易通过。

此外，胎儿的大小与骨盆是否相称也是衡量可否顺产的因素。因此，身材矮小的孕妇大可不必忧心忡忡。骨盆的形态是否正常，通过骨盆外测量可以得出初步结论。个子矮小的女士们，尽可放下心来一心一意地孕育自己的宝宝。

14. 孕期妊高症的防治

随着人们对生活水平和防病意识的提高，得了妊高症甚至发展到非常严重程度的准妈妈越来越少了，80%以上的发病者为轻度妊高症。但这并不表示得了妊高症以后可以不加治疗和控制，否则很可能会导致非常严重的后果：胎死宫内、胎盘早剥、视力障碍、抽搐，甚至昏迷等。

目前，妊高症还没有确实有效的预防措施，也无有效预测的手段。过去认为补充钙剂、服用阿司匹林等可以预防妊高症的发生，但大样本的研究发现，上述措施并未减少妊高症在人群中的发病率。

因此尽早发现、及时处理十分重要。除了要定期进行产前检查外，还要加强营养，增加蛋白质、维生素及叶酸的摄入，补充铁剂和钙剂。

15. 初产妇要预防乳腺炎

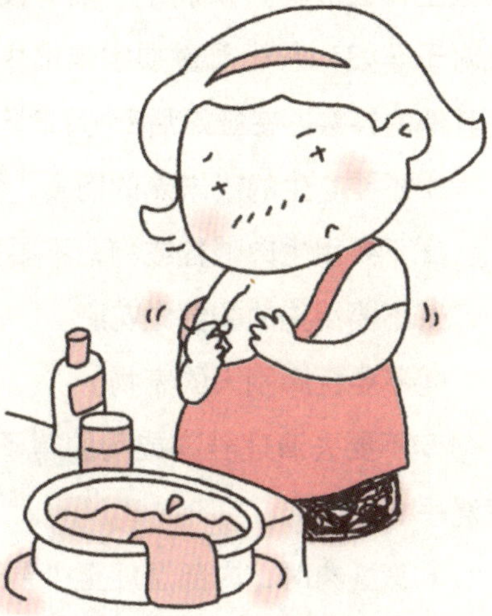

乳腺炎是初产妇常见的一种病症，轻者不能给婴儿正常喂奶，重者则要手术治疗。但若及早预防或发现后及时治疗，可避免或减轻病症。

①产前每月在乳头及乳晕上擦一次花生油，妊娠 8 个月后每日用酒精或温水洗擦乳头、乳晕，使乳头皮肤变韧耐磨，预防产后婴儿吸吮而皲裂。

②产后每次喂奶前后用3%硼权溶液或温水洗净乳头及乳晕。

③每次喂奶时要使奶汁完全吸空。若婴儿吸吮力不够，不能吸空时，可用吸奶器或用手将乳汁挤出，不要使乳汁郁结在乳房内。

④若发生乳汁郁结，可局部热敷或用吸奶器将乳汁吸出，用手从乳房四周向乳头方向轻轻按摩。

⑤若乳头皲裂，可涂鱼肝油铋剂、蓖麻油铋剂，喂奶前则要将药擦净。皲裂严重时需暂停喂奶，用手将乳汁挤出或用吸奶器将奶吸出，伤口愈合后再喂奶。如果切开排脓后伤口内有乳汁流出，影响伤口愈合，可服药、打针退奶。

16. 妊娠期糖尿病对孕妇的危害

妊娠期间，对孕妇身体危害最大的是酮症酸中毒，它可诱发高血压，加重肾脏负担，增加妊娠高血压综合征的发生率。妊娠期糖尿病的严重程度是易变的，未及时发现和处理，在5年后约有40%的人会发展为糖尿病，若及时处理，临床发生糖尿病的机会仅为6.4%。所以，建议您住院治疗，在医生的监护下度过这个关键时期。

17. 孕期谨防弓形虫病

弓形虫常由受感染动物的粪便携带，特别是猫，大多数人是通过吃未煮熟的肉，尤其是家禽肉传染的。大约有80%的人感染过这种寄生虫，产生了抗体，可要求医生作血液检查来确定孕妇有没有免疫力。成人患者只有类似轻微流感的症状，但对于孕妇，它能严重损害未出生的胎儿，引起胎儿脑部损害、眼睛失明，以及一些其他的异常。在妊娠后3个月危险最大。所以，孕期要遵守下列事项：

①不要吃生的或未熟的肉食，特别是猪肉、半熟的牛排。

②不要用生肉喂猫或狗，不要把它们盛食物的碗和其他东西放在一起。

③不要用猫的粪便做花肥。

④不要抚摩别人的宠物。

⑤不要去清理养猫或狗的箱子。如果不得不做，要戴手套。做完后用消毒液彻底洗手。

⑥烹饪肉时，内部温度至少要达到54℃，在这个温度下细菌才能被杀死。

18. 孕妇怎样预防早产

妊娠满28周至37周间分娩者称为早产。此阶段内分娩的新生儿，各器官的发育均不成熟，体重小于2500克，称早产儿。有资料表明，出生新生儿死亡中，有3/4是早产儿，而存活的早产新生儿中，有少部分可能会遗留智力障碍或神经系统的后遗症。早产儿通常要在保温箱里照顾。甚至要动用呼吸机辅助呼吸等抢救措施，等到自身生存能力发育完全后才可以离开保温箱。

为了预防早产，孕妇必须加强孕期检查，注意孕期卫生，高度重视可能引起早产的因素，如过去有流产史、早产史或本次妊娠有过流血史的孕妇。不要过度劳累（脑力劳动及体力劳动），避免急性感染，避免意外受伤，节制性生活等。如有下腹部坠痛或阴道血性分泌物，要去医院检查，必要时提前入院。

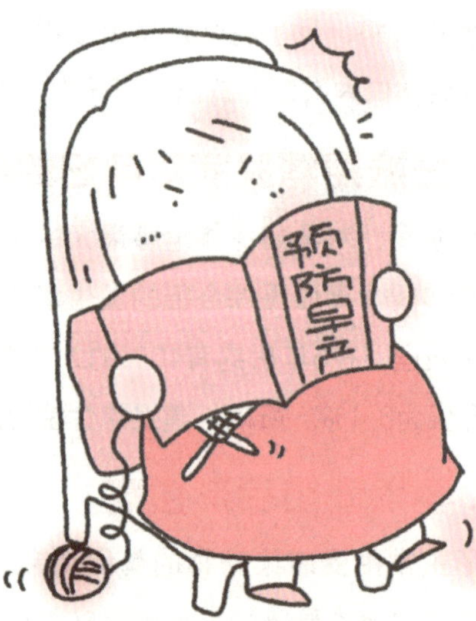

19. 过期妊娠对胎儿有何影响

有人认为胎儿在母体内多待一段时间，可以长得更大一些、更成熟一些，对胎儿更好。其实不然。在医学上把超过42周的妊娠称为“过期妊娠”，过期妊娠对母亲和胎儿有许多危害。

①过期妊娠的胎盘逐渐老化，胎盘功能减退，供给胎儿的氧和营养减少，临产子宫收缩时，胎儿容易缺氧，甚至胎死宫内。

②胎儿的头骨变硬，胎头不易塑形，因此不易通过母体狭窄、曲折的产道；同时，过期妊娠的胎儿长得较大，羊水量较少。上述因素均易造成难产，分娩时易损伤母体产道软组织及造成胎儿锁骨骨折。

③胎儿皮肤皱缩，呈黄绿色，头发指甲很长，外表像个“小老头”，哭声轻微，健康状况远较正常分娩儿差。

20. 孕晚期准妈妈的性生活

在怀孕8个月以后，孕妇的肚子突然膨胀起来，腰痛，身体懒得动弹，性欲减退。此阶段胎儿生长迅速，子宫增大很明显，对任何外来刺激都非常敏感。夫妻间应尽可能停止性生活，以免发生意外。若一定要有性生活，必须节制，要控制性生活的频率及时间，并注意体位，动作不宜粗暴。这个时期最好采用丈夫从背后抱住孕妇的后侧位。这样不会压迫腹部，也可使孕妇的运动量减少。临产前1个月或者3星期时必须禁止性交。这个时期胎儿已经成熟，为了迎接胎儿的出世，孕妇的子宫已经下降，子宫口逐渐张开。如果这时性交，羊水感染的可能性更大。对于丈夫来说，目前是应该忍耐的时期，只限于温柔的拥抱和亲吻，禁止具有强烈刺激的行为。为了不影响孕妇和胎儿的健康，夫妻间不但要学会克制情感，而且最好分睡，以免不必要的性刺激。

21. 孕妇怎样知道自己快要分娩

下列有代表性的症状表示即将临产：

①胃部压迫感小了。随着胎儿的成长而逐渐长大的子宫宫底，在怀孕35～36周最高，以后逐渐下降，这是因为随着分娩临近，子宫口和产道变软，胎儿下降到骨盆所发生的变化。

②下腹部疼痛、腹胀。这是由于子宫不规则的收缩所致，是临近分娩的征兆之一。

③尿频。由于下降的胎儿头部压迫膀胱，多出现尿频。

④腰痛、大腿根胀、人腿抽筋、腰痛也是临产的征兆。这是因为胎儿头部下降，压迫骨盆内神经而表现出的症状。

⑤分泌物增多。为准备分娩、子宫颈管张开，所以阴道分泌物增多，多为呈透明的或白色的黏性分泌物。如出现茶色的血性分泌物，称为“见红”，就应该住院了。

⑥胎动的次数减少。一直活跃的胎动，渐渐变得迟缓了。这是由于子宫经常收缩使胎儿难以活动，同时也是由于胎儿在临产前位置固定的缘故。

⑦肾脏有压重感。由于子宫的神经支配的关系，肾脏附近有一种模模糊糊的压重感。

⑧破水。是因为胎膜破裂，正常多在宫颈口开全时大量流出的羊水。破水后24小时内可正式临产。

22. 产期避免损伤胎儿眼睛

分娩时，如果处理不当，很可能会损伤孩子的眼睛，造成视力损害。急产，产道压力过大，对新生儿脑组织和身体都有一定损害；产钳助产不恰当，如位置不合适，夹中眼睛或视神经，将损伤眼球、视神经，甚至造成眼球破裂；如果新生儿吸氧过量也会影响孩子的视力发育；产程过长，会造成孩子视网膜出血，如果出血量过大，可能无法完全吸收，会影响孩子的视力。

总之，分娩前后，很多因素都可能影响宝宝的视力，妈妈一定要密切配合医生，争取顺利娩出胎儿，避免损伤。

23. 怎样才能做到无痛分娩

无痛分娩的主要内容如下：

①产妇及家属已了解妊娠、分娩过程中一些有关知识，对分娩过程中的疼痛有所了解，对分娩的安全充满信心。孕妇应解除焦急、恐惧心理，提高对疼痛的忍耐力，促使自身产生强有力的宫缩，以便顺利分娩。

②子宫收缩较紧，腹痛时，产妇两腿弯曲或伸直，用自己的手指按摩下腹部。

吸气时由中央到两侧反复按摩，痛间歇时停止。也可以用手指或手掌按压腰、骶部处，以减轻疼痛。

③分娩时有家属最好是丈夫陪伴，因为亲人在身边，产妇可以消除恐惧感，增加安全感，对减轻疼痛有益。

④采用药物麻醉法。现有全身麻醉、脊柱内麻醉和子宫颈旁麻醉三种，对于分娩的痛苦以麻醉法最为有效。

⑤应用无痛分娩仪协助分娩是当前无痛分娩的较好办法。

24. 产妇大声喊叫不利于分娩

有些产妇在分娩阵痛时就大喊大叫，认为喊叫会舒适一些。其实，分娩时大声喊叫并不利，因喊叫既消耗体力，又会使肠管胀气，不利于宫口扩张和胎儿下降。深呼吸、按摩和压迫止痛（深呼吸时，用拳头压迫腰部或耻骨联合处）都有利于分娩。产妇如一切正常，经医生同意后，可适当走动一下，或靠在椅子上休息一会儿，或站立一会儿，也可以缓解疼痛。

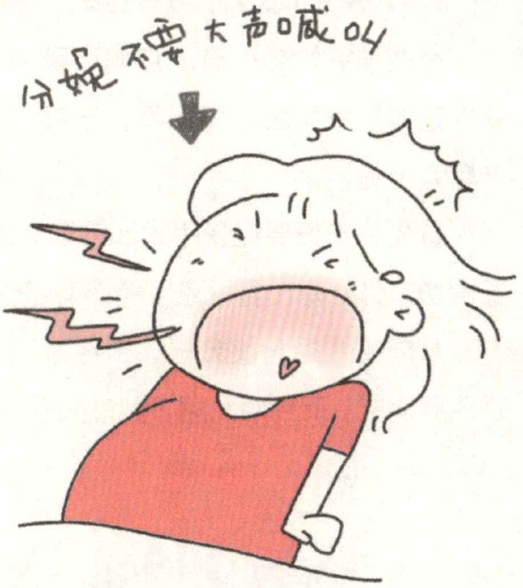

25. 选择剖腹产应慎重

“十月怀胎，一朝分娩”，这本是再自然不过的事情了。然而，现在许多“准妈妈”都选择剖腹产。剖腹产率持续升高已成为较为严重的公共卫生问题。

许多人推迟了生育年龄，高龄产妇比例增多，她们中大多数怕出意外而主动选择剖腹产。另外，由于生活水平的提高，孕妇普遍“营养过剩”，孩子体重大多“超标”，不得不实施剖腹产。按照国际标准，3千克为新生儿标准体重。过去新生儿也就2.5千克左右，现在一般都在3.5到4千克以上。对于有妊娠合并症、并发症的孕妇，有些医生为避免医疗纠纷，只要稍有异常就采取剖腹产结束妊娠。此外，一些医院追求经济利益，不论是否有剖腹产特征都进行剖腹产手术。

健康教育宣传不到位也是剖腹产率升高的原因之一。虽然实施剖腹产手术降低了孕产妇及新生儿的死亡率，对于生产困难的产妇及臀位不正常的产妇造成的创伤及新生儿并发症也明显减少，但是剖腹产有利也有弊。许多孕妇没有认识到自然分娩的好处和剖腹产的危害，对即将到来的分娩感到紧张和不安，害怕阴道分娩失败后改为剖腹产，所以干脆直接选择剖腹产。

剖腹产实际上属人为创伤，必然会带来并发症，所以对母亲健康的危害是肯定的。剖腹产产妇不仅容易术后感染，还容易造成肠损伤、腹腔粘连、子宫内膜异位症、宫旁组织炎等，对新生儿也不利，孩子出生后的患病率增高。

26. 孕妇应注意剖腹产弊大于利

有些孕妇怕生产时的疼痛而采用剖腹产。剖腹产是难产的解决方法，避免母婴并发症的医疗手段。表面看，剖腹产减少了产妇的产痛，但是根据研究显示，剖腹产弊大于利。

首先，产妇要经受手术和麻醉风险，术后恢复过程较慢。有些经剖腹产后5年，手术切口仍隐隐作痛，还可能伴有慢性腹痛。

从新生儿的角度分析，未经过阴道挤压而娩出，容易罹患呼吸系统疾病，如肺透明膜病变。而到幼儿期，其感知系统容易失调，会造成学习困难，影响学习效率。

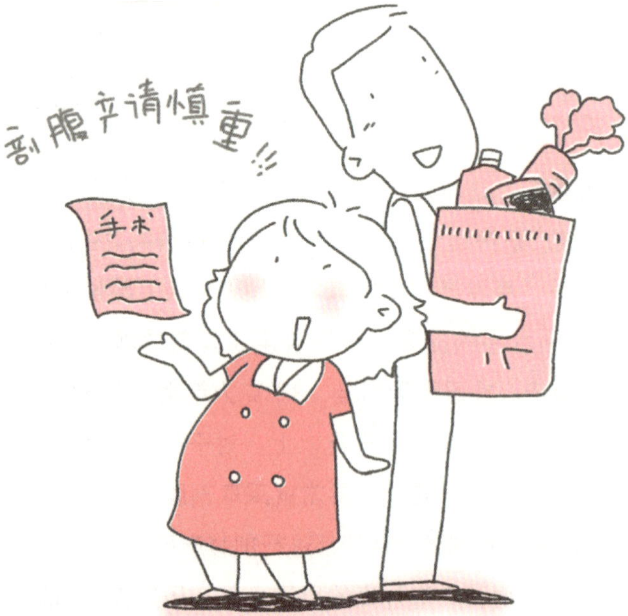

27. 多胞胎孕妇生育的危险

对于多胞胎孕妇来说，最大的危险是早产。正常的怀孕周期为40周，而近一半的双胞胎会在38周以内结束妊娠，三胞胎以上者早产的概率更大。因为人类的子宫是只为一个胎儿而“准备”的，两个以上的胎儿共用一个子宫发育，必然要相互竞争和影响，处于强势地位的胎儿会争取到更多的营养，这就是多胞胎中为什么有的胎儿个头较大，有的较小、发育不完全甚至不能成活的原因。由于营养不足和发育不完全，多胞胎儿还会面临各种各样的健康威胁，例如黄疸、贫血、小儿麻痹症等；其抵抗力微弱，易受细菌感染；肺部发育不完全，存在呼吸障碍；眼睛发育反常，长大后容易得近视眼；而且，还有患其他一些长期慢性病的危险。因而，多胞胎早产儿需要特别的护理，父母也要作详细咨询和相应准备。

28. 多胞胎孕妇宜选择合适的分娩方式

多胞胎孕妇在预产期到来之前，还要就是否实施剖腹产的问题预先与家人和医生达成一致，并为此作好准备。大家都知道，自然分娩是最理想不过的，但实际上为了确保安全，大部分多胞胎最终实施的都是剖腹产。因此，在分娩日期到来之前，要详细了解这两种分娩的知识。你了解得越多，准备越充分，分娩就越顺利，痛苦就更小些。

如果是双胞胎，正常情况下可以自然分娩。通常每次只出生一个胎儿，下一个胎儿间隔一小时左右出生。而且，由于胎儿体形较单胞胎小一些，分娩也更加容易，痛苦不那么大。通常情况下，第一个胎儿会顺产，即头朝下进入产道，第二个方向相反，会屁股朝下，或者双脚先出来。比较麻烦的是横在产道口的，一般就必须实施剖腹产了。

多胞胎实施剖腹产的概率极高。在即将分娩时，由于胎儿处于活跃状态而相互拥挤，容易造成胎盘紧缩和脐带缠绕，严重时会对胎儿生命构成威胁，也令母亲极度痛苦。在这种情况下，就必须立即实施剖腹产。剖腹产手术时，麻醉师先实施局部麻醉，主刀医生会在孕妇的腹部横向或纵向划开一个口子，将子宫打开，把脐带剪断，将胎儿一个接一个地拿出来，然后缝合伤口。说起来简单，但是整个手术也需要好几个小时，而且在此期间也可能伴随着各种危险。

第五章

愉快迎战孕期心理问题

为了孕育一个聪明、健康、活泼的孩子，务必要保持良好的心境。准妈妈对腹内胎儿要有博大的爱心，要加强自身修养，学会自我心理调节，善于控制和缓解不健康情绪。面对逆境和困难，要处之泰然，处变不惊。丈夫要更加关爱妻子，为妻子创造一个安静、舒适、清洁的生活环境，听听轻快、柔和、平缓的音乐，到郊外或公园去欣赏大自然的美景，呼吸新鲜空气，多看一些优美、素雅的图画和活泼、浪漫、欢乐的影视，多给孕妇一些良性的心理刺激，尽可能避免逆性刺激。

一、孕妈咪为什么需要心理“营养”

国内外专家研究显示，女性怀孕期间的心理状态与情绪变化，不仅影响自身的身体状况，而且对体内的胎儿发育以及孩子成年后的性格、心理素质发育都有直接影响。

1. 妊娠态度对胎儿的身心发育影响最大

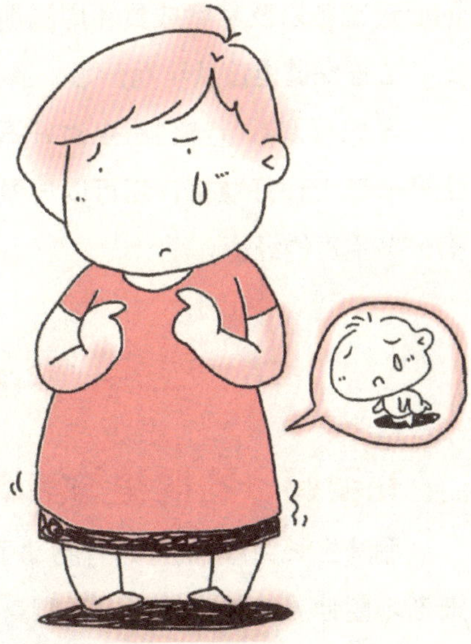

医学专家指出，在孕妇的心理状态中，以她们对胎儿的态度和心理压力对胎儿生长发育影响最大。

专家通过对数千名孕妇的调研结果发现，希望分娩的孕妇所生的孩子与不希望分娩的孕妇的孩子相比，无论从心理上还是身体上，在出生时和出生后前者都比后者健康。比如，前者发生早产和低体重儿比率高，精神行为异常者多，特别是拒绝生育的母亲，所生的孩子很多都易患消化系统疾病，或孩子大多感觉迟钝、体弱无力。

怀孕期间要保持乐观、开朗的情绪。由于妊娠反应以及对分娩的恐惧等问题，孕妇常常会产生情绪波动。任何妇女都不要把怀孕生产看作是个人的事，不要把胎儿看作为“我的孩子”，而是“我们的孩子”，这样情绪就会开朗多了。

2. 妊娠期心理调适对准妈妈的身心健康影响巨大

专家指出，有心理准备的孕妇与没有心理准备的孕妇相比，前者的妊娠生活较后者更为愉快、顺利、平和。同时，她们的妊娠反应轻，孕期中并发症较少，胎儿健康成长在优良的环境中，分娩时也较顺利。因此，准备要孩子的夫妻，在孕前就应该从心理和精神上作好各种准备，包括从心理上接受怀孕期特殊的变化，如形体、饮食、情绪、生活习惯变化；接受小生命诞生后使夫妻生活空间和自由度比以前小的变化；接受孩子出生后夫妻双方自觉或不自觉地将自己的情感转移的变化；接受妻子怀孕后丈夫需要比任何时候都要尽更多责任的变化，要体贴、理解、照顾妻子。夫妻双方要以平和、自然的心情和愉快、积极的态度，迎接怀孕和分娩。

怀孕期，许多心理和生理的变化交织在一起，形成孕妇独特的心理应激反应。这些心理和情绪的变化会延续到生产时，并逐渐加重。孕妇对分娩的认识、对疼痛的心理准备以及家庭成员和周围朋友的态度，都将对分娩过程产生巨大的影响。因此，心理保健应该从孕期开始，消除对分娩的紧张恐惧心理。

孕妇可以听听产科医生对妊娠知识的指导，了解胎儿的孕育过程，尽量在思想上和心理上作好准备，还可以与做了母亲的人交流思想，她们对如何度过妊娠期都有一些宝贵的经验。

二、孕妈咪心理变化对宝宝的影响

1. 孕妈咪的情绪与胎动的变化

胎儿生长到7周就开始有胎动了，最初的活动为吞咽、眯眼、咂拇指、握拳头，渐渐地能伸展四肢，转身以及翻身。胎儿生长到16周后，母亲能够感觉到更明显的胎动。科学家观察证明，在正常情况下，胎动期活动能力强的较能力弱的婴儿在出生后6个月时动作发育较快。人的个体差异在胎儿期就已显露出来，有的老实文静，有的活泼好动，这既与先天神经类型有关，也与胎内外环境有关。正常情况下胎动多是好事，不但告诉你胎儿发育正常，而且也预示着出生后孩子的抓、握、爬、坐等各种动作将发展较快。

但必须注意，孕妇的情绪过分紧张、极度疲劳、腹部压力过重等，都可使胎儿躁动不安，产生强烈的活动，这种反应是不好的征兆，它不但易引起流产、早产，而且易出现胎儿畸形或给出生后婴儿的行为带来不良影响。当孕妇情绪不安时，胎动次数会较平常多3倍，最多达正常的10倍，如胎儿长期不安，体力消耗过多，出生时往往比一般婴儿体重轻一千克左右。如孕妇与人争吵后3周内情绪不好，在此期间，胎动次数较

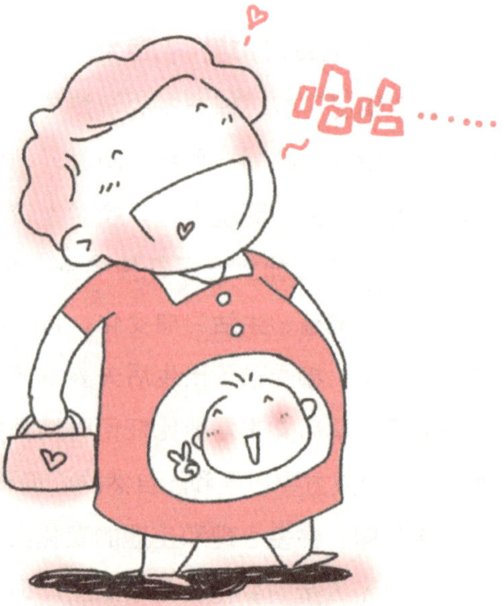

前增加1倍，母亲在孕期的情绪长期受到压抑，婴儿出生后往往出现身体功能失调，特别是消化系统功能容易出现紊乱。大量的临床调查显示，在妊娠4~10周内孕妇情绪过度不安，可能导致胎儿口唇畸变，出现腭裂或兔唇，因为胎儿腭部发育恰好在这个时期，孕妇精神状态的突然变化，如惊吓、恐惧、忧伤、严重的刺激或其他原因引起的精神过度紧张，能使大脑皮层与内脏之间的平衡关系失调，引起循环系统功能紊乱，导致胎盘早期剥离，甚至造成胎儿死亡。

2. 孕妈咪慌张不安可使胎儿血压升高

专家对绵羊的实验表明，母羊在怀孕早期情绪慌张不安，即使短短两天，也可能会引起胎儿血压升高以及肾功能紊乱。

研究专家认为，在绵羊身上的这一发现，与人遇到慌张不安时的情况很相似，因而对胎儿的影响也一样，并会影响以后的生活。孕妇在孕期避免服用药物和进食某些食物固然重要，但也应想尽一切办法避免慌张。不过，遗传易致精神慌张在这里是一个关键因素，引起精神慌张的作用力对于不同的人有很大差异。

孕妇妊娠有不良情绪反应时，丈夫宜多方面对妻子体贴和照料，既要在精神上给予多多安抚和宽慰，又要在物质上多下工夫。丈夫要多为妻子准备一些适口、清淡、易于消化的食物，还要尽量说些风趣的话，讲些幽默的故事和笑话，使妻子心情开朗。

3. 孕妈咪过分依赖对胎儿是否有影响

孕妇在妊娠期间若过分依赖，毫无疑问对胎儿是有影响的。

但有些孕妇因体形显露而不愿活动，每天不干任何事情，凡事都由丈夫包办，对丈夫的依赖心理严重，认为这样才会对胎儿有利，可这样做却易引起心理上的郁闷、压抑、孤独，这对胎儿是不利的。医学界认为，孕期适当的劳动可以增强孕妇的肌肉力量，对分娩有一定帮助。所以，孕妇可以从事家务劳动，如果没有异常情况，孕中期仍能正常上班，这样对于改善依赖的心理状态也大有益处。

4. 初期孕妇的担心心理会影响到胎儿的发育、性格和智慧

孕妇对孕后产生的一切都是陌生的，对将要发生的事有一种担心和恐惧的心

理。孕妇担心孩子会不会有缺陷，担心自己过去接触过有毒物质会不会对胎儿产生不良影响，患过病的妇女担心自己服过的药会不会影响到胎儿的发育，特别是有高血压、心脏病的孕妇担心怀孕会不会加重自身的病情同时影响到胎儿的健康成长。高龄的孕妇则担心会不会生个畸形儿，同时又担心分娩时会难产。诸如此类的担心，常使孕妇处于不良的心理状态中。

担心、恐惧、思虑都会使肾上腺素分泌增加，如果长期处于担惊受怕、精神高度紧张之中，通过神经分泌机制的调节，肾脏会分泌大量肾上腺素，堆积过多，会直接影响到胎儿的生长发育。

科学研究结果证明，孕妇的情绪变化直接影响胎教的质量。专家曾对百余位孕妇做了一项胎教实验，他们得出的结论是，母亲的情绪言行直接影响胎儿的性格和智慧。

孕妇的一切心理状态对胎儿的人格都会产生影响，譬如妈妈在怀孕时性情温和少发脾气，将来孩子的性情就会好一些。妈妈如果喜欢文学、绘画和音乐，这个孩子的艺术天赋可能就比较高。母亲在孕期一心为善，日后孩子的个性也较善良温和。

所以，怀孕期间的母亲应尽量消除恐惧、愤怒、焦虑不安的情绪，多接受一些新鲜的、令人愉快的刺激，为胎儿营造一个健康良好的精神环境。

三、孕妈咪心理变化对自身的影响

1. 精神刺激对头3个月的孕妈咪伤害最大

这个时期是一个特别易伤期。美国科学家报告，通过对经历了1994年6.8级地震的孕妇进行调查发现，处于怀孕头3个月的孕妇，比怀孕中晚期或已分娩过的女性更易受到精神刺激的损害，甚至导致早产。

调查发现，孕期处于头3个月的孕妇，经历地震刺激后大多在第38孕周分娩；孕期处于最后3个月的孕妇，分娩往往是在第39孕周。由此可见，精神刺激对早期妊娠的伤害性最大。

2. 孕妈咪情绪过于紧张会

诱发流产

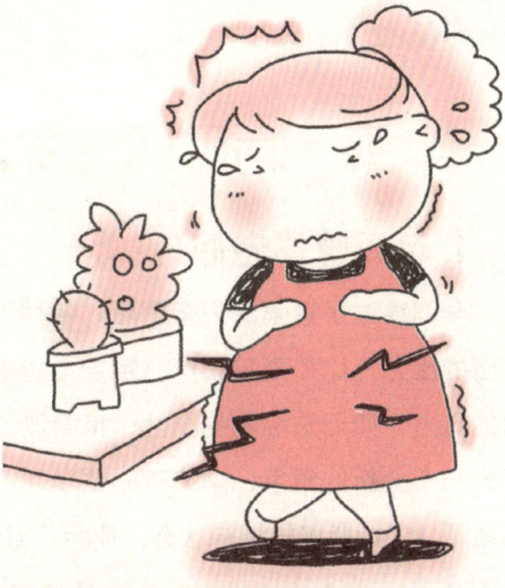

当孕妇的情绪一直保持紧张状态时，会使机体处于一种应急状态，破坏了原来的稳定状态，使体内神经免疫及内分泌（尤其是孕激素的分泌）发生紊乱，以致影响正常妊娠。孕激素是保证胚胎发育的重要激素，与下丘脑有密切关系。生理学实验证明，人的情绪变化与大脑边缘系统特别是下丘脑有关，情绪变化会间接影响内分泌的相对稳定状态。当人的情绪处于长期紧张状态时，体内孕激素水平降低，胎盘发育不良，这些因素都不利于胚胎发育。并且此时子宫正处于高敏感状态，很轻的刺激就会促使子宫收缩，诱发流产。

3. 孕期焦虑可能会引发溃疡病

孕妇的焦虑情绪主要表现为怕产痛、怕难产、怕胎儿畸形，甚至对生男生女也忧心忡忡，也有少数孕妇因家庭或工作原因发生长期焦虑情绪。

如果焦虑持续很长的时间，孕妇就会坐立不安，消化和睡眠也受到影响，胃酸分泌过多，发生溃疡病。有研究表明，孕妇妊娠中毒症也与焦虑和情绪紧张有关。《竹林女科》一书上说：“心有疑虑，则气结血凝而不顺，多致难产。”心里出现紧张、抑郁时，去做一件高兴或喜欢的事，如浇花、钓鱼、听音乐等，会使孕妈咪对生活的乐趣提高一半。洗温水浴或做适度家务小活，也会通过促进血液循环消除孕妈咪的不良情绪。

4. 孕妇紧张焦虑会使自身免疫力下降

研究显示，女性在怀孕及分娩前后经常处于紧张焦虑状态时，自身免疫力就会相对较低。长期情绪紧张焦虑的孕妇，下丘脑受到紧张情绪刺激后，脑垂体也随之受到刺激，促使肾上腺分泌糖皮质激素增高，导致抗体减少，大大削弱孕妇对疾病的免疫力。

四、如何让孕妈咪保持良好的心境

1. 孕妈咪需做心理体操

孕妇度过了短暂的兴奋期后，各种压力也会从不同的方向朝你涌来，既有心理方面的压力，比如高龄初产，宝宝会健康吗？他会成为一个好父亲吗？也有身体方面的压力，如无法控制的孕吐、情绪波动等等。如何从压力的包围中突围出来呢？作为一个全新的角色，孕妇有必要学习一些新的技巧，从容地应对一些必然会出现的难题，保持良好的精神状态，使胎儿得到适当的“精神维生素”。

（1）一个温馨而又宁静的卧室

如可适当添置一些婴儿用的物品，让那些可爱的小物件随时提醒你一个新生命即将来到你的身边！还可以在一些醒目的位置贴一些美丽动人的画片，别忘了，把你最喜欢的漂亮宝宝的照片贴在你的卧室里。想象一下，你的宝宝就是这么可爱、动人！

（2）语言传递心声

每天花几分钟同宝宝说几句悄悄话，比如“宝贝，我爱你”等，外出散步时也可以悄悄地告诉他“外面的天气真好”。日本育婴文化研究所的谷口裕司在妻子妊娠期间，曾实验过“父亲式的胎教”，每天晚上临睡前，把手放在妻子的腹部说：“你今天又长了那么多，我是你的爸爸呀！”父亲抚摸妊娠中的孕妈咪的腹部，对于情绪不稳定的孕妇来说，是一件很快乐的事。因此，别忘了动员准爸爸也一起来做“体操”。

（3）音乐的洗礼

音乐不仅能促进胎儿的身心发育，对孕妈咪本身也能起到一定的放松作用。听力专家研究发现，轻松愉快的乐曲可以使胎儿的心率趋于稳定，而一些节奏强烈的摇滚音乐则会使胎儿躁动不安。可以播放你最喜欢的歌曲，大声地唱出来如同参加合唱，你的精神状态一定会达到最佳点。据报道，俄罗斯曾有一支孕妈咪合唱团，参加合唱团的孕妈咪心情都很舒畅，胎儿的生长发育也都很好。

（4）与幽默亲密接触

笑是人生极大的生活享受，多为自己创造笑的机会。欣赏喜剧，看一些幽默、风趣的散文和随笔，还可以收集一些幽默滑稽的照片，每天欣赏一次，你还可以要求准爸爸有意识地收集一些笑话、好玩的传闻，在餐桌上发挥一下他的喜剧才华。笑能把消极的因素转化为积级因素，从而变成生命的能量。

（5）美妙的想象之旅

在听音乐时，或者与准爸爸在一起的时候，都可以放飞你的想象，想象胎儿在“宫中”安然、快乐地生活，也可以与准爸爸一起描绘宝宝的未来。

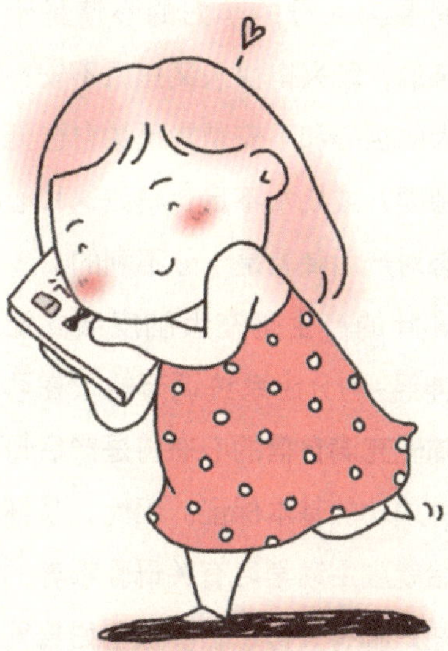

（6）心情日记

在孕期，给自己买一本装饰漂亮的日记本吧，每天都写上一段，记录一下每一天的心情。如果这一天心情特别好，请多写一些，这是一份长久的纪念，将来的某一天，你也许会与宝宝一起来重温这些精彩的片断，这些珍贵的细节，将使你获得更多的快乐。如果这一天你的心情特别抑郁，没关系，如实地记录下这一切，让笔与文字一起帮助你排去心中的抑郁和沮丧吧，当你写完了，你的负面情绪也就被释放了。

2. 即使是稳定的孕中期孕妈咪也不宜过分放松

进入妊娠中期以后，由于孕妇体内已经形成了适应胎儿生长的新的平衡，孕吐等不适反应消失，孕妇的情绪也变得相对稳定。所以，孕中期心理安定，其保健的重点应在于通过生活、工作和休息的适当调配，使身体保持完好状态，以保证良好的心理状态。但也不要在心理上过分放松。

因为身体状况的安定，也有可能会导致精神上的松懈，孕妇会大舒一口气，显得很放松。但是，孕中期并不一定就平安无事。由于怀孕造成各个系统的负担，可能加重原有的心脏、肾脏、肝脏等病情；孕中期也可能会出现各种病理状况，如妊娠高血压综合征和贫血等。放松对身体状况的注意，很可能会导致不良后果。所以，孕妇孕中期千万不可过于放松，认为自己身体没事就不按时到医院接受检查，这种做法并不妥当。

3. 作好哺乳的心理准备

将要为人母的孕妇的心情是十分复杂的，既兴奋快乐又焦虑不安，而最大的担心和不安常常是怕自己无奶哺喂婴儿或奶水不足，孕妇这种心理状态对产后哺乳是十分不利的。

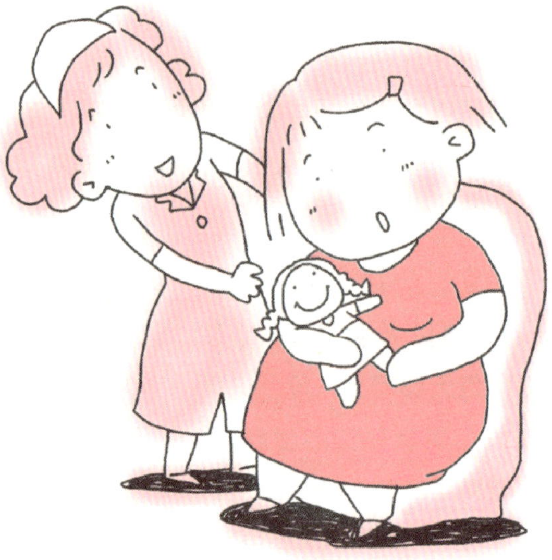

乳汁的产生是在大脑皮层支配下受神经-内分泌系统调节的，在孕期对哺乳充满自信的心态将是产后母乳喂养成功的基本保证。因此，从怀孕开始就应主动学习有关母乳喂养的基本知识和有关信息，参加孕妇母乳喂养知识讲座，或向有母乳喂养经验的母亲请教取经，从理论和现实中认识母乳是婴儿最理想的营养品，是其他任何乳类都无法取代的无价之宝。哺乳是人类的本能之一，是哺乳动物繁衍生息过程中重要的生物学活动，几乎每个健康的母亲都有足够乳汁哺育自己的宝宝，从而对母乳喂养产生极大兴趣和强烈愿望，树立哺喂婴儿的信心。

如对母乳喂养还有疑虑，应主动向医生请教，进一步坚定母乳喂养的信心和勇气。

4. 准爸爸是孕妈咪的心灵安定剂

怀孕是夫妻共同的事，在整个怀孕过程中，孕妈咪更需要准爸爸的关爱、理解、帮助和支持。准爸爸就好似孕妈咪心灵上的安定剂，可帮助她们摆脱种种不良情绪，一同顺利走过孕育生命的心路。

孕妈咪心里总希望丈夫与她共享怀孕的快乐和担忧，理解她情绪上的种种变化，并及时给予安慰。孕吐时会很难受，常常发脾气，希望丈夫能注意到孕妈咪的性情变化，宽容、谅解她的烦躁情绪和过分挑剔。心绪不佳时，希望丈夫能在孕妈咪身边，耐心劝慰，并多花一些时间陪陪孕妈咪。

5. 准爸爸应担当起父亲的责任

准爸爸要意识到，你为宝宝所做的每一件事及每一份努力都有重大的意义。因为，你是与孕妈咪最亲密的人，你的一言一行乃至情感态度，不仅影响妻子，而且会影响宝宝。孕妈咪保持良好的情绪，有助于宝宝的健康生长发育以及顺利分娩。

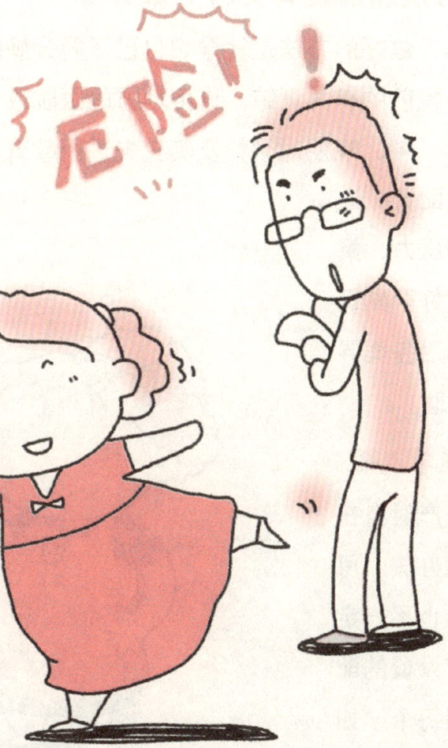

五、特殊时期的心理护理

1. 孕晚期宜注意心理保健

进入孕晚期以后，孕妇子宫极度膨胀，各器官、系统的负担也接近高峰，因而，孕妇心理上的压力也更大。

许多孕妇会产生一种既兴奋又紧张的矛盾心理，从而导致情绪不稳定、精神压抑等心理问题，甚至会因心理作用而自感全身无力，即使一切情况正常，也不愿活动。由于临近预产期，孕妇对分娩的恐惧、焦虑或不安全加重，对分娩“谈虎色变”。担心发生临产先兆时来不及到医院，因而稍有“风吹草动”就赶到医院，甚至在尚未临产，无任何异常的情况下，缠住产科医生要求提前住院。

所以，孕晚期心理保健应注意以下问题：

（1）了解分娩原理及有关科学知识

克服分娩恐惧，最好的办法是让孕妇自己了解分娩的全过程以及可能出现的情况，对孕妇进行分娩前的有关训练。许多地方的医院或有关机构均举办了“孕妇学校”，在怀孕的早、中、晚期对孕妇及其丈夫进行教育，专门讲解有关医学知识以及孕妇在分娩时的配合。这对有效地减轻心理压力、解除思想负担以及做好孕期保健，及时发现并诊治各类异常情况等均大有帮助。

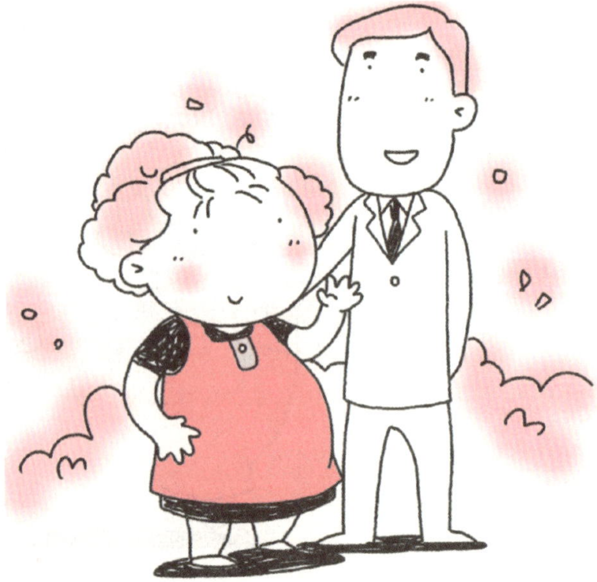

（2）不宜提早入院

毫无疑问，临产时身在医院，是最保险的办法。可是，提早入院等待也不一定就好。首先，医疗设置的配备是有限的，如果每个孕妇都提前入院，医院不可能像家中那样舒适、安静和方便；其次，孕妇入院后较长时间不临产，会有一种紧迫感，尤其看到后入院的孕妇已经分娩，对她也是一种刺激。另外，产科病房内的每一件事都可能影响住院者的情绪，这种影响有时候并不十分有利。所以，孕妇应稳定情绪，保持心绪的平和，安心等待分娩时刻的到来。不是医生建议提前住院的孕妇，不要提前入院等待。

（3）做好分娩准备

分娩的准备包括孕晚期的健康检查、心理上的准备和物质上的准备。一切准备的目的都是希望母婴平安，所以，准备的过程也是对孕妇的安慰。如果孕妇了解到家人及医生为自己做了大量的工作，并且对意外情况也有所考虑，那么，她的心中就应该有底了。

2. 临产妇的心理护理

妇女临产前多会出现各种不同的心理变化，此时加强产妇的心理护理非常重要。

孕妇预产期临近的时候，都会有不同程度的担心，看着医生、助产师严肃的面孔及临产妇疼痛的表情，常产生紧张害怕的心理。一般临产妇对宫缩疼痛不能忍受，特别是宫缩较强的产妇，常大喊大叫，用乞求的目光看着助产人员。同时她们又担心分娩是否顺利、孩子是否健康、助产人员技术上是否过硬、对自己是否亲近，此时更希望有丈夫和熟人陪伴在身边。

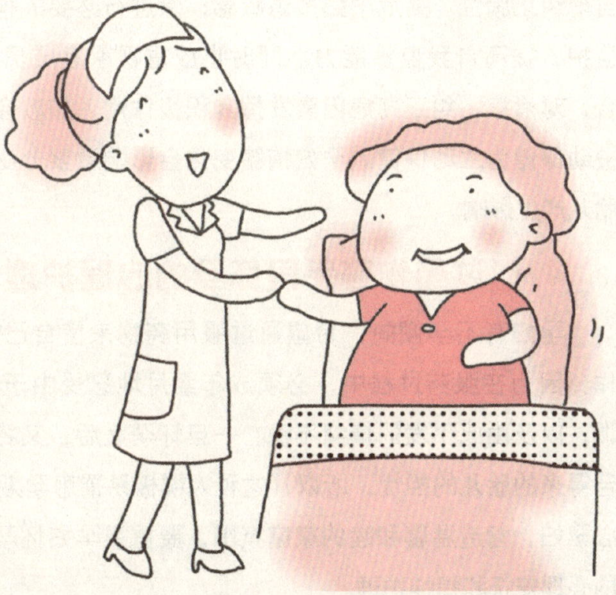

助产人员要热情接待每一位临产妇，一举一动要像对待自己的亲人一样去照顾她们，关心和爱护她们，使

她们像在自己的家里一样。

在对临产妇进行全面检查时，认真观察产程、宫缩持续时间及间隔时间、胎头下降情况及胎心是否正常、临产妇的精神状态、大小便情况，要做到一丝不苟，如发现异常及时处理，对她们提出的要求要尽量、耐心地去满足，使其懂得只有与医护人员密切配合，保持体力，才能保证胎儿的安全娩出。

3. 高危孕妇的心理护理

加强高危孕妇的宣教工作很重要，解除恐惧、紧张心理，避免语言不慎造成孕妇误解和情绪紧张。指导她们孕期应该注意什么、避免什么，使她们对自己的高危因素有一定了解，有信心配合医生做好治疗和预防，对高危孕妇的护理，应是早发现、早预防、早治疗。

在围产期中采用高危评分法，分析可能引起的孕妇、胎儿和新生儿发病、死亡的各种因素，及时识别这些因素，确定高危的程度。对高危妊娠作出正确的诊断和处理，要使高危孕妇了解有病不治亦可影响胎儿，要恰当掌握用药剂量、时间、给药途径。如贫血、妊高症的早期经过治疗，可以转危为安。左侧卧位简便易行，对治疗、控制妊高症可以收到良好的临床疗效。对臀位及其他胎位不正的孕妇，要适当地纠正胎位。高危孕妇多虑敏感，除进行必要的检查外，还要指导孕妇进行自我监护，提高自我监护能力。同时也应重视家庭成员及丈夫的作用，取得他们的配合，对治疗、纠正高危因素发挥其积极作用，如教会丈夫听胎心、孕妇数胎动，变被动保健为主动保健。孕妇情绪变化会影响激素分泌和血液化学成分变化，从而对胎儿产生影响。

4. 通过药物等手段怀孕的心理护理

孕妇有不孕倾向，希望通过服用药物来使自己怀孕的，应该做好思想准备工作，因为在服药过程中，必须成年累月地忍受由于药物副作用而导致的内分泌不调，以及由此引发的情绪不稳，一旦怀孕之后，又将面临对于万一失去这个千辛万苦得来的胎儿的担忧，所以，这种人群极易罹患孕期抑郁症。家庭人员应尊重和关心孕妇，营造温馨和睦的家庭氛围，要重视孕妇怀孕后的一些心理变化，予以必要的心理安抚和精神护理。

5. 有过流产经历的孕妇护理

如果你过去有过流产经历，特别是上次流产与本次怀孕相隔不久，或者在一年中有多次流产经历，身体可能还没有从上次流产中完全复原，在精神和肉体上相对脆弱，都更容易引发孕期抑郁症。

家庭成员特别是丈夫更应注意自己的言行，给妻子以更多的体贴、关爱和温情，搞好饮食调理，加强孕期营养，以满足胎儿生长发育的需要。同时，要主动承担家务，让妻子在舒适、和睦、宽松的环境中健康、愉快地度过妊娠期，从而为优孕、优生、优育奠定良好基础。

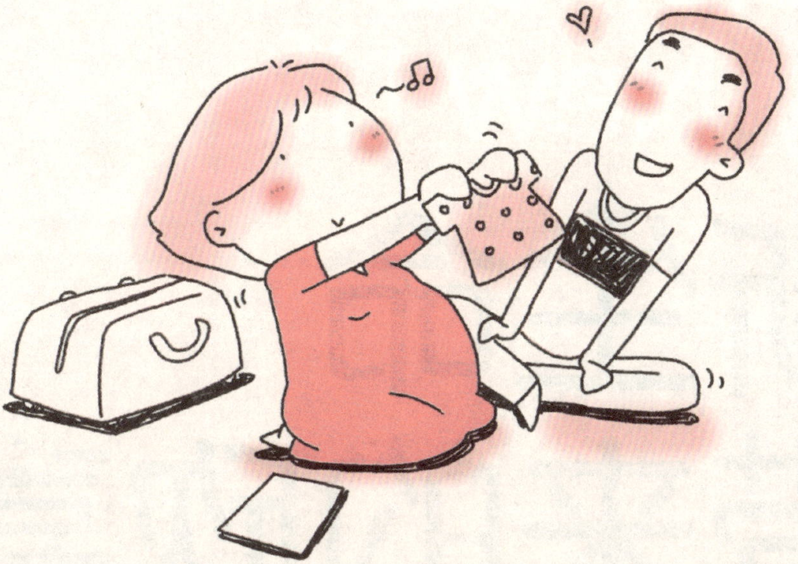

Part 3

Rejoiced by New Life

新生命带来的欣喜

十月守护，四十周耐心等待，

甜蜜、辛酸，一切都很值得。

在充满真诚、爱意的期盼下，新生命呱呱坠地了。

于是，在小小的家庭世界中，掀起了欢天喜地的巨浪。

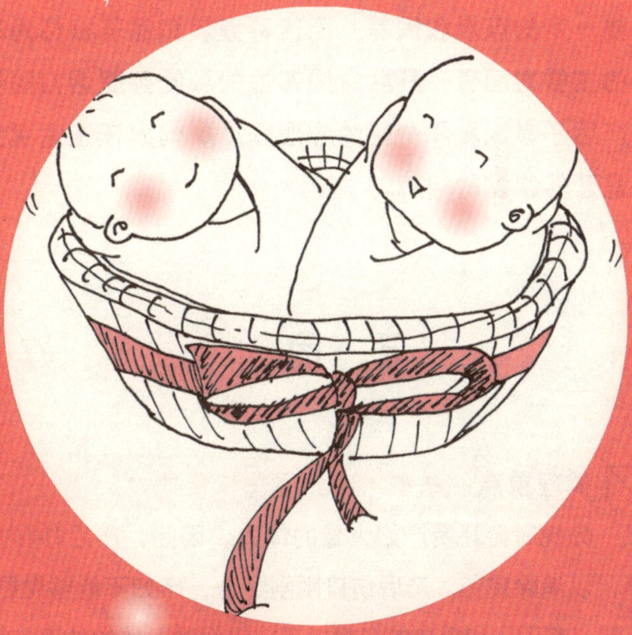

第一章

产后6周全程守护，妈咪宝贝调理指南

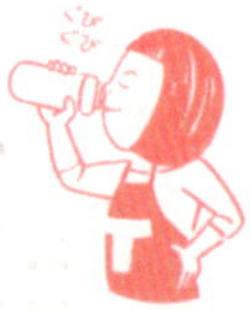

产后恢复，是指女性在生产完毕之后，常常会因为身体过于虚弱而需要一定的恢复和保养，而这种恢复和保养被称为产后恢复。产后恢复包含的主要方面有：产后会阴部位的私处细胞活力因子护理、产后体形恢复、产后子宫恢复和产后的心理恢复。妈妈在生完宝宝后的恢复期间一定要注意营养饮食的均衡。

第一周 补充营养，好好休息

调理重点：注意休息，尽快恢复体力。

分娩时会耗费产妇大量的体力，因此，产后1周内一定要保证充分的休息和静养，以消除疲劳。产后伤口刚刚缝合，产妇不能够做剧烈运动。但产后做一些活动也是必需的，如简单的产褥操等，以促进身体的快速恢复。

1. 产后1周新妈咪的身体变化

分娩后第1天开始分泌乳汁。

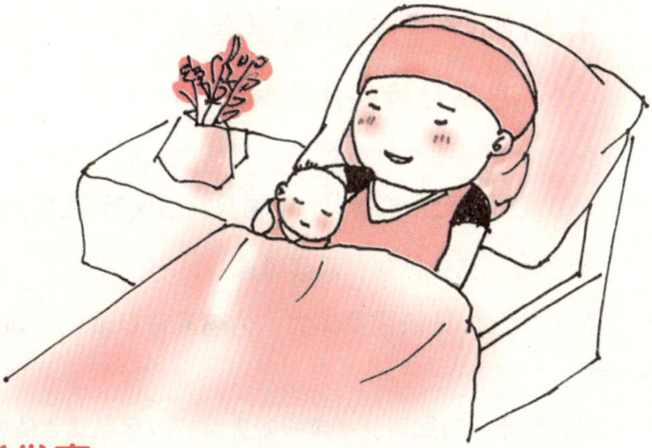

恶露的量在分娩当天和第2天较多，1周后，减少到与平时的月经量差不多的水平。

分娩后第3天，产后痛开始得到缓解。

分娩1周后，子宫收缩变小。

2. 第1周宝宝的生长发育

全身皮肤柔软、红润，表面有少量胎脂，皮下脂肪已较丰满。

出生第2天，排出黑绿色的胎便，第4~5天开始，胎便逐渐变成黄色。

每天排尿6~10次，但量很少。

出生1周时体重稍有下降。

3. 本周护理要点

（1）学会观察恶露

产后前3天，一般都是血性恶露，红色，持续3~7天。除了观察颜色和形状外，还要闻恶露有无臭味，如有臭味说明可能有产褥感染。

（2）子宫收缩情况

产后第1天子宫收缩至底与脐平，以后每天下降1~2厘米。

（3）乳房的检查

检查乳头有无皲裂，乳腺管是否畅通，乳房有无红肿、硬结，乳汁的分泌量。

（4）按需哺乳

在宝宝形成哺乳规律之前，啼哭或要吃奶时，不论何时都应哺乳，即使母乳分泌不足也应坚持哺乳。因为吮吸乳头时会促进新妈咪的荷尔蒙分泌，进而促进母乳分泌，也有利于子宫的康复。一般每隔2~3个小时给宝宝哺乳和更换尿布，夜间也要起来喂奶和换尿布。当宝宝睡觉的时候，新妈咪也要抓紧时间休息。

4. 新妈咪住院护理要点

（1）自然分娩的住院时间

自然分娩时虽然阵痛剧烈，且持续的时间较长，但子宫收缩和身体恢复速度比较快。分娩后若无异常情况，通常只需住院3天左右，即可出院回家休养。

第1天： 充分休息，观察排尿

充分休息，尽快恢复体力，为哺乳作好准备。饿了可以吃些易消化、无刺激性的食物。

分娩后半小时即可让宝宝吸吮乳头，以尽早建立催乳和排乳反射，促进乳汁分泌。

一般在产后8小时左右可下床行走，会阴侧切的，12小时后也可下床了。家人可以帮助产妇做一些翻身等简单的动作，帮助排气，以预防肠粘连。生产后产妇一定要多喝水，尽量在产后6～8小时内排尿，预防引发产后尿潴留。如8小时以上仍未排尿，家人可帮助按摩或热敷耻骨上方的膀胱位置促进排尿，否则就要进行导尿。

第2天： 逐渐恢复

进行坐浴，防止受损的阴道和子宫感染细菌，促进会阴部缝合的伤口尽早愈合。

可进行简单的、轻微的产褥体操，帮助身体的恢复。

今天开始流出营养丰富的初乳了，要让宝宝吸吮，并按摩乳房。

第3天： 出院回家

无异常情况即可出院，如会阴有伤口，也可第4天拆线后出院回家。

（2）剖腹产手术住院时间

自我保健对剖腹产术后顺利康复作用很大。

第1天

麻醉药作用渐渐消退，几小时后便开始感觉疼痛。新妈咪要对术后疼痛作好一定的精神准备。

术后几小时，要让宝宝吸吮乳头。

第2天

手术后24小时，导尿管拔出后，可下床进行轻微的活动，逐渐增加活动量，促进肠蠕动和子宫复旧，尽早排气，避免肠粘连及血栓性静脉炎。

第3天

排气就说明肠胃功能恢复了正常，能适当进食了。通气后可以吃些清淡的流食，如蛋汤、米汤、藕粉等，切忌喝牛奶、豆浆等胀气饮品，影响消化系统恢复。红糖水也应在手术后3天左右再开始饮用，但不宜久喝。

此时，疼痛得到了缓解，身体逐渐恢复，可以独自去卫生间了。

第4天

可以行走，做些轻微运动，要坚持按摩乳房，在家人的帮助下每4~6小时给宝宝吸吮哺乳1次。

第5~6天

如无异常特殊情况，即可出院。出院前，要接受拆线等简单的医疗处置，宝宝接受基本的健康检查。

第二周 子宫恢复，护理乳房

调理重点：观察恶露，加强乳房的护理。

1. 产后第2周新妈咪的身体变化

恶露的颜色慢慢变成褐色，再变成黄色，持续7~14天。若血性红色恶露持续两周以上，说明子宫复原不好。

产后10~14天，子宫降入骨盆，恢复到分娩前的状态。

母乳分泌更加顺畅。

2. 第2周宝宝的生长发育

四肢运动出现不自主的、无意识的拥抱反射。

每天睡20个小时左右，吃奶和大小便次数多且尚无规律。

脐带变黑干结，然后脱落。

3. 本周护理要点

（1）保证足够的休息

产妇的体力还在恢复过程中，不可过度劳累，不可忽视身体的保养，不要过多走动，更不要做家务，但要坚持做产褥体操。

（2）注意身体的卫生

出院后新妈咪要每天注意会阴部清洁，认真清洗，每日要洗几遍。可以进行简单的淋浴，时间不要超过5分钟。

（3）不要受凉

室内温度应保持在20℃~22℃，尤其要注意下半身的保暖，脚部不要着凉。

（4）预防产后抑郁症

引起产后抑郁症的主要原因是体内激素分泌的变化，以及新妈咪对育儿产生的负担感。大部分妈咪都会经历这样的症状，对此不必过于担心，应保持平和心态，丈夫也应在心理上给予安慰，让产妇安心“坐月子”。

4. 加强产后乳房的护理

产后乳房变形属于正常的生理变化，由于乳房内部没有肌肉组织，因此给予适当的乳房支托，以维持乳房外形是很重要的。不管是否哺喂母乳，作好乳房护理都是很必要的。

（1）乳房的清洁

保持乳头的清洁很重要，在给宝宝哺乳前后都要对乳头进行清洁护理，用温水将乳房和乳头擦拭干净。

先用温水将乳晕和乳头擦洗干净，然后把毛巾稍稍拧干，环绕形地敷在乳房上，注意露出乳头。

两条毛巾交替使用，每2~3分钟更换一次毛巾，反复做约15分钟，敷至皮肤呈微红色，即达到效果。倘若还没有分泌乳汁，早晚各做一次。如果已经开始分泌乳汁，则每次喂奶前半小时做。

（2）乳房按摩

坚持乳房按摩，每天进行一两次的按摩，可以加速血液循环、预防乳疮，还能促进母乳分泌，使乳房变得有弹性。按摩时手法要轻，只要轻轻地推扯就可起到按摩的作用。

（3）乳头按摩

轻轻按摩乳头，使乳头适应外部的刺激，可以预防因哺乳造成的乳头皲裂等疾病。

压迫按摩：用拇指、食指和中指稍微用力按压乳头的根部，移动手指，转圈按压乳头。

揉搓按摩：用拇指、食指和中指移动手指，像搓绳一样向左右方向均匀按摩乳头。

向里按摩：向乳房内侧按压，同时揉搓按摩，不要只注重按摩乳头，而是向乳房内侧按摩。

（4）挤奶

给宝宝哺乳后，应将剩余的母乳挤掉，清空乳房，以预防乳腺炎，同时还能促进新鲜乳汁的分泌。

单手挤奶：用左手包住乳房，然后将拇指和食指放在乳晕上。将上身向前稍微倾斜，放在乳晕上的两个手指用力向乳房内部按压。要领是直接按压，而不是用手抓乳头。

双手挤奶：一只手从下方包住乳房，另一只手放在乳房上方，双手都向乳头方向按压。要领是不要揉搓乳房，而是一点点移动双手位置挤奶。

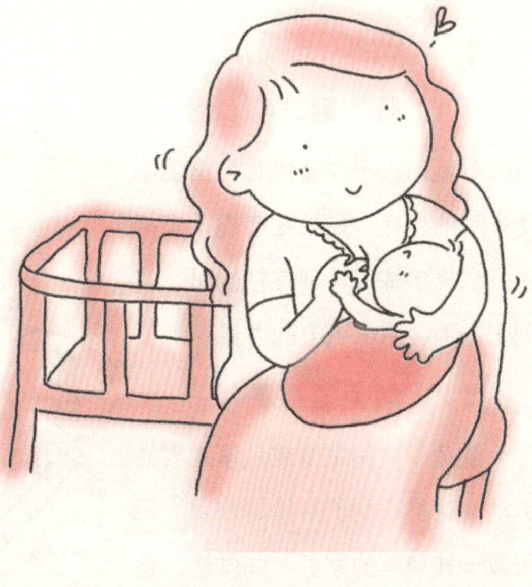

第三周 伤口愈合，适当运动

调理重点：适当运动，积极预防产后风。

1. 产后3周新妈咪的身体变化

恶露由黄色变成白色，并慢慢消失，产后3周左右干净。

分娩时的伤口基本痊愈。

阴道和会阴在一定程度上消肿。

2. 第3周宝宝的生长发育

头部茸毛脱落，黄疸自然消失。

排泄次数减少，排泄量增多。

初步出现不同的性格特点，如好哭好动，或文静乖巧。

能够与人对视，但持续时间还不长。

3. 本周护理要点

（1）坚持做产褥体操

分娩后，不少新妈咪会出现小便失禁的症状，如果在产褥期坚持进行凯格尔练习，训练括约肌，有利于加强会阴部肌肉的力量。

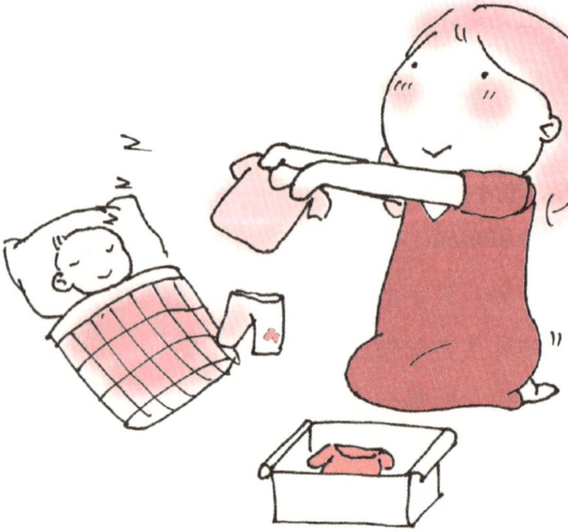

（2）避免繁重劳动

避免长时间站着或从事太累的劳动，这样不利于身体的恢复。但可做一些简单的家务，如做饭、叠衣服、给宝宝洗澡等。

（3）保护牙齿

体力允许的情况下，产后第2天就应开始刷牙，以保持口腔卫生，避免牙齿受到损害。但注意要用温水刷牙，刷牙前要先将牙刷用温水泡软，以防冷水对牙齿及齿龈刺激过大。

4. 防治产后风

产后风俗称“月子病”，是指女性产后受风寒湿邪侵体，出现眩晕、头沉、浑身怕冷、怕风、出虚汗、活动关节疼痛等症状的一种疾病。产后风会阻碍子宫的血液循环，出现淤血，降低生殖器官及泌尿系统的机能，影响下肢的血液循环，因此要积极预防产后风，以免其对产妇身体造成危害。

（1）产后风的预防

小心寒气：新妈咪在产褥期要注意防寒，避免吹到冷风；还应少用凉水洗尿布、洗手，不要吃刺激性的食物，喝凉水或吃冷饮。

不要过度活动关节：不要长时间做家务，用手洗衣服最易伤及手部关节，更不要长时间站着或蹲着做家务。

适当食补：预防产后风的食物有鲤鱼、猪蹄、南瓜等。鲤鱼含有易于消化吸收的优质蛋白质，其中含有的钙质和B族维生素有助于碳水化合物的消化，还可预防贫血及帮助排出子宫内的淤血，促进乳汁分泌。

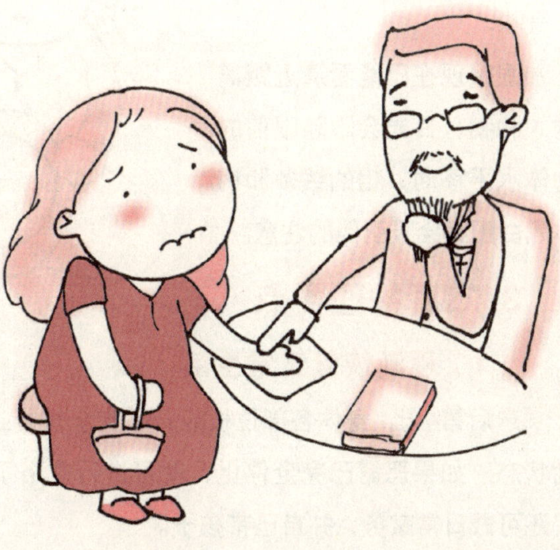

（2）产后风的治疗

治疗产后风一般用中药比较理想，若出现骨节发冷、关节刺痛等产后风症状，应尽快前往中医院进行诊治。

第四周 器官恢复，调适心理

调理重点：恢复正常生活，安全度过产后沮丧期。

1. 产后4周新妈咪的身体变化

阴道恶露逐渐消失，分泌出和妊娠前相同的白色分泌物。

耻骨恢复正常，性器官恢复到孕前状态。

妊娠纹的颜色变浅。

2. 第4周宝宝的生长发育

初步形成了自己的睡眠、吃奶和排便规律和习惯，体重有所增加。

肌肉控制能力加强，宝宝胳膊和腿的动作协调了一些。

宝宝已能辨别妈妈的声音和气味。

眼睛现在已能看清近距离的人和物，目光会跟随眼前的物体水平移动，粗的线条和粗体黑白图案会吸引他的注意。

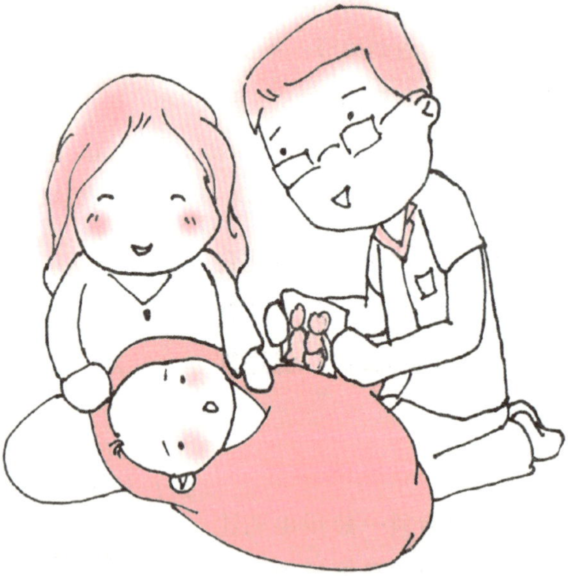

3. 本周护理要点

（1）逐渐恢复正常生活

产后第4周，身体各部位机能几乎完全恢复正常，新妈咪可尽快调整到孕前的生活状态。如果恶露已完全停止，就可进行盆浴了。随着精神及体力的日渐恢复，妈妈还可做日常家务，并自己带孩子。

（2）坚持适当的运动

应坚持做产褥体操，促进子宫、腹肌、阴道、盆底肌的恢复。

（3）注意感染

本周新妈咪尽量不要到人多的公共场所去，以免感染病毒，不利于身体的恢复。

4. 如何缓解产后抑郁症

产后抑郁症是一种常见的产后心理疾病，一般在生完小孩后的几周内发生，持续一周或更短的时间。产后抑郁症可能与产后荷尔蒙水平的变化有关，新妈咪表现出伤心、焦虑、易怒等不良状态。此外，过度紧张、身体疲惫、睡眠不足、身体不适，以及对自己现状不满、缺少他人关怀和支持、对母亲这个新角色既新鲜又恐惧等心理问题，也是导致产后抑郁的重要原因。

对于大部分新妈咪来说，产后抑郁症的症状经过一段时间会自然消失，恢复到正常。以下这些建议可以帮助新妈咪平稳度过产后沮丧期。

接受别人的帮助，或主动寻求他人帮助。

根据宝宝的作息安排好自己的作息时间和每日锻炼身体的时间。

学会向丈夫、家人以及朋友倾诉烦恼。

同其他的新妈妈们聊天，交流各自的感受。

坚持营养均衡、规律的饮食。

坚持适当的运动量，促进身体机能和体形的快速恢复。

学会让自己放松，找点感兴趣的事情做。

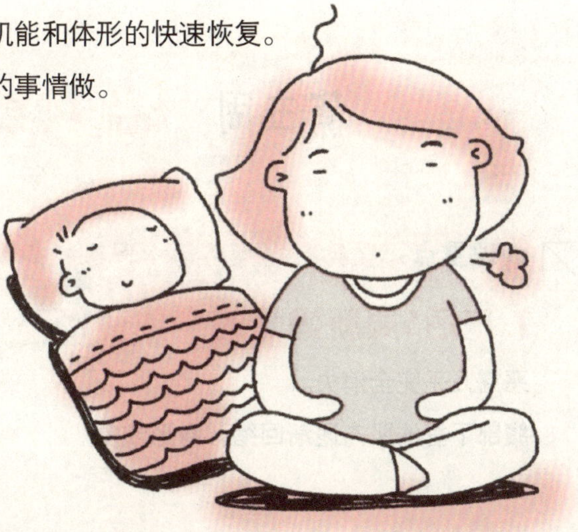

TIPS：产褥期子宫、骨盆的恢复所需时间

子 宫	大小	6周
	重量	8周
子宫内膜	壁蜕膜	7～10周
	下层蜕膜	6～8周
	长度	2周
子 宫 肌	肌细胞	6周
	结缔组织	6周
子宫下部	颈管	4～6周
	子宫阴道部	3周
	内子宫口	10～12周
	外子宫口	3周
骨 盆	盆底肌群	2～3周
	结缔组织	2～3周

第五周 机能恢复，预防疾病

调理重点：坚持产褥操练习，促进机能恢复。

1. 产后5周新妈咪的身体变化

恶露几乎完全消失。

腹部下垂的肌肉逐渐回缩，身形恢复。

2. 第5周宝宝的生长发育

新生儿特有的易惊跳、四肢动作不稳定等特点开始消失，四肢比出生时伸展开很多。

颈部力量加强，头颈可以竖起来一会儿了。

宝宝开始会发出“啊呀”等声音来表达他（她）的感情和需要。

体重开始增加。

3. 本周护理要点

（1）产后检查

此时新妈咪和宝宝已经度过了产后分娩的第一个月，需要到医院做产后1个月的检查，观察全身状况，尤其是子宫的恢复状态、乳汁的分泌、恶露情况，以及是否有其他异常情况。

（2）不要开始性生活

产后一个月，身体逐渐恢复，但子宫和阴道的恢复尚不十分完全。此时开始性生活极易将细菌带入阴道内，引发炎症或妨碍会阴伤口的愈合。正常情况下，产后两个月可恢复性生活。但如遇恶露时间较长或产后出现感染等异常情况，则应推迟产后第一次性生活的时间，待身体恢复后再予以考虑。

（3）消除身体不适

受产后激素水平分泌的影响，一部分产妇可能会出现掉发、腰背酸痛、乳头变黑、眼睛疲劳、多汗等不适。针对掉发，只要用心休养，减少盐分摄入，加强头皮按摩就可有效缓解这一症状。腰背酸痛多是授乳的姿势不良和睡眠不足激化的，只需调整喂养的姿势，给予适当的按摩，保证充足的睡眠，并坚持做产褥体操，就能有效减轻这一不适。哺乳期受激素分泌的影响，黑色素分泌会增加，从而导致乳头变黑，通常在断奶后，色泽就会自然淡去，新妈咪不必担心。产后多汗是产后机能恢复引起的一个症状，并不是身体虚弱的表现，只是排泄体内多余水分的方式之一，一般数日内就会自行好转，不需作特殊处理。但要注意卫生，预防感冒。

4. 新妈咪生理机能恢复所需时间表

	妊娠时增加的机能	恢复所需时间
循环系统	每搏心输出量	2周
	循环血量	60天
	循环时间	2周
泌尿系统	肾血流量	分娩之后即刻
	肾盂输尿管扩张	1周
	残尿	5～6天
肺机能	肺活量	5～6周
肝功能	碱性磷酸酶	14～20天
	转氨酶	14～20天
代谢	水分代谢	10天
	基础代谢	10～14天
血缘	总血量	4～6周
	总血浆量	2周
	红细胞数	30～60天
	白细胞数	30～60天
	血红蛋白	6～8周
	血小板	2周

第六周 子宫复原 恢复正常生活

调理重点：观察月经，注意避孕。

1. 产后6周新妈咪的身体变化

子宫完全恢复。

摆脱产后抑郁症。

2. 第6周宝宝的生长发育

更多的笑容出现在宝宝的脸上，他（她）的笑逐渐从原来的无意识状态变成有意识的行为。

能够把目光集中在一个物体上，开始喜欢图案、颜色和形状更复杂一些的物体。

能够区分昼夜。

3. 本周护理要点

（1）恢复月经

多数女性在产后6周左右就会开始恢复月经，不过母乳喂养的妈咪通常排卵和月经恢复会晚一些。要留心观察产后首次月经的经量和色泽有无变化，经期时间有无延长，这是判断产后恢复状态的重要指标。

（2）注意避孕

受催乳素的影响，在哺乳期即使月经还没有恢复，卵巢仍会定期排卵，因此要做好避孕措施，以免再次受孕。

（3）准备重返工作岗位

打算继续工作的女性可以开始作准备了，如准备上班穿的服装、宝宝的哺乳问题、皮肤护理问题等等。如果准备给宝宝喂牛奶，则需事先练习，使宝宝适应牛奶。

4. 产后42天身体检查

（1）宝宝的检查内容

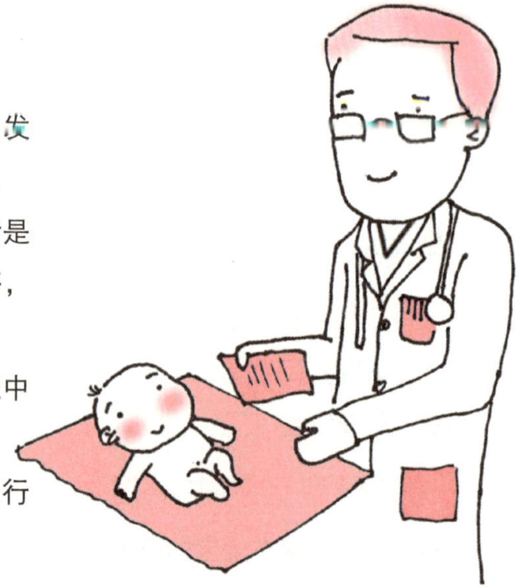

观察宝宝的一般情况，如营养、发育、精神等，了解喂养及预防接种情况。

为宝宝测身长、头围、体重等，看是否达标，检查宝宝的心、肺、肝、脾等，看测量结果是否都在正常范围内。

新妈咪向医生提出自己在育儿过程中遇到的疑问。

根据宝宝的具体情况，必要时进行各种实验检查，如红蛋白测定等。

（2）新妈咪的检查内容

医生问诊：询问饮食、起居、大小便、恶露及喂奶情况，检查血压、脉博、心、肺。

化验检查：血、尿常规等。

检查重点：生殖系统。

乳房：医生询问乳汁分泌是否正常，是否有肿块、压痛，乳头是否有破裂。

盆腔检查：恶露是否已净，外阴、阴道是否清洁，子宫是否恢复正常，双侧输卵管及卵巢是否正常，剖腹产腹部切口或会阴侧切口愈合情况等。全部恢复正常应对新妈咪做一个产褥期结论，并指导产后避孕。

TIPS：服用避孕药的时间

口服避孕药能预防和减少缺铁性贫血，减少经期出血量，缩短经期，治疗月经失调，使痛经减轻。

产后6个月内的哺乳妈咪不应服用口服避孕药。

不采取母乳喂养的妈咪，可在产后21天后开始服用。

第二章

100分月子，饮食调养恢复元气

月子期的保养措施多种多样，其中最方便有效的一种就是饮食调养。但在饮食调养的过程中一定要掌握科学的饮食之道，作好饮食安排，多吃有助于身体恢复的食物，避免食用禁忌食物，帮助身体元气尽快恢复。

一、月子的饮食安排

分娩时造成的创伤和血液流失会让产后的新妈咪身体非常虚弱，既想快速恢复自身的生理功能，同时还要给宝宝哺乳。此时，新妈咪需要充分的热量和各种营养素供给，同时还要照顾到尚未完全恢复的肠胃功能，因此月子期的饮食安排就非常重要。

1. 产褥期每日食物构成推荐及数量

食物构成	数量/克	推荐品种
谷类食品	450	咸面包、咸饼干或烤馒头干、大米、小米、玉米面粥、面条等。
蔬菜类	400～500	黄瓜、茼蒿、生菜、番茄、胡萝卜、花菜、萝卜等红绿蔬果为主。
水果类	100	橘子、苹果、香蕉、梨、西瓜、猕猴桃等时令水果为宜。
畜禽肉类	200	鸡肉、鹌鹑、鸭肉、牛肉、羊肉、猪精肉等。

食物构成	数量/克	推荐品种
鱼虾类	50	鲫鱼、鲢鱼、黄鳝、带鱼、鲤鱼、对虾、河虾等。
蛋类	150	鸡蛋、鸭蛋、鹌鹑蛋、鹅蛋。
奶类及奶制品	250	鲜奶、炼乳、奶片等，最好食用酸奶或鲜奶。
豆类及豆制品	50	豆奶、豆腐、豆浆、豆芽等。
油脂类	25	豆油、花生渍、菜子油、香油和少量动物脂肪。
其他	20	芝麻、红糖。

2. 乳母每日食物构成推荐及数量

食物构成	数量/克	推荐品种
谷类食品	400～500	大米、小米、玉米面，其他杂粮和薯类。
蔬菜类	450～500	黄瓜、茼蒿、生菜、番茄、胡萝卜、花菜、萝卜等红绿蔬果为主。
水果类	200	橘子、苹果、香蕉、梨、西瓜、猕猴桃等时令水果为宜。
畜禽肉类	150～200	鸡肉、鹌鹑、鸭肉、牛肉、羊肉、猪精肉等。
鱼虾类	50	鲫鱼、鲢鱼、黄鳝、带鱼、鲤鱼、对虾、河虾等。
蛋类	150	鸡蛋、鸭蛋、鹌鹑蛋、鹅蛋、少吃咸蛋。
奶类及奶制品	250～350	最好食用酸奶或鲜奶。
豆类及豆制品	60	豆奶、豆腐、豆浆、豆芽等。
油脂类	25	豆油、花生油、香油和少量动物脂肪。

3. 产后正确的进食顺序

产妇在进食的时候，最好按照一定的顺序进行，这样可帮助营养更好地被人体消化吸收，有利于产妇身体的恢复。

正确的进餐顺序应为：汤→青菜→饭→肉，半小时后再进食水果。

饭前先喝汤。饭后喝汤的最大问题在于冲淡食物消化所需要的胃酸。

所以产妇吃饭时忌一边吃饭，一边喝汤，或以汤泡饭，或吃过饭后再来一大碗汤，这样容易阻碍正常消化。米饭、面食、肉食等淀粉及含蛋白质成分的食物则需要在胃里停留1～2小时，甚至更长的时间，所以要在汤后面吃。

在各类食物中，水果的主要成分是果糖，无需通过胃来消化，而是直接进入小肠就被吸收。

如果产妇进食时先吃饭菜，再吃水果，消化慢的淀粉、蛋白质就会阻塞消化快的水果，食物在胃里会搅和在一起。

如果饭后马上吃甜食或水果，最大害处就是会中断、阻碍体内的消化过程。胃内腐烂的食物会被细菌分解，产生气体，形成肠胃疾病。

二、月子宜多吃的食物

由于怀孕时受到胎儿的挤压和分娩时的压迫，产后新妈咪的消化功能需要一个逐渐恢复的过程。有些食物虽然营养丰富，却不易消化，新妈咪如果吃多了反而引起身体不适。因此月子期要慎选宜多吃的食物，总的来说月子期适宜多吃易消化及刺激性小的食物。

1. 产妇宜多食用汤品

汤品中最适宜产妇食用的是面汤，挂面、薄面片、细面条都是不错的选择，在面汤中加上1～2个鸡蛋和适量西红柿，既富有营养且易消化，又利于产妇补养。实践证明，汤品对产后身体的恢复有很大好处。同时，有些汤品还有利于乳汁的分泌，如鲤鱼汤、猪蹄汤、豆汤等，也应多吃。

产妇还应适当饮用鸡汤、鱼汤、肉汤、排骨汤等高质量的清汤，因为这些清汤营养价值高，含有易于人体吸收的蛋白质、维生素及矿物质，味道鲜美，可刺激胃液分泌，提高食欲，能够促进泌乳。这些汤可以互相调换着吃。产妇易出汗，再加上分泌乳汁，需水量要高于一般人，因此适量喝汤十分有益。

2. 产妇喝催乳汤有学问

为了尽快下乳，许多产妇产后都有喝催乳汤的习惯。但是，产后什么时候开始喝这些催乳汤是有讲究的。喝得过早，乳汁下来过快过多，这时的新生儿又吃不了那么多，容易造成浪费，同时会使产妇乳管堵塞而出现乳房胀痛；若喝得过迟，乳汁下来过慢过少，也会使产妇因“无奶”而心情紧张。产妇一紧张，分泌乳量会进一步减少，形成恶性循环。

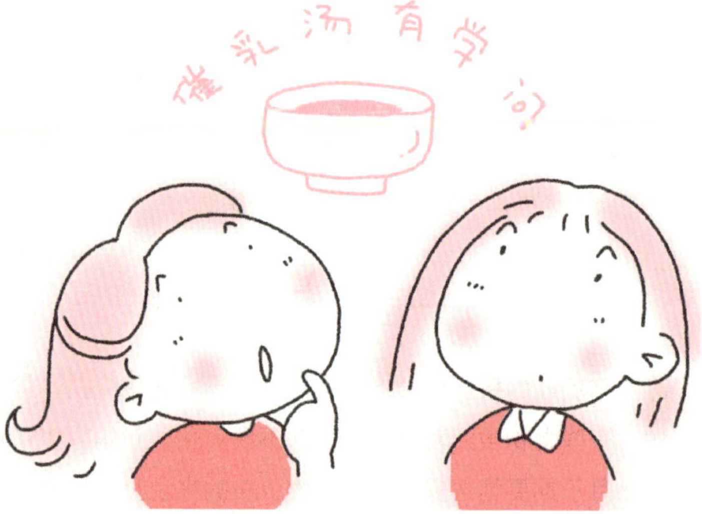

产后喝催乳汤一般要掌握以下两点：

（1）掌握乳腺的分泌规律。一般来说，宝宝生下来以后，乳腺在两三天内开始分泌乳汁，但这时的母乳比较黏稠，略带黄色，这是初乳。初乳进入婴儿体内，使婴儿体内产生免疫球蛋白A，从而保护婴儿免受细菌的侵害。初乳的分泌量不是很多，加之婴儿此时尚不会吮吸，所以好像无乳，可是若让婴儿反复吮吸，初乳就会通了。大约在产后的第四天，乳腺开始分泌真正的乳汁。

（2）注意产妇的身体状况。若是身体健壮、营养好、初乳分泌量较多的产妇，可适当推迟喝汤的时间，喝的量可相对减少，以免乳房过度充盈，奶水淤积而不适。如产妇各方面情况都比较差，就早些时间喝汤，喝的量也多些，但要根据耐受力而定，以免增加胃肠的负担而出现消化不良，走向另一个极端。

3. 产后应多吃小米粥

小米粥是月子里必吃的食物，其营养优于精粉和大米。同等重量的小米含有的铁比大米高1倍；维生素B_1含量比大米高1.5～3.5倍；维生素B_2含量比大米高1倍；纤维素含量比大米高2～7倍。

另外，米粥质烂，含有较多水分，利于消化吸收。与此同时，还可吃些花生米粥、赤豆糯米粥、鸡汤米粥等，各种米面搭配食用，以免造成营养不良。

4. 善用药膳调理身体

民间有句话，“药补不如食补”。“药膳”是将中药与食物结合，利用中药的药效和食材的营养，既让产妇的筋脉气血得到最适当的调养，改善体质，更具有滋补养生之效。同时兼具色香味美、刺激新妈咪食欲的功效，帮助孕妈咪全面均衡地摄取各种营养。

5. 产妇宜吃香蕉

香蕉属寒凉性的水果，过量食用会对胃功能造成损害，尤其对体质属虚寒的人更不适合。有些人认为，香蕉这种生冷的水果产妇不能吃，会着凉。但实践证明，产妇适当吃些香蕉，不仅能增加营养，帮助消化，补充维生素和矿物质，而且还有一些特殊的医疗作用，对产妇的身体健康很有帮助。

香蕉中含有大量的纤维素和铁质，有通便补血的作用。产妇大部分时间都在卧床休息，胃肠蠕动较差，常常发生便秘。再加上产后失血较多，需要补血，而铁质是造血的主要原料之一，所以产妇吃些香蕉能防止产后便秘和产后贫血。

6. 产妇宜多吃橘子

橘子中含维生素C和钙质较多，维生素C能增强血管壁的弹性和韧性，防止出血。产妇生孩子后子宫内膜有较大的创面，出血较多，如果吃些橘子，可防止产后继续出血。钙是构成婴儿骨骼、牙齿的重要成分，产妇适当吃些橘子，能够通过产妇的乳汁把钙质提供给婴儿，这样不仅能促进婴儿牙齿、骨骼的生长，而且能防止婴儿发生佝偻病。

7. 其他宜进的食物

鱼、肉是动物性蛋白质的主要来源，含较丰富的氨基酸，这对身体的发育成长十分重要。动物内脏是含有丰富铁、维生素的优质食品。

大豆及豆制品是经济、优质的植物性蛋白质来源；薯类中的B族维生素、维生素C较丰富，又是热能之源；绿叶蔬菜含维生素A、维生素C和钙；其他蔬菜及水果能缓解便秘，是维生素C和钙的供给源；海草类是钙、碘等矿物质之源。

三、月子食物禁忌

月子习俗仅见于亚洲几个国家，随着时间和地域的不同，人们对于坐月子的观念也发生了改变，过往的禁忌到了今天，可能有所不同。总得来说，应该用科学的态度对待“月子”中的一些禁忌。以下禁忌通过了现代医学的证明，产妇最好遵循。

1. 哺乳期产妇忌吃味精

味精的主要成分是谷氨酸钠，在肝脏中的谷氨酸丙酮酸转氨酶的代谢作用下，转化生成人体特别需要的氨基酸，它对成年人来说是没有什么危害的，但对12周以内的婴儿不利。如果乳母在摄入高蛋白饮食的同时，又食用过多的味精，谷氨酸钠就会通过乳汁进入婴儿体内，与婴儿血液中的锌发生特异性结合，生成不能被机体吸收利用的谷氨酸而随尿液排出体外，从而导致婴儿缺锌，使其出现味觉差、厌食等症状，还会造成智力减退、生长发育迟缓、性晚熟等不良后果。

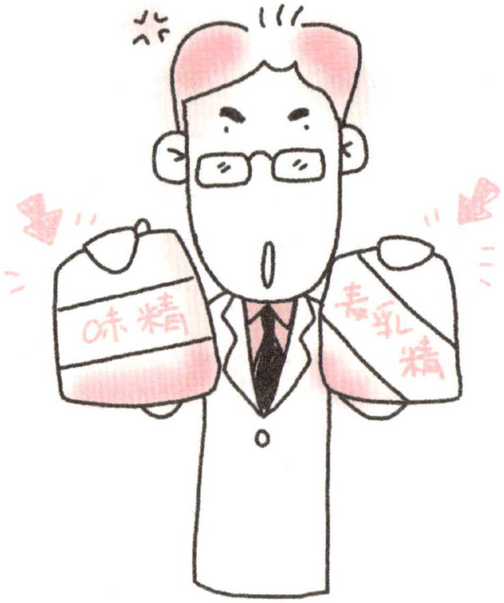

2. 产后不宜多吃炖老母鸡

在民间传统习俗中，大家普遍认为老母鸡比较有营养，因此经常给产妇炖老母鸡保养身体。很多产妇产后尽管营养很好，但仍然出现奶水不足的情况。殊不知，产后奶水不足的一个重要原因就是吃多了炖老母鸡。

产妇分娩后，血液中雌激素和孕激素的浓度大大降低，从而激发催乳素的功能，促进乳汁分泌。母鸡的卵巢和蛋衣中含有丰富的雌激素，食用炖老母鸡后，产妇血液中雌激素浓度就会增加，减弱催乳素的效能，从而导致产妇乳汁不足，甚至完全回奶。专家提醒，要通过老母鸡调养身体，最好是在产后10天左右，待乳汁分泌较为充足时再食用。

相反，产妇可多吃炖公鸡，因为公鸡睾丸中含有少量的雄激素，有抗雌激素的作用。因此，产妇产后若吃一只清炖大公鸡，连睾丸一起食用，无疑会促进乳汁分泌。但当乳头不通，即乳房发胀而无奶时，切勿吃公鸡下奶，否则会引起乳腺炎。

3. 产妇吃鸡蛋不是越多越好

我国有“坐月子”吃鸡蛋的习俗，认为鸡蛋吃得越多，产妇的营养就补充得越多，身体就恢复得越快。产妇吃些鸡蛋滋补身体的亏损，是有一定科学道理的，但也并非越多越好，相反，吃鸡蛋过多是有害处的。

吃鸡蛋过多，首先增加肠胃的负担，会造成消化不良，影响产妇的食欲；第二可使产妇营养过剩，造成产后肥胖；第三容易引起大便干燥，诱发痔疮；第四产妇因腹部胀满，会造成头晕乏力、口臭、牙龈出血等疾病。

4. 产后不宜服用人参

人参作为中药中补气效果最强的药物，被很多产妇列为产后修复元气的首选药材。但事实上，人参服用不当反而会对身体造成伤害。

中医说：“在该用人参的时候使用人参，则人参是补药；在不该用人参的时候用人参，人参就是毒药。”女性分娩时的产创与出血，加上产程中的力气消耗，会使产妇生产后处于“多虚多淤”的状态，但这一般无需刻意治疗，即便要治疗，也必须针对特点，服用补虚化淤的处方，盲目进补只会火上浇油。

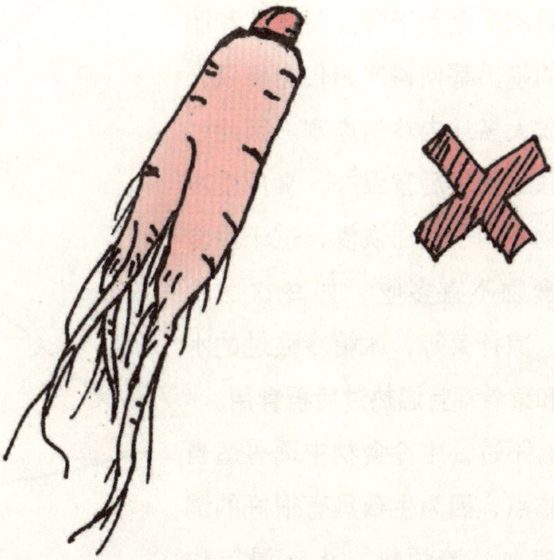

研究发现，高血压或患妊高症的产妇尤其不能服用人参，服用人参后会使产妇食欲

亢进，出现体重增加、身体困顿、反应迟钝、头重脚轻等不良反应，进一步加重高血压、高血脂或动脉硬化的病情。此外，舌苔黄厚的产妇，服用人参会使人体气机留滞加重，引起食欲不振、腹部胀满、便秘的问题，因此也不适合吃人参。

人参除了会因误服导致变故外，还有大约10%的人可产生“滥用人参综合征”，表现为血压升高、体温升高、烦躁、失眠、皮疹、出血、晨泻、水肿、咽喉会有刺激感，少数病人则表现为抑郁。

5. 产后忌吃辛辣过咸食物

产妇产后多阴血虚，亦不可过食辛辣温燥及烟酒，以免伤阴耗气。辛辣之物，如韭菜、大蒜、小茴香、辣椒、胡椒、酒等可助内热，使产妇体内虚火上升，引发口舌生疮、大便秘结或痔疮等病症。

再有就是要少吃过咸食物，咸食中过多的盐分可引起产妇体内水分滞留，导致身体浮肿，并易诱发高血压。但也不可完全不吃含盐的食物，因产后尿多、汗多，排出盐分也增多，需要补充一定量的盐分。

6. 产后应忌生冷

从医学的角度来说，分娩会消耗产妇大量体力，分娩后体内激素水平大大下降，新生儿和胎盘的娩出都使得产妇代谢降低，体质大多从内热到虚寒。因此，中医主张产后宜温补，食用生冷食物不利于气血恢复，过于生冷的食物不宜多吃，如冷饮、冷菜、凉拌菜等，冰箱冷藏过的水果和菜肴都宜温热过后再食用。

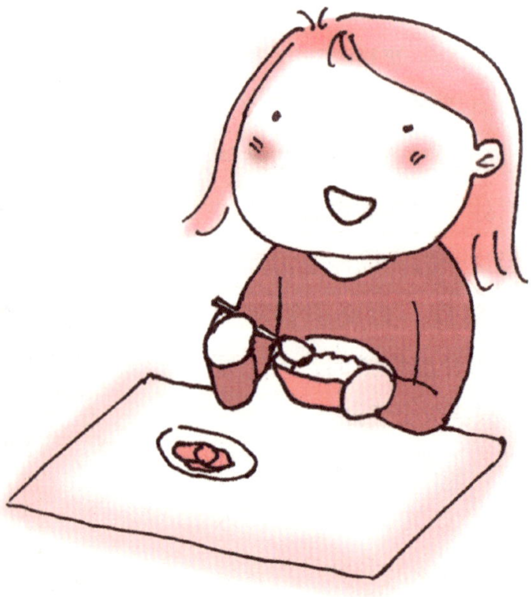

不过，生冷食物中藕可适当多吃点，因为生藕具有很好的消淤凉血、清烦热、止呕渴等作

用。但是生藕性寒，甘凉入胃，对肠胃脆弱的人刺激作用比较明显，肠胃虚弱的产妇可将藕加工至熟后再食用。加工过的藕虽然由凉变温，失去了消淤的效果，但还是具有养胃滋阴、益血、止泻的功效，产妇可多多食用。

7. 产妇最好不要吃巧克力

巧克力中含有可可碱，产妇食用后会对哺乳婴儿的发育产生不良的影响。研究发现可可碱会通过母乳在婴儿体内蓄积，损伤婴儿的神经系统和心脏，并使其肌肉松弛，排尿量增加，导致婴儿消化不良、哭闹不停、睡眠不稳。

此外，产妇吃多了巧克力，会影响食欲，使必需的营养素摄入不足，还容易堆积多余的热量使身体发胖，影响产妇的身体健康。

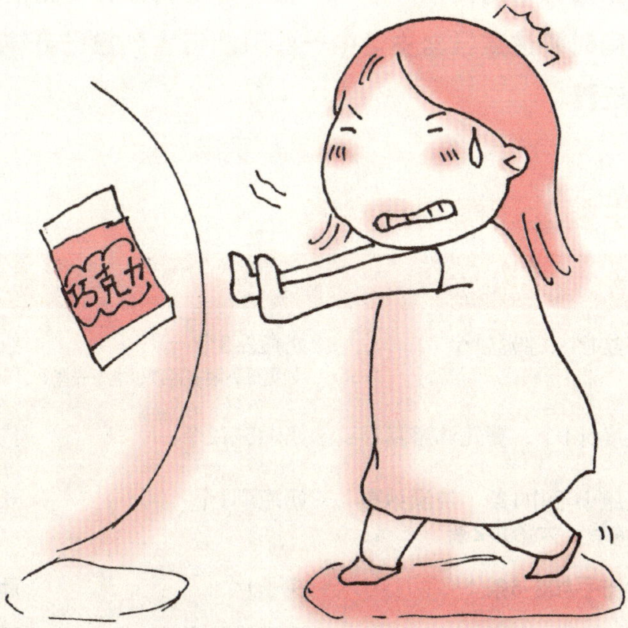

第三章 产后日常生活细节

正常的分娩（除剖腹产）是一个瓜熟蒂落的生理过程，而不是病理过程。因此，正常分娩的女性产后可早日下床进行正常的生活，以促进身体快速恢复。同时要注意日常生活中一些可能伤害到自己身体的小细节，以免延误恢复进程。

一、初生婴儿所需物品参考

寝 具	沐浴、卫生用品	喂奶、喂水用品	衣物
垫被2件	浴盆1个、脸盆1个	奶瓶2~3个（如果母乳喂养可以少准备一些）	纸尿片30片
垫被套2件	温度计1个、婴儿沐浴露1瓶	奶嘴5~12个	内衣4件
被子1件	洗脸小毛巾1条、洗澡纱布2~4条、大浴巾2条	奶瓶刷1个	长内衣4件
被套2件	纱布手帕3~6条	夹子1个	新生儿护脐带2件
被单2件	梳子1个、防滑垫1块	有罩子的盒子1个	围兜3件
床垫1件	爽身粉1盒、棉花棒1盒	清洗奶瓶的清洁剂1瓶	短袜2~3双
婴儿枕1个	清洁棒1盒、婴儿油1瓶	奶粉盒1个	襁褓2件

睡袋1~2个	指甲刀1个	吸奶器1个	婴儿帽2顶
婴儿床1个	热水袋1个		隔尿垫2件
婴儿床床围1件	湿纸巾1盒		

二、新生儿的健康标准

宝宝出生后，大部分父母关心的第一件事就是宝宝是否健康，有没有达到健康的标准。专家认为，判断新生儿是否健康主要考量以下十个方面的标准。

①新生儿降生后先啼哭数声，后开始用肺呼吸。头两周每分钟呼吸40~50次。

②新生儿的脉搏以每分钟120~140次为正常。

③新生儿的正常体重为3000~4000克，低于2500克属于未成熟儿。

④新生儿头两天大便呈黑色绿粘笛状，无气味。喂奶后逐渐转为黄色（金黄色或浅黄色）。

⑤新生儿出生后24小时内开始排尿，如超过或第一周内每日排尿达30次以上，则为异常。

⑥新生儿体温在37~37.5℃之间为正常。如不注意保暖，体温会降低到36℃以下。

⑦多数新生儿出生后第2~3天皮肤轻微发黄，若在出生后黄疸不退或加深为病态。

⑧新生儿出生后有觅食、吸吮、伸舌、吞咽及拥抱等反射。

⑨给新生儿照射光可引起眼的反射。自第二个月开始起，视线会追随活动的物体。

⑩出生后3~7天新生儿的听觉逐渐增强，听见响声可引起眨眼等动作。

三、产后能否下床活动

一个健康的产妇在消除疲劳后，可于产后6~8小时坐起来，12小时后自己到厕所排便，次日便可随意走动。

许多人认为产妇体质虚弱，需静养，就让其长期卧床，甚至连饭菜都端到床上吃，其实这种做法弊多利少。如果产后较长时间不活动，很容易使血液本来就处于高凝状态下的产妇发生下肢静脉血栓；同时产后盆腔底部的肌肉组织也会因缺乏锻炼，托不住子宫、直肠或膀胱而膨出。

早期下床活动，指的是轻微的床边活动，可促进产妇身心的恢复，有利于子宫的复原和恶露排出，从而减少产褥期发生各种疾病的概率，促使身体早日复原。早期活动可以减少下肢静脉血栓形成的发生率；使膀胱和排尿功能迅速恢复，避免泌尿系统的感染；促进肠道的蠕动，加强胃肠道的功能，增进食欲，减少便秘的发生；早期活动更有利于盆底肌肉、肌膜紧张度的恢复。但开始活动的时间不宜过长，以免过度疲劳，可逐步增加活动量。至于下床的时间，要根据产妇身体情况，因人而异。对于那些体质较差，或难产及手术后的产妇，不可勉强过早下床活动。

早期下床活动并不是过早地进行体力活动，更不是过早地从事体力劳动，这样才能防止发生阴道壁膨出或子宫脱垂。

四、产后应注意刷牙

民间有“产妇坐月期间不能刷牙”的说法，认为在产后一个月内刷牙，将会得牙痛病，并且会使牙齿早日脱落。这种说法毫无根据，如月子中不坚持刷牙、漱口，反而会给母婴健康带来危害。

在健康人的口腔内，寄生细菌的种类和数量已经是惊人的。常见的细菌有乳酸杆菌、白色念珠菌、链球菌，还有多种病毒等。产妇的机体抵抗力较正常人低下，需经过一段时间方可复原，这种状态使得口腔及机体内其他部位的细菌或病毒得以生长繁殖，更易导致感染。

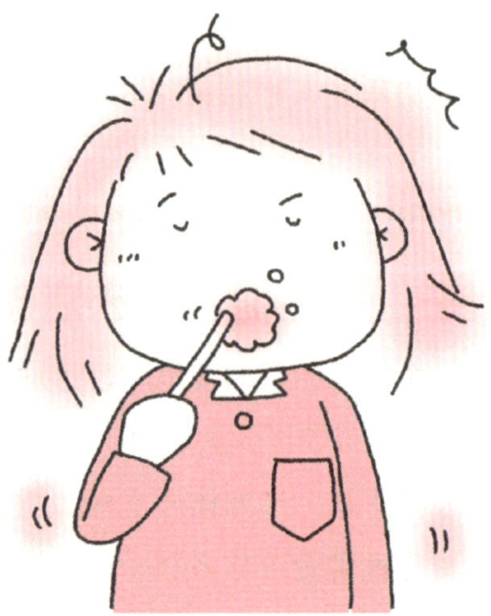

产妇由于在分娩后需要补充营养，因而甜食比平时吃得多，面食、糖类的摄入量也较平时增多，食物及残渣留在牙缝里和停留在口腔内的的机会增多，更会促进细菌或病毒的生长繁殖。这样，产妇很容易患口腔疾病。因此，产妇要坚持刷牙、漱口，注意口腔卫生。

五、产妇要走出不能洗头的误区

不少地方尤其是农村有这样一种不成文的说法：产妇要在满月后才能洗头。认为洗头会掉头发，日后会引起头痛，这是没有道理的。

正常人每天可以脱发40～100根，妇女在产后4～20周，脱发明显增多，每天可脱发120～140根以上。这种现象为休止期脱发。其实这种脱发，毛囊本身无病变、无炎症，虽然脱发增多，毛发分布较稀，但不会超过头发的一半，可见孕产妇掉头发是正常现象，而非洗头所致。长时间不洗头，头皮不清洁会影响毛囊细胞呼吸，从而加重脱发。相反，产妇新陈代谢旺盛，汗多，适时洗头，对于促进头皮局部血液循环、保持乌黑靓丽的发质是非常重要的。

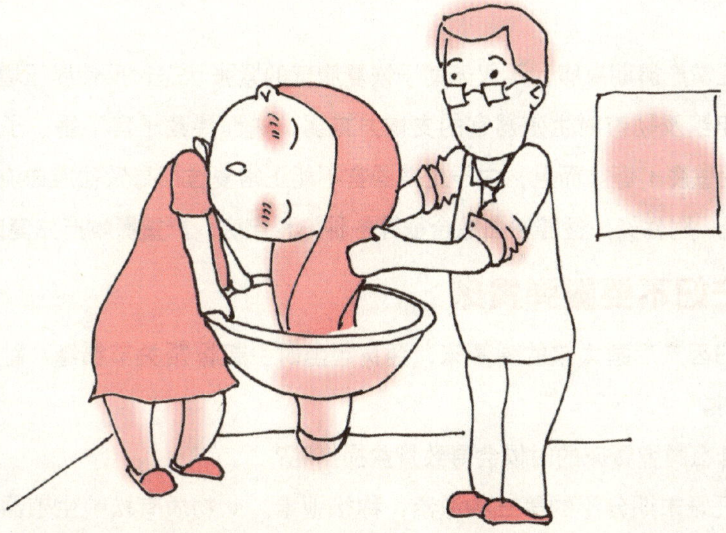

六、产妇哺乳期应避孕

产后有些妇女在哺乳期不来月经，导致有人认为只要哺乳就可起到避孕作用。但现代医学证明，产后4周卵巢排卵功能即已恢复正常，最迟也不会超过产后4～6个月。当卵巢功能恢复后，第一次排卵时正巧过性生活，就可能受孕（称暗孕），而不会有产后第一次月经。

若此时怀孕，由于产后时间短，子宫刚刚恢复，加上正值哺乳期，子宫很软、充血，实行人工流产较困难，容易发生子宫穿孔、出血。尤其是剖腹产术后的女性，因子宫上有手术瘢痕，所以有损伤子宫切口的可能，引起大出血。因此哺乳期一定要避孕。

七、产后束腹有弊无利

爱美是人之天性，不少年轻的母亲认为产后束紧腰腹部，有助于苗条体形的恢复。于是，她们在饱受了9个多月的“煎熬”之后，便拿出早已准备好的腹带、健美裤等，将自己从胯至腹部紧紧裹住，一心希望体形恢复如初。

一般情况下，分娩后，子宫约在10天左右降入骨盆内，经过6周恢复到正常大小；而固定子宫的韧带，因孕期的过度伸展、扩张及损伤，其弹性降低，短时间内尚不能恢复到产前状态。再者，受孕期子宫膨胀的影响，产后腹壁松弛，约需6~8周才能恢复。

因此，正常产褥期束腹，不仅无助于恢复腹壁的紧张状态，反使腹压增加，从而使盆底支持组织及韧带对生殖器官的支撑力减弱，进而导致子宫下垂、子宫严重后倾、阴道前后壁膨出等。而且，由于生殖器官不能正常复位而导致盆腔血流不畅，还易引起盆腔炎、附件炎、盆腔淤血综合征等各种妇科疾病，严重影响产妇健康。

八、产妇不要睡弹簧床

有的产妇因产后睡太软的弹簧床，翻身起坐时引起骨骼关节错缝、趾骨联合分离等盆骨损伤。

产妇为什么睡弹簧床的时候会导致骨盆损伤呢?

卵巢于妊娠末期分泌的第三种激素，称松弛素。此物质有松弛生殖器官各种韧带与关节的作用，有利于分娩。由于松弛素的作用，产后的骨盆失去完整性、稳固性，加上太软的弹簧床的松泡性、弹力性好，人体睡上去左右活动都有一定的阻力，很不利于产妇翻身坐起。若急速起床翻身，产妇很容易造成骨盆损伤。

九、产妇保养忌产褥热，洗澡有助恢复

产褥热主要是产前及产时不卫生、不消毒及产后身上不干净，细菌进入而引起的感染所致。产后汗腺很活跃，容易大量出汗，乳房胀还要淌奶水，下身又有恶露，全身发黏，几种气味混在一起，就应比平时更讲究卫生。按科学规律，产后完

全可以照常洗澡、洗脚。及时地洗澡可使全身血液循环增加，加快新陈代谢，保持汗腺孔通畅，有利于体内代谢产物通过汗液排出，有利于乳汁分泌，促进伤口愈合，防止皮肤感染，还可调节植物神经，恢复体力，解除肌肉和神经疲劳。一般产后一周可以擦浴，勤换棉布衣衫，一个月后可淋浴。不宜在澡盆内洗盆浴，以免洗澡用过的脏水灌入生殖道而引起感染。

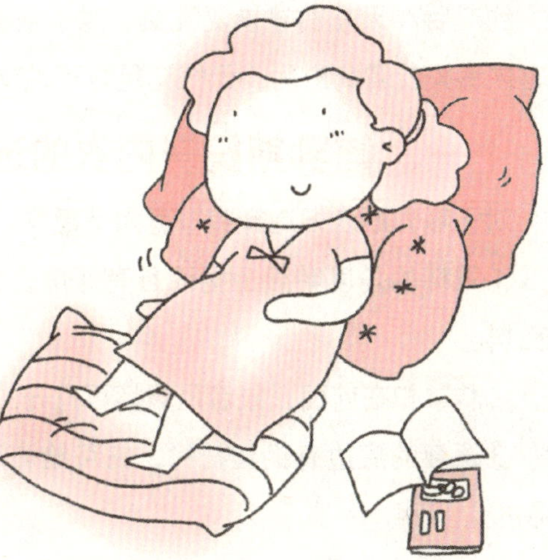

洗澡时室温要保持在34～36℃，水温在45℃左右。浴后要迅速擦干，衣服要穿好，防止受凉。

十、产妇不要满月就恢复性生活

人们都习惯把满月当做产妇身体完全复原的标准，所以多数夫妻在孩子刚满月时就恢复了性生活，实际上，这个时候尚早。因为分娩对子宫内膜和阴道壁所造成的损伤，在4周内是不可能完全愈合恢复的。

专家认为，产后6～8周后恢复性生活才是安全的，但还得看产妇体力恢复的情况与恶露是否完全干净。有时必须适当延长时间，不可操之过急。如果能在月经恢复后性交，则是最理智的做法。如果是在剖腹产、产钳术、会阴及宫颈缝合术后，或产褥期中有感染、发热出血等情况，其子宫、阴道、外阴等器官组织恢复缓慢，恢复性交的时间应后延。一般来说，产钳术及有缝合术者应在伤口愈

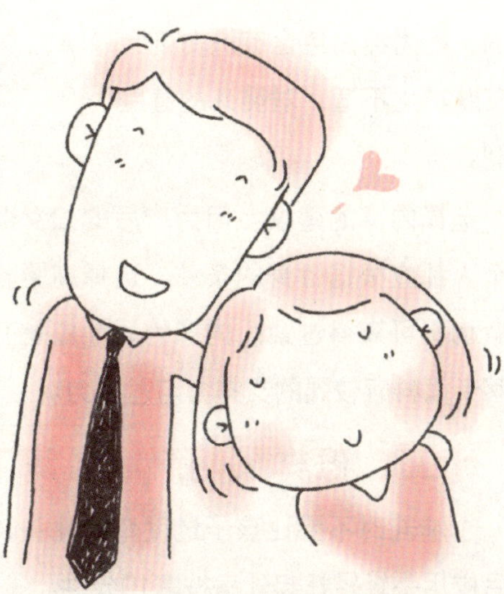

合，约产后70天左右才恢复性交。对于剖腹产，最好在3个月以后恢复性交，如果发现宫内感染就需病愈后，元气充足方可性交。

十一、哺乳期妈咪内衣的选择及使用

对于哺乳期产妇选择胸罩有如下建议：

①罩杯的角度明显上扬而且有深度，应是全罩杯，最好为较薄有弹性的纯棉针织面料。

②胸罩扣在前面，或者是罩杯可打开的样式，有利哺乳。

③罩杯的底边有钢丝托衬，它可给乳房一个向上的托起力，钢托用纯棉织物包裹制成。

④胸罩的肩带方向应垂直，而且要宽一些，这样不会因丰满的乳房造成肩部酸痛。

⑤罩杯的下方底边要宽，由弹性的面料制成（棉加莱卡），在型号的选择上偏向稍大点的，这样腋下及后背部就不会形成扎肉型的凹沟。

⑥胸罩的颜色应选择本白色的，因为纯白色含有漂白剂会使皮肤产生不适，对婴儿的健康不利。

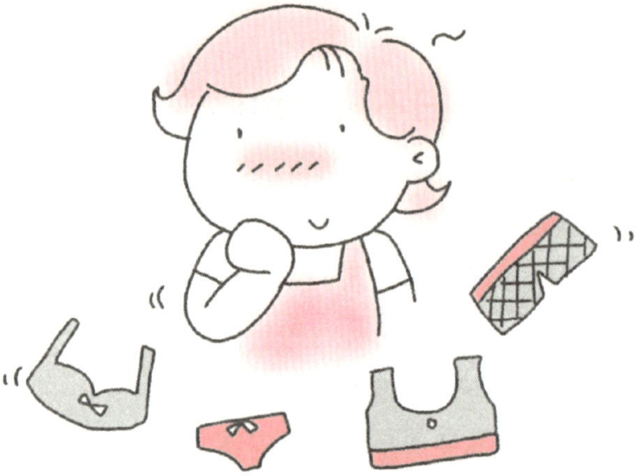

选择内裤的建议：因为产后的妇女形体改变较大，如腰、臀、腿等部位，所以每个人都应根据自身的条件，选择高腰收腰束裤、提臀修腿束裤、平角内裤等等。注意切不可束得过紧。内裤的质地应是有弹性的、支数高而精密的纯棉针织面。棉加莱卡面料有较强的支撑力与衬托力。

十二、怎样预防产后乳房下垂

①哺乳时不要让孩子过度牵扯乳头，最好养成孩子不牵扯乳头的习惯，每次哺乳后应用手轻轻托起乳房按摩10分钟。

②每日用开水洗涤乳房2～3次，这样可以保持乳房清洁卫生，又能增加乳房悬韧带的弹性，对防止乳房下垂有重要作用。

③选戴乳罩大小，松紧度要合适。乳罩具有提托乳房的作用，并支持和保护乳房的良好姿态，保持良好的血液循环，避免乳房下垂出现淤血状态，防止乳腺疾病，也减少运动和劳动时乳房过多的活动，避免乳房受到外来损伤。乳罩可以保护乳房，突出胸部美。大多数产妇乳房较大，略有下垂，佩戴乳罩很有必要。

④哺乳期要适当，不宜过长，当宝宝满10个月即可断奶，这样做不仅对防止乳房下垂有益，而且还有利于婴儿的健康成长。

⑤坚持做一些扩胸锻炼，如俯卧撑，使胸部肌肉发达，以增强对乳房的支撑作用。

十三、孕后丰胸的技巧与方法

有不少女性，在没有生育之前乳房并不十分丰满；但怀孕之后，特别是生育之后，乳房变得丰满、挺拔，非常美丽。这种情况，就是女性乳房的第二个发育期立下的功劳。

专家指出，乳房是由丰富腺体组成的，而乳腺又是由15～25个乳腺小叶组成，这些乳腺小叶平时包埋在纤维组织和脂肪中。乳房之所以凸起丰满，是脂肪支撑的。女性自受精卵着床的那一刹那起，体内的激素水平就发生了巨大的变化，雌激素水平的提高刺激着乳房，乳腺组织也就增加，脂肪贮备加大。其实，这是为女性以后做母亲时哺乳作的准备，是大自然赋予人类天生的功能。需要指出的是，这个时期也是乳房发育不良女性第二次发育乳房的好机会。如果适当利用这个机会，乳房会变得丰满美丽起来。

如何促进乳腺的持续增长，是促进乳房发育的关键。需要强调的是，这个时期不宜使用丰乳霜丰乳，因为这些产品大多含有雌激素，如果使用这些产品，无疑会打破体内的平衡，更容易对胎儿造成伤害，甚至有可能导致胚胎、胎儿畸形。药物丰乳的办法是应该绝对禁止的。

第四章

产后新妈咪健康保健Q&A

怀孕时，女性身体发生重大变化，生产对子宫、盆腔、产道造成挤压、拉伸等伤害，身体各部分机能也会下降。产后女性都要经历一个身体各系统复原的过程，剖宫分娩的产妇还要经历子宫伤口的恢复过程。这段时间内身体各系统变化很大，子宫内有较大创面，乳腺分泌功能旺盛，容易发生感染和其他病理情况。因此，做好产妇的保健工作，及时发现异常并进行处理就显得尤其重要。

一、产后如何休养

孕妇生完孩子后，照传统要休养一个月，也就是所说的“坐月子”。那么应如何休养呢?

首先，要注意产妇的生活环境。产妇的卧室应冬暖夏凉，还要经常保持室内空气清新，这样有利产妇休息。产妇的卧室还要注意保持安静，避免过多的亲友来探望，否则不仅不利于母婴的休息，还会使空气污浊，使母婴容易感染外来的病菌。

其次，家人要注意不要在产妇面前发牢骚、怨言，不要说不愉快的话，应该保持家庭和睦美满的气氛，这样才有利产妇的休养。这时丈夫更要承担责任，主动做好家务，让产妇时时保持良好的心情。

最后，要注意产妇的饮食，要营养全面合理。

二、产后会阴伤口自我呵护法

1. 保持会阴部清洁

不论是自然撕裂，还是切开的伤口，一般都可在3~5天愈合，每天要用温开水冲洗两次；为防止伤口污染，每次便后用新洁尔灭消毒棉擦拭冲洗外阴，大便后切忌由后向前擦，应该由前向后，还需再次冲洗；注意勤换卫生护垫，避免湿透，浸湿伤口。

2. 防止会阴切口裂开

发生便秘时，不可屏气用力扩张会阴部，可用开塞露或液体石蜡润滑，尤其是拆线后头2～3天，避免做下蹲、用力动作；解便时宜先收敛会阴部和臀部，然后坐在马桶上，可有效地避免会阴伤口裂开。坐立时身体重心偏向右侧，既可减轻伤口受压而引起的疼痛，也可防止表皮错开；避免摔倒或大腿过度外展而使伤口裂开；不宜在拆线当日出院，伤口裂开多发生在伤口拆线的当天，回家后伤口裂开会给处理带来麻烦。

3. 避免会阴切口感染

当伤口出现肿胀、疼痛、硬结，并在挤压时有脓性分泌物溢出时，应在医生的指导下服用抗菌素，拆除缝线，以利脓液流出；局部采用1∶5000高锰酸钾温水坐浴，每天两次，每次10～15分钟，或用清热、解毒、散结中药煎液清洗伤口；使用灯照进行局部理疗，也可促进伤口愈合。

4. 小心护理水肿伤口

伤口水肿时，在拆线前缝合线勒得很紧，疼痛持续不减。可用95%的酒精纱布或50%硫酸镁溶液进行局部热敷、湿敷，每天两次；卧位时，尽量将臀部抬高一些，利于体液回流，减轻伤口水肿和疼痛。

三、如何防治产后流血不止

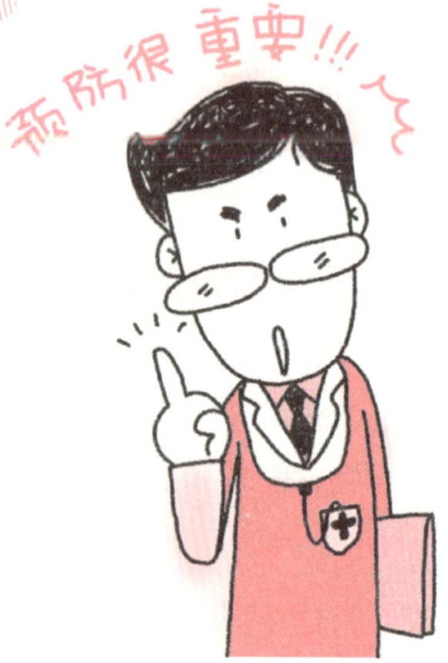

正常产妇产后阴道会流血，一般持续3到5日，不超过一周。如果流血量多或持续时间延长，就要注意有发生晚期产后出血的可能。

发生晚期产后流血的原因，主要是胎盘或胎膜碎片残留。这就要求医生或助产士在接生时仔细检查胎盘是否完整，若稍有疏忽，就会留下后患。如果怀疑胎盘或胎膜娩出欠完整，应立即作宫腔探查，这时产妇应密切配合，忍得短时间的疼痛，可避免日后大量阴道流血的痛苦。另一种常见的原因是子宫内感染，影响子宫收缩，而发生流血。感染源可来自接生人员、接生工具，也可能因为产妇没有注意产褥期卫生。还有一种少见的原因是产后并发子宫滋养细胞肿瘤。

四、产后要做妇科检查

妇女妊娠期间体内所产生的生理、内分泌以及解剖上的变化，在分娩后都要逐渐恢复到妊娠前的状态。为了了解这些变化恢复情况，需要认真观察产后的各种变化，因此应在产后6~8周到医院进行一次全面体检，目的是发现母亲全身和生殖系统有无异常情况。

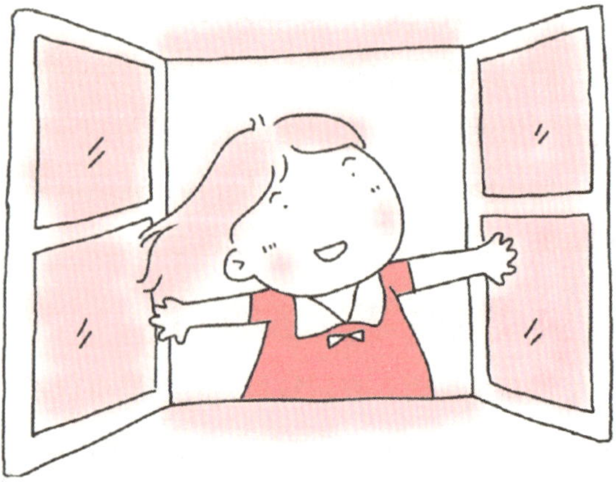

检查乳房及泌乳量、子宫复元、双侧输卵管及卵巢、产后恶露、腹部及会阴侧切伤口愈合、骨盆底肌肉托力等情况。

五、产后通风会引起产后风吗？

产褥感染俗称产后风，是由于致病菌在产前、产时或产后进入产道而引起的疾病，也是产妇在产褥期易患的比较严重的疾病。

分娩后，产妇的子宫颈、阴道和外阴都可能遭受不同程度的损伤，特别是子宫腔内胎盘附着处不可避免地要留下一个较大的创面，这都给致病菌的进入提供了途径。

另外，由于某些异常的妊娠和分娩情况，如贫血、早破膜、产后出血等，降低了身体的抵抗力，给致病菌的生长繁殖创造了良好的条件。因此，产褥感染主要与病菌侵入的种类、数量、毒力的大小及产妇身体的抵抗力有关，而与通风无直接关系，相反，适宜的通风环境会有利于产妇的休养和抑制病菌的生长繁殖。

六、新妈妈分娩后请别过早瘦身

在正常情况下，女性怀孕后的体重是一定会增加的，通常要比怀孕前增加10~15千克，而宝宝降生后体重还要比怀孕前重5千克左右。这增加的重量包括增大的乳房、子宫和部分增加的脂肪，这些重量在度过产褥期（产后的42天）和哺乳期后会逐渐消失，所以新妈妈分娩后不要急于将这部分增加的体重减去。

在怀孕期间，孕妇盆腔内的韧带、肌肉、阴道黏膜等都被拉长，变得松弛，以利于宝宝的分娩。宝宝出世后，这些松弛的组织可以逐渐恢复到产前的状态。如果新妈妈在产后早早地节食、参加运动，必然要影响母乳的质和量，从而间接地影响宝宝的健康。并且，通常健美运动主要侧重于躯干和四肢的运动，在运动的过程中，腹肌紧张增加腹压，使盆腔内的韧带、肌肉受到来自上方的压力，加剧了松弛的状态。过早、长时间的健美运动使盆腔韧带发生严重松弛后，会导致子宫、膀胱、直肠突向阴道，造成子宫脱垂、尿失禁和排便困难。这些症状在产后往往不会马上出现，而常常在十年后逐渐明显，使这些妈妈们不得不到医院就诊。

七、产后为何掉头发

产后头发和头皮的含油量会增多，含油量过高会加重脱发现象，因此要定期洗头。不要因为脱发而紧张，这会加重脱发。随着激素水平恢复正常，一般来说，头发的总量不会比产前少。用指腹按摩头皮，可帮助头皮的血液循环，使新发加速成长。

八、产后可以读书看报吗?

孕妇分娩后不久，体内所发生的各种改变都会恢复到妊娠前的状态。如果妊娠期间没有发生妊高症、血压是正常的，眼底没有改变，周身没有其他疾病，在产后身体恢复较好后适当读书看报是可以的。

产后最初几天最好是半坐起来，选择舒适的位置看报或读书，不要躺着或侧卧位阅读，以免影响视力；阅读的时间不宜太长，光线不要太强，以免刺眼，也不应太暗，亮度要适中。

九、产妇少看电视有利保健

随着彩色电视普及，普通家庭都能接受到低剂量的放射性污染。产妇长期受到来自彩电产生的放射性辐射，对身体是不利的。产后妇女身体虚弱，供血不足，很容易发生屈光不正等眼病。眼部肌肉如果长期处于紧张状态，调节过度就会出现头痛、胸闷、恶心、眼睛胀痛、畏光等眼病。

十、孕妇产后42天开始运动

产后42天去医院检查，检查后，产妇应马上进行产后运动。这些运动包括提肛肌的运动，锻炼背肌、腹肌的运动等，这些运动对于身体的恢复都有很大帮助。分娩后，产妇盆底肌肉的恢复大约需要3个月的时间，因此，在这3个月内，产妇做事情时最好选择坐位或站位，应尽量避免久蹲，以防子宫脱垂。

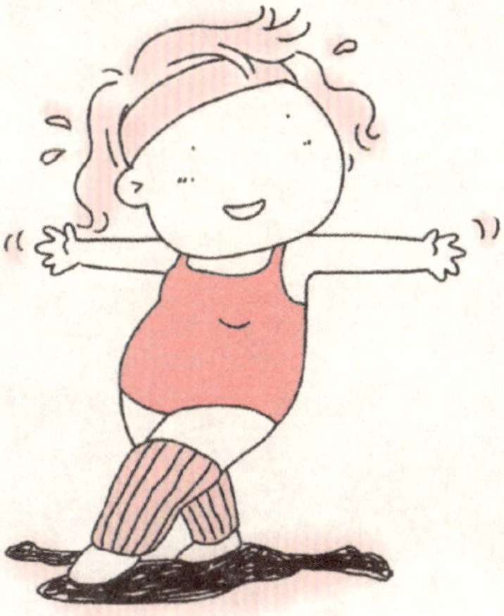

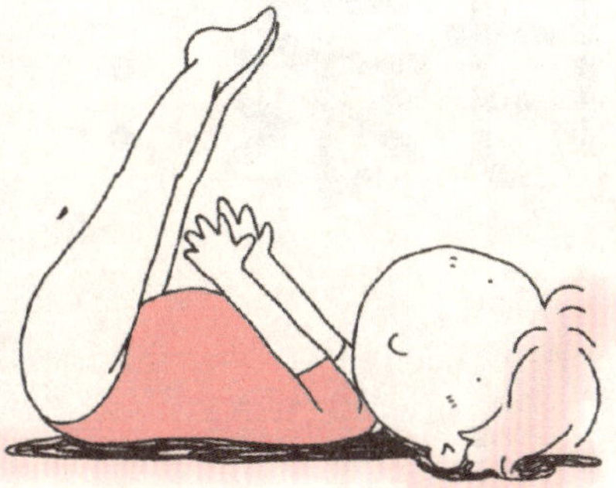

十一、产妇怎样避孕

产妇卵巢排卵功能恢复的时间因人而异。一般说来，如果产后不哺乳，月经常在产后28～42天来潮；如果哺乳，也不一定都闭经。因此，产后只要开始有性生活，就应该采取避孕措施。

产后避孕方法很多，产后两个月内严禁性交，3个月内宜用避孕套、阴道隔膜、体外排精等方法，避免和阻止精子进入阴道，以达到避孕的目的。3个月以后宜放置宫内节育环，剖腹产的应该在产后6个月比较适宜。

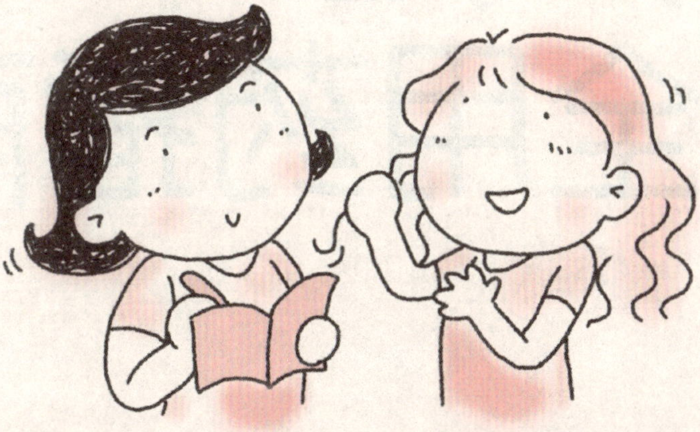

APPENDIX

附录：

Medicine Guide for Pregnant Women

孕产妇安全用药指南

一、西药

1. 孕妇要在医生指导下正确用药

怀孕期间生病是很让准妈妈们头疼的事，“药物对胎儿有影响”已使很多孕妇患有严重的“恐药症”。不可否认，由于胎盘屏障作用是有限的，某些药物对妊娠期胎儿特别是早期妊娠者确有危害，如反应停能使胎儿发生肢短畸形，四环素族药物可妨碍胎儿骨骼发育，属妊娠各期禁忌用药。一部分抗菌药如磺胺药等也对妊娠各期有不同影响。许多孕妇固执地认为，无论服什么药都会给胎儿带来不好的影响。因此，尽管不停流涕、头痛不止，也还是坚决不肯吃药，宁可自己忍受病痛折磨，实在受不了就采用自己认为比较“安全”的中药。

专家的意见是：怀孕期间生病，应该在医生指导下服用药物。

经医生同意，适当应用经选择了的药物并非那么可怕。相反，如果让感染任其发展，病原体侵犯胎盘，祸及胎儿，对胎儿的影响可能更为严重。绝对不吃或者滥用药物都是误区。孕妇用药要谨慎，尤其在早孕期3个月内。

2. 孕妇用药应注意保胎

孕妇在用药的时候要注意保胎，防止流产或早产。怀孕期间不能服用具有收缩子宫平滑肌作用的药物，如麦角、脑垂体后叶素、催产素、奎宁等；剧烈的泻药如硫酸镁、番泻叶等，也可以引起子宫和盆腔充血，以致子宫收缩；利尿药如氯噻酮、速尿、氨苯蝶啶等；有些毒性大、药性猛烈的中药如巴豆、黑丑、白丑、大戟、斑蝥、商陆、麝香、三棱、莪术、水蛭、虻虫等；具有活血化淤、行气破滞和辛热滑利作用的药如大黄、枳实、附子、桃仁、红花等，都应慎用，因为上述中西医药品常可引起流产或早产。

3. 孕妇用药注意胎儿的毒副反应

药物对胎儿除了有致畸作用外，还可造成胎儿毒副反应。如孕妇连续使用链霉素、卡那霉素可造成胎儿听觉神经损害，发生耳聋；应用磺胺类药如复方新诺明、增效联磺片等，或用新生霉素等，可导致胎儿黄疸；临产前应用吗啡，可使胎儿呼吸中枢麻痹，造成新生儿窒息；患高血压的孕妇服用利血平以后，大约有10%的新生儿出现昏睡、心动过缓、鼻黏膜充血和呼吸抑制等毒副反应。

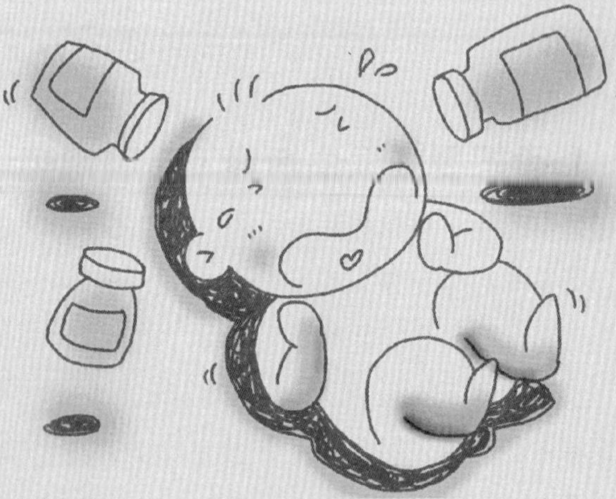

4. 孕妇发生感冒怎么治疗

孕妇发生感冒后的治疗要更加注意，以免对胎儿生长发育造成影响。

①轻度感冒，仅有喷嚏、流鼻涕、轻度咳嗽，则不一定用什么药，只用些克感敏、维生素C即可，但是要注意休息，多喝一些开水。必要的时候也可以用一些感冒冲剂和感冒宁等中成药，一般能很快自愈。

②出现高热、剧咳等情况时，则应该去医院就诊。退热可以用湿毛巾冷敷，或用40%乙醇擦颈部及两侧腋窝，也可以用柴胡注射液。此种情况更要注意多饮水和休息。

③高热时间持续长，连续39摄氏度超过3天以上的，病后到医院做产前诊断，了解胎儿是否受影响。

感冒合并细菌感染，应加用抗生素治疗。

5. 孕妇应重视口腔护理

女性怀孕后，会因体内增高的荷尔蒙引发齿龈充血、水肿、肥大，甚至发生炎症，尤其是怀孕头三个月和分娩前三个月更为加重。为预防这种情况发生，孕妇需比平时更注意口腔护理和保健，每天早晚各刷一次牙，餐后及时用漱口水漱口。

刷牙时，可根据自己情况选择牙膏。如果有龋齿，应选用含氟牙膏；如果有齿龋出血、水肿，应选用能消炎止血的药物牙膏；如果因吃酸性零食过多引起牙齿过敏，可选用脱敏牙膏。在孕期，要经常去口腔科检查，彻底洗牙。如果牙齿有龋牙、牙龈炎、牙周炎，应及早治疗。牙龈出血者，多吃富含维生素C食物。

6. 孕妇妊娠期除真菌，不影响胎儿

经期、孕期（尤其是孕中后期）、产褥期和停经期的女性，由于内分泌的改变，特别容易发生真菌性阴道炎。如果孕妇特别喜欢吃甜食（身体里的糖含量增高，为真菌“添加”了营养）、喜欢穿紧身化纤内裤（使阴部潮湿不透气，助长真菌滋生），那么她十有八九躲不过真菌性阴道炎的骚扰。

大量研究发现，在所有的孕妇中，有30%~50%的人会出现不同程度的糖尿病症状，称为妊娠糖尿病。虽然大部分人分娩后这些症状会逐渐消失，但正是因为这种糖代谢异常，使孕妇身体里的糖含量增加，诱发了真菌性阴道炎。

但孕妇不必为此犯愁。目前，治疗真菌性阴道炎最常用、最有效的药物是制霉菌素。美国食品与药品管理局根据药物安全性的高低，将药物依次分成A、B、C、D、X五级。可靠的药理试验证实，制霉菌素未发现对人类胚胎有致畸作用，属于孕妇可以使用的B类药物。

有种常用的制霉菌素制剂——米可定阴道泡腾片，它是阴道局部外用药，置入阴道后，只在阴道内局部发挥杀菌作用，不像口服药物那样需要通过肝脏代谢而进入体循环，因此不会通过全身吸收而影响胎儿。

另一方面，胎儿对致畸因子的最敏感时间是孕期的最初三个月。在真菌性阴道炎最易发生的孕中后期，胎儿的器官分化、发育均已完成，此时用药已不存在致畸作用。

7. 孕妇发生唇、舌、口角炎怎么防治

妊娠妇女常有嘴唇黏膜水肿、皱裂、口角开裂和出血结痂以及舌裂两侧疼痛与烧灼感。造成这种症状的原因之一是孕妇缺乏维生素B_2。在妊娠过程中，孕妇新陈代谢增高，加之胎儿体内的新陈代谢逐渐增加，孕妇维生素B_2需要量增加。我国营养学会推荐孕妇每日需摄入维生素$B_2$1.2毫克，而正常妇女维生素B_2摄入量每日0.7毫克。因此，妊娠期补充维生素B_2可防治唇、舌、口角炎。

8. 孕妇有阴道炎怎么用药

阴道炎在已婚妇女中是很常见的疾病，如果在怀孕期间患有这类疾病，如何安全用药才不会对宝宝有影响呢?

（1）最好在怀孕之前彻底治疗

有些妇女对阴道炎并没有引起重视，有的即使知道，往往也置之不理，并不去积极治疗。妇产科专家提醒患者尤其是孕妇，如果疾病没有得到及时的治疗，严重的话会引起盆腔感染，胎儿发生胎膜早破、宫内感染等，甚至导致流产、早产、死胎等。所以专家建议，妇女最好在怀孕之前检查一下自己是否有阴道炎症，如果有的话，治疗彻底后再怀孕，因为这时医生可以大胆用药，而不用担心对胎儿会有什么影响，并且非孕期的治疗效果要远远好于孕期治疗的效果。

（2）类型不同，用药也不同

孕妇不能使用口服药物，这时可以针对不同类型的阴道炎来选择外洗药物和局部用药。外洗药物多选择弱酸性的，如5%的醋酸溶液，而局部用药则因炎症的类型不同而不同。由于孕妇的抵抗力下降，激素水平升高，分泌物增加，链珠菌性阴道炎也就是常说的霉菌性阴道炎在孕妇中最为常见，患者可使用制霉菌素栓、凯妮汀栓、保妇康栓等药物。滴虫性阴道炎的用药则分不同时期，在中、晚孕期间可选择灭滴灵，但它不能用于早孕期间；在早孕期间可选择使用凯妮汀栓、保妇康栓等药物。而细菌性阴道炎在早孕期间最好不用药，中、晚孕期间也可选择灭滴灵。以上几种治疗手段一定要在医生帮助下使用，以免对胎儿产生影响。

9. 孕妇服用钙制剂要有选择

市场上的补钙制剂品种很多，约有200多种，而且还有新的品种不断出现，其中所含的成分主要还是碳酸钙、乳酸钙、柠檬酸钙和葡萄糖酸钙等几种。不同的是，有些以动物新鲜的骨骼或珍珠粉、贝壳等为原料，有些则是化学合成的。

首先必须查看是否有中华人民共和国卫生部批准文号和卫食健字的批准文号及特有标志，然后要了解其所含的成分及所含钙元素的量。市场上补钙制剂中钙元素的含量差异很大，少则每片含25毫克，多则含500～600毫克，所以，应结合自己的需要量来选择。我国孕妇目前要达到推荐量的标准，一般需每日补充600～1000毫克的钙。此外，孕妇补钙还可以结合自己的工作、生活环境等情况来选择一些含有另外一些营养素的补钙制剂，如缺少室外活动的孕妇可选择含有维生素D的钙制剂等。

但孕妇补钙也不是多多益善。每日摄入的钙量以不超过营养学会推荐的“每日供给量”为宜。

10. 孕妇该打哪些防疫针

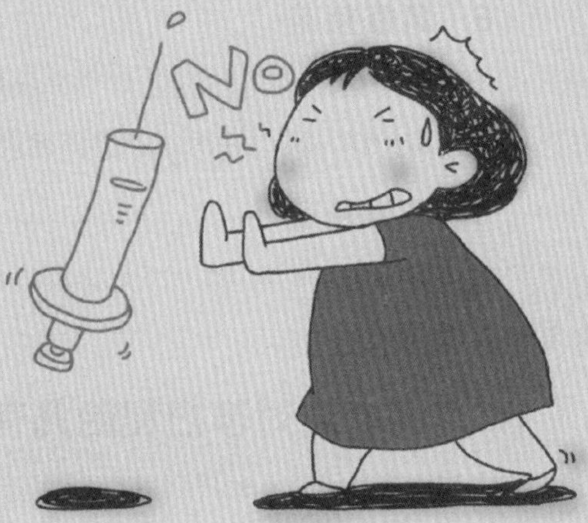

究竟哪些防疫针孕妇不能使用，哪些防疫针孕妇能用呢？这里就常用的几种防疫针作一下介绍。

（1）甲型病毒性肝炎减毒活疫苗

甲肝活疫苗有提取纯化过程，是部分纯化的活疫苗，孕妇最好不用。孕妇未患过甲肝又有患甲肝的很大危险性，如与甲肝病人密切接触，或食用了可疑污染物时，可注射丙种球蛋白，以得到短时间的保护。

（2）乙型病毒性肝炎疫苗

乙肝疫苗有两种：一种是血源疫苗经严格消毒，不会构成传染，安全可靠；另一种是基因工程疫苗，不含有完整病毒，更安全。乙肝疫苗是灭活疫苗，目前规定要每3～5年注射一次，一次3针。没有感染乙肝病毒的孕妇，可直接注射乙肝疫苗。已感染乙肝病毒（表面抗原阳性）的孕妇，不需注射乙肝疫苗。如果是疑似感染者，注射一针乙肝免疫球蛋白，验血表面抗原阴性者需注射乙肝疫苗3针。

（3）狂犬疫苗

狂犬疫苗是死疫苗，孕妇可以接种。孕妇被狗咬伤后，一定要注射狂犬疫苗，因为该病可防不可治。就是在所谓的“爱犬”中也有30%带有病毒，所以，一旦被狗咬后，必须及时注射狂犬疫苗。

（4）破伤风类毒素和破伤风抗毒素

这两种疫苗孕妇均可注射。长期未注射破伤风类毒素和百白破疫苗者，受外伤又可能感染破伤风时，应及时注射破伤风抗毒素以应急。当然，无免疫力的孕妇应及时注射破伤风类毒素或百白破疫苗，以防止感染。类毒素注射后会产生抗体，对新生儿也有保护作用，可谓是“一人注射，两人受益”。

（5）风疹疫苗

风疹疫苗孕妇应禁用。倘若孕早期接触过风疹病人，本人又无免疫力，那么，还是终止妊娠为好。因为妊娠早期感染风疹极易造成胎儿畸形，又别无办法预防。

（6）乙脑疫苗

乙脑疫苗孕妇可以使用。因为这种疫苗对胎儿无害，只要按要求时间注射，一般都能获得良好的保护。

11. 葡萄糖液对孕妇和胎儿有什么影响

分娩前快速静脉注射5%葡萄糖液可引起孕妇和胎儿的高血糖。据研究，每小时静脉滴注10～25克葡萄糖会升高胎儿的胰岛素水平，而后者使新生儿由于血糖降低或阻止糖原异生而导致低血糖，且延迟升血糖素的释放。虽产妇对葡萄糖的需要增加，但对葡萄糖的耐受量减低，注入大量葡萄糖液作为剖腹产时区域麻醉前的补液是不适宜的。

12. 孕妇慎服阿司匹林

孕期服用一般剂量的阿司匹林，未发现有致畸作用。但有研究发现，间断服药比每日服药者的新生儿畸形率高，提示药物间断地出现较保持恒量水平对胎儿更有危害。有的研究指出，孕期每日服用阿司匹林，围产期新生儿死亡率增高，有些是由于产妇失血而导致的死产，有些婴儿的死亡可能是因为阿司匹林可通过其抗前列腺素性质而引起的官内动脉导管闭锁。

阿司匹林又称乙酰水杨酸。水杨酸盐能阻断为合成前列腺素凝栓质和前列腺环素所必需的环氧酶，而抑制血小板的聚集。晚期妊娠，特别是临近分娩前服用阿司匹林，能导致新生儿紫癜或出血。

新生儿血中高水平的水杨酸盐可能伴有撤退性症状，表现为全身性的张力过高及反射应激性增强，并伴有尖声哭叫、稍触之即激动不安等情况。这些症状往往在婴儿血中水杨酸盐消失后数周内持续存在。鉴于晚期妊娠时服用水杨酸盐对母体和胎儿均有不良影响，故应避免服用。

13. 孕妇便秘用泻药应注意什么

①由于大多数容积泻剂及肠道刺激剂旨在刺激肠壁，使肠蠕动增加的同时可引

起子宫收缩，故妊娠期特别是妊娠末期的妇女用此类泻药有导致早产或流产的可能，故应在医师指导下选择引起子宫收缩作用小的润滑剂或栓剂。

②有些导泻药，如石蜡油长期服用可妨碍钙、磷及脂溶性维生素的吸收，又因胎儿的营养物质是通过脐带从母体的血液中吸取的，因此，母体的钙、磷、维生素吸收减少也导致胎儿对这些物质的摄取减少，从而影响胎儿发育。

③大多数泻药对消化道都有刺激作用会引起恶心、呕吐，从而加重了妊娠初期的妊娠反应，故这方面的副作用亦应引起注意。

14. 孕妇便秘不宜使用“开塞露”

对于一些活动不多的准妈妈来说，排宿便是件难以启齿又痛苦的事情，有的准妈妈还会自己选择“开塞露”来解决问题。不过专家提醒准妈妈们，孕妇不适宜使用“开塞露”。这种做法会引起局部组织的强烈收缩，造成短暂的缺血，引发慢性炎症。

如果准妈妈的宿便排解起来很困难，可以到医院进行低压灌肠，尽快使症状好转，如果不太严重可以含服香油。另外，防止便秘重在平时规律的生活。可以晨起后空腹喝一杯500毫升的淡盐水，如果血糖不高，平时可多喝纯正的蜂蜜水。在饮食上，要多吃粗纤维的蔬菜，如芹菜、韭菜、萝卜等，还可以多吃些白芝麻，并熬一些芝麻、红薯稀饭，也可以将菠萝、梨、香蕉等各种水果放在一起榨水果的混合液喝，这些可以有效地促进肠蠕动，保证大便通畅。另外，孕妇还要养成定时排便的习惯，不要憋便，排便时间不宜过长。

15. 降血压药对胎儿有危险吗？

降压药利血平片容易通过胎盘进入胎儿组织，可能有致畸作用。如果产前服用利血平，特别是在分娩前两天，约有10%的新生儿出现鼻分泌增多、鼻塞及嗜睡，会持续1～5天。严重时可发生紫绀、肋间凹缩，甚至新生儿死亡。足月妊娠时，服用利血平还可由于其儿茶酚胺耗竭作用，导致原发性冷损伤和新生儿晚期死亡。故不宜在孕期服用利血平及含利血平类药物。

孕期服用心得安可引起胎儿宫内生长迟缓、新生儿呼吸抑制及围产期死亡率的增加。心得安应仅在对母亲有利和没有对胎儿与新生儿副作用更少的代用药物时才服用。

16. 孕妇不要服致畸药物

孕妇用药后，药物可从血浆通过胎盘进入胎儿的体内，影响胎儿，其浓度与母血中的浓度一样，并分布到胎儿全身，而胎儿肝脏没有解毒能力，只是酶系统起作用，所以胎儿经受不住致畸药物的袭击。在怀孕期间以下有致畸作用的药应禁用。

（1）抗生素类药物

如四环素、土霉素、链霉素、庆大霉素、新霉素等。四环素、土霉素可造成胎儿短肢畸形、囟门隆起、先天性白内障，妊娠末期服用可造成儿童期牙釉质发育不良；链霉素、庆大霉素类药物可损害胎儿第八对脑神经，导致先天性耳聋，还可损害肾脏功能；新霉素可使胎儿骨骼发育异常、骈拇枝指、肾肺小动脉狭窄、先天性白内障、智力障碍。

（2）抗疟药

如奎宁、氯喹乙胺嘧啶，可致胎儿多发畸形，如耳聋、四肢缺损、脑积水等。

（3）治疗糖尿病类的药物

如氯硫丙尿、达麦康、糖斯平等，可致肢体畸形、兔唇、死胎等。

（4）巴比妥类及其他镇静催眠药物

如苯妥英钠、扑痫酮、安宁等，可致肢体、面部及脑发育畸形。

（5）抗癌类药物

如更生霉素、环磷酰胺、5-氟脲嘧啶、噻替哌等，可致无脑儿、脑积水、腭裂、兔唇、肾及输尿管缺损、四肢及眼畸形等。

（6）激素类药物

如乙烯雌酚、黄体酮、雄激素、可的松。口服避孕药可致胎儿生殖器官畸形，如女胎男性化、阴蒂肥大、阴唇融合、男胎尿道下裂等畸形。

（7）抗凝血药物

如肝素、双香豆素、阿司匹林、水杨酸等也可致畸，并可诱发出血性疾病。

总之，孕期应注意避免滥用药物，但如果遇有危及孕妇生命安全的紧急情况，必须用药时，应以抢救孕妇生命为主，等急危情况过去，应迅速减量或停药。那种为影响胎儿拒绝用药的观点也是错误的，如果孕妇生命有危险，胎儿还谈何安全。所以，在孕妇用药的问题上，应分清矛盾的主次，全面兼顾。

17. 抗癌药对胎儿有害

在妊娠早期，胎儿特别容易受到抗癌药物的影响，引起宫内死亡而流产或先天性畸形。孕妇仅在中期或晚期妊娠时接受化疗者，未发现胎儿畸形。

（1）烷化剂

①白消安。这是胎儿最常受到影响的抗癌药物。在35例接受白消安治疗的孕妇中有4个胎儿畸形。白消安还可导致胎儿宫内生长迟缓。

②苯丁酸氮芥。在6例孕早期接受苯丁酸氮芥治疗的孕妇中，1个婴儿有单侧肾及尿管缺失。如另一报道，在几个早孕期接受此药者中，1个婴儿有严重视网膜损害。

③环磷酰胺。孕早期时，环磷酰胺与放射治疗同时应用，先天性畸形的发生率增加。在很少几例单独应用此药的孕妇中，婴儿是正常的。

④噻替派。9例宫内受到噻替派影响的婴儿无一例有先天性畸形。

（2）抗代谢类

①叶酸拮抗剂，如氨基蝶呤、氨甲蝶呤。早期妊娠时应用此类药物，多数胎儿宫内死亡而流产，约20%~30%的存活胎儿有多种严重畸形，包括耳及面部畸形、唇裂、腭裂、脑积水、大脑发育不全等。

②6-巯基嘌呤（6-MP）。据报道，应用6-MP后，常发生早产，婴儿可于娩出后不久即死亡，但无一例畸形。有专家认为在中期和晚期妊娠服用6-MP可望娩出健康婴儿。

③5-氟脲嘧啶（5 -Fu）。有一例关于早期妊娠时应用5- Fu娩出正常婴儿的报道。据报道，早期妊娠时接受普鲁苄肼，婴儿均正常。

18. 孕期禁用抗生素类药物

（1）氯霉素

在肝脏内与葡萄糖醛酸结合解毒，经肾脏排出，因胎儿肝内酶系统不健全，肾脏排泄能力差，用了氯霉素易产生“灰婴综合征”，可损害胎儿造血系统，引起胎儿血小板减少性紫癜、粒细胞缺乏或再生障碍性贫血，故孕妇禁用。

（2）四环素

是典型的致畸药，在孕早期它与钙盐螯合阻止钙盐进入软骨和骨骼，导致胎儿四肢发育不良和小肢畸形；孕中期它抑制胎儿骨骼生长，导致胎儿发生先天性白内障、乳齿发育异常，乳齿成黄色；孕晚期引起乳齿及骨骼四环素沉积而呈黄色，并可导致孕妇肝脂肪变性，故孕妇禁用。

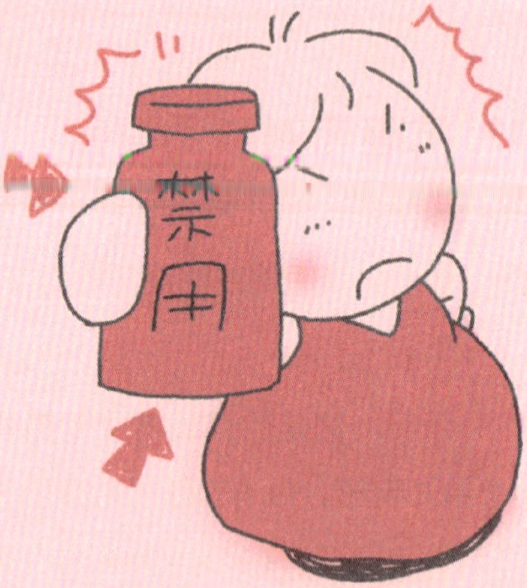

（3）甲硝唑（又叫灭滴灵）

因其对胎儿有致畸作用，故孕妇禁用。

（4）碘胺类药

如复方新诺明（英文代号SMZ）易透过胎盘进入胎体，与胎儿血中的胆红素竞争血浆蛋白结合部位，使血中游离胆红素增高，易引起核黄疸，故孕妇禁用。

19. 孕妇服抗凝血药对婴儿有明显致畸作用

在孕期，抗凝血药可能用以治疗血栓性疾病及心脏瓣膜置换术后的患者。常用的抗凝血药有香豆素和肝素。

丙酮苄羟香豆素（华法令）有明显致畸作用。有资料证明孕早期时应用华法令约有15%～25%的概率可引起“华法令胎病综合征”，主要表现为面部器官发育异常、鼻骨发育不全、指或趾骨发育不全、点状骨骺、生长和智力发育迟缓、视神经萎缩等。常发生早产，并由于新生儿鼻道狭小，常伴有呼吸抑制。

妊娠中期应用此药，除可引起胎儿发育迟缓、视神经萎缩、小头畸形和大脑不发育外，还可影响胎儿的抗凝作用，而妊娠晚期应用华法令主要引起胎儿和围产儿出血。妊娠中、晚期应用此药导致围产儿、新生儿出血的危险概率约为5%～10%，故一般认为孕期应用此药是不安全的。

20. 性激素类药物会造成怪胎和阴阳人

人工合成的雌激素在孕早期使用，出生的女孩在14~24岁时可能发生阴道透明细胞癌；黄体酮类药物使用不当时，可使女婴男性化；甲基睾丸素可使男胎女性化；

孕早期服用避孕药可造成脊柱裂、食道畸形和先天性心脏病。有研究通过查询病例、家访和细胞遗传学检查等方式，将60例10岁以下的性分化异常患儿作为研究对象进行分析，结果表明性分化异常率有上升趋势。细胞遗传学分析结果显示60例患儿中，异常核型16例，具有正常核型者共44例。这60例患儿中，有两例父母长期接触有害物质，有8例患儿母亲孕期有使用激素保胎儿史，27例患儿的父母因想生男孩而在孕早期用过含雄性激素的药物。

母亲孕期使用雄激素是导致目前我国部分地区，特别是在农村和偏远地区，胎儿性分化异常的主要原因。

21. 孕期失眠忌用催眠药

睡眠障碍即失眠，是人们生活中的一种常见症状，通常靠自我调节来改善睡眠，也可服苯巴比妥、安定或利眠宁来催眠。应用催眠药不能时间太长，否则会产生依赖性及成瘾性，此特点已为人们所知。对于妊娠期女性来说，更应当注意久用催眠药的危害。它不仅会使人产生依赖性及成瘾性，还会使胎儿及出生后的婴儿产生松软婴儿症，表现为肌张力下降、低体温、呼吸困难、吸吮困难等。这些症状将易致胎儿宫内窘迫、发育受阻，还可能引起出生后婴儿硬肿症、呼吸道感染，十分危险。因此，一旦妊娠期出现睡眠差或失眠症状，切忌滥用催眠药，而应以生活调理为主来改善睡眠质量。具体措施如下：

①形成规律的作息时间，如同饮食一样，睡眠也要定时定量。

②摸索规律，采取个人最佳的睡眠方式并形成习惯，保持下来，达到充分休息的目的。

③创造良好的睡眠环境，如温馨的卧室、柔和的灯光、适宜的温度。

④作好心理调整是改善睡眠的关键，必要时可去看心理医生，接受指导。必须用药物催眠时，最好选择成瘾性较小的安定，可偶尔服之，切忌久用。

22. 孕妇忌服四种肠胃药

①蒽醌轻泻剂（anthraquinone）易通过胎盘，并可能有致畸作用，孕期应禁用。

②副交感神经阻滞剂。颠茄可能与胎儿畸形，特别是眼、耳缺陷有关。阿托品与先天性畸形无关，但可自由地通过胎盘，产前服用阿托品过量可对新生儿产生不

良影响，如心跳快、尿潴留及发热。双环胺的有害报道较少，是孕期可选药物。

③抗酸剂。在孕期服用多量碳酸氢钠，由于胎儿肾脏不能有效排泄，可发生代谢性硷中毒和水肿，或循环系统负担过重导致充血性心力衰竭。氢氧化镁可危及胎儿的神经和神经肌肉系统，还可能因镁中毒损害心血管。

④止吐剂。有研究说明敏克静、抗敏安与维生素B_6合用、普鲁米近、氯茶碱苯海拉明等与致畸无关。但也有报道指出，孕期服用敏克静后，婴儿有腭裂和小肢症等畸形或可抑制中枢神经系统，引起脑、脊髓系统的功能障碍。孕早期如需用止吐剂，可采用非那根、苯海拉明或抗敏安与维生素B_6合用。

23. 产妇不能随便注射“催产针”

有些产妇认为，请接生员打催产针可以让孩子快点生下来。“催产针”是指产科医生常用的催产素，它能增强子宫收缩，如应用恰当，确有催生作用，但使用不恰当时，对产妇和胎儿都不利，严重时可威胁生命。原因如下。

①催产素可使子宫收缩过强或不协调，使胎儿在子宫内缺氧窒息。由于宫缩不协调，不但不能使分娩加快，反而使分娩停顿。

②催产素可引起子宫破裂，当胎位不正或骨盆狭窄时，用了催产素后，即使子宫收缩很强，但由于骨盆小、胎位不正，胎儿还是无法通过产道，而最后导致子宫破裂。

注射催产针之前，一定要检查清楚骨盆大小、胎位情况。如均属正常，只是单纯子宫收缩无力而决定用催产针时，用很少一点加于葡萄糖内稀释（一般为2.5单位十葡萄糖500毫升），从静脉缓慢滴注，在滴注过程中，医务人员一定要守护病人，注意子宫收缩、胎心及用药后分娩进展的情况。若宫缩太弱太稀，可滴快一点；太密太强，可滴慢一点。如果用药3～4小时，分娩仍无进展，或胎儿窒息，应改行剖腹产。

24. 产后外阴发炎的防治

外阴部常因局部的皮肤损伤和产后调养失宜，而感染发炎。

急性外阴发炎时，严重的可引起发烧、腹股沟淋巴结肿大、压痛等。如果急性期发作较轻，未能引起重视，可能会转为慢性，造成局部皮肤粗糙、外阴瘙痒，影响工作、学习和生活。

防治方法：

①产后经常保持外阴皮肤清洁，大小便后用纸擦净，应由前向后擦，大便后最好用水冲洗外阴。

②恶露未净应勤换卫生棉垫，勤换内裤。若局部有创伤、擦伤，可用金霉素油膏、红霉素油膏涂擦局部。

③如果发现外阴有红色小点凸起，可在局部涂些碘酒，注意只能涂擦凸起的部位，不要涂在旁边的皮肤上。少数人对碘酒过敏，不能涂擦。

④如果外阴部出现红、肿、热、痛的症状，局部可用热敷。

⑤如果患慢性外阴炎，局部瘙痒时，可用1：5000的高锰酸钾溶液坐浴。最好不要用热水烫洗，因反复烫洗，能使局部皮肤受到损伤，过后愈来愈痒。

⑥患外阴炎后应忌食辛辣厚味等刺激性食物，宜吃清淡食物。

二、中药

1. 妊娠期不宜多吃滋补药品

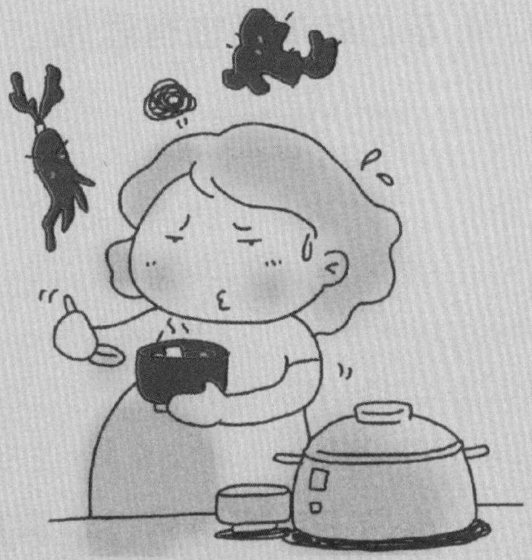

有些孕妇会买些滋补药品来服用，以求强身健体，利于胎儿生长发育。但是，孕妇在妊娠期间不宜多吃滋补药品。

任何药物（包括各种滋补药品）对人体并非都是绝对安全的，它们进入人体后要经过某些器官的吸收、分解、代谢，多会产生一定的毒性作用或过敏反应。同时，孕妇体内的酶系统也会发生某些变化，药物在代谢过程中不易解毒或难以排出，常会导致蓄积中毒。有些药物在母体可通过胎盘直接影响胎儿生长发育，甚至发生流产或死胎。一般认为，孕期宜选用清补、平补之品，如太子参、北沙参、生白术、淮山药、百合、莲子等。凡属温热补品，如鹿茸、鹿角胶、胡桃肉以及人参桂圆汤等均不宜服用。

2. 孕妇应在医生的指导下服用活血药

有些孕妇每次怀孕到两个多月时就会发生流产，如再度怀孕后，会忐忑不安，干脆住进了医院。但到了3个月时，B超提示胎心音明显增快，每分钟180次。胎心音增快表明胎儿宫内缺氧，此时孕妇变得极度恐惧。医生一般会建议孕妇使用复方丹参注射液，但有些孕妇会认为丹参有活血功能，拒绝治疗。3天以后，在使用吸氧等方法无效后，孕妇才勉强接受丹参治疗。用药3天后，胎心音下降，10天后正常。

经过多年临床观察，丹参如使用得当，能起到防止血栓形成、改善胎盘血流的作用，可以有效预防流产、胎死腹中、胎儿宫内发育不良。

3. 孕妇安全用泻药指南

孕妇用泻药，原则上可以选用润下通便的药物，如中成药麻仁丸、中药火麻仁、瓜蒌仁等。还可通过饮食调理，食用香蕉、番薯，多吃蔬菜。每天定时排便1次（最好是在早餐过后），建议使用坐式马桶来减轻下腹部血液的淤滞和痔疮的形成。不要排便时阅读报纸或做别的事情，应养成“专心”排便的好习惯。切忌忍着不排便。

4. 孕妇吃中药也有忌讳

由于西药多是化学合成药，其中不少对胎儿有不良作用。因此，不少女性在怀孕时，对西药都存在着一种恐惧心理，她们因病需用药物时，大多喜欢选用中药。专家认为，孕妇服中药并非都是绝对安全的。许多中药所含的各种生物碱及化学成分亦十分复杂，特别是各味中药相互配伍以后产生的作用差异较大，有的可直接或间接影响到胎儿的生长发育。在服用中药时也应避用某些药材，如容易腹泻的药，如大黄、芒硝；润肠利小便的药材，如木通等；大辛大热的药材，如肉桂、附子等。服用时也必须十分小心，剂量不能太重。

5. 孕妇不宜服用芳香走窜药物

一些含有香气的中药，如丁香、降香、麝香等，可通过神经系统引起子宫收缩，也容易导致胎儿早产或流产。不少人工流产或引产药物中，麝香均为其中的主要成分之一。还应告诫孕妇的是，有许多具有毒副作用的中草药，常以配方形式出现在中成药之中，因而对含有上述各类的中药必须慎用。对已注明有孕妇禁用或慎用的中成药，应避免服用，或选择功效相似而无副作用的药品代之。在丰富的中药宝库中，对孕妇有不良作用的药物毕竟是少数，中药作为天然药物仍然比西药的副作用要小得多。所以，孕妇在患病时不必讳疾忌医，应及时找医生诊治，请医生权衡利弊选择使用药物，以利于孕妇与胎儿的健康。

6. 孕妇不可自服堕胎药堕胎

有的孕妇怀孕后不想生育，就采用堕胎的方式进行流产，甚至用偏方堕胎或听从江湖骗子用偏方堕胎，这很危险。

有的农村孕妇用中药斑蝥堕胎。斑蝥辛害，有毒，能破血散积，攻毒蚀疮。正常人口服斑蝥粉0.6克，即可产生严重的毒性反应，口服1.3～3克即可致死。孕妇堕胎口服过量斑蝥可发生口腔烧灼、口渴、吞咽困难、舌肿胀起泡、呕吐、胃肠出血，甚至引起血尿、肾功能衰竭而死亡。还有的孕妇用中药牛膝、附子、夹竹桃叶等纳入阴道，企图造成流产，也会常常导致阴道大出血而危及生命。

7. 孕妇禁用六神丸

六神丸是家庭常备良药之一，具有清热解毒、消肿止痛的功效。但它含有蟾酥，其有效成分为蟾毒素。一旦过量就会中毒，快则20分钟，慢则0.5到2个小时，个别在12小时以上，故需严格控制适应症与剂量，且小儿慎用、新生儿禁用。

六神丸还会引起过敏反应。24小时内表现为：瘙痒难忍、喉头水肿、吞咽困难；严重者还会出现过敏性休克、胸闷、呼吸急促、面色苍白、头晕昏睡、四肢湿冷等，需立即抢救。这与用量无关，而且不论内服、外用均会发生。

此外，六神丸含麝香等成分，会引起子宫收缩，故孕妇禁用。

8. 孕妇忌涂风油精、清凉油

炎热的夏季到了，有些孕妇喜欢涂清凉油提神，这是很不好的习惯。因为清凉油中所含成分如樟脑、薄荷、桉叶油均可经皮肤吸收，并可通过胎盘进入胎儿体内，影响其生长发育。樟脑可能引起胎儿畸形、死胎或流产。故孕妇感到疲劳时可稍事休息，不应过度刺激神经，影响其正常的调节功能。所以，孕妇不宜涂用清凉油、风油精、万金油、一心油之类药物。

图书在版编目(CIP)数据

孕妈咪全书 / 姜海燕编著. --成都：成都时代出版社，2011.11

ISBN 978-7-5464-0481-3

Ⅰ. ①孕… Ⅱ. ①姜… Ⅲ. ①妊娠期—妇幼保健—基本知识 Ⅳ. ①R715.3

中国版本图书馆CIP数据核字(2011)第139413号

孕妈咪全书

YUNMAMI QUANSHU

姜海燕 编著

出品人	段后雷　罗晓
责任编辑	周　慧
责任校对	傅代彬
装帧设计	中映良品（0755）26740502
责任印制	莫晓涛
出版发行	成都传媒集团·成都时代出版社
电话	(028) 86619530（编辑部） (028) 86615250（发行部）
网址	www.chengdusd.com
印刷	深圳市华信图文印务有限公司
规格	787mm×1092mm　1/16
印张	15
字数	230千
版次	2011年11月第1版
印次	2011年11月第1次印刷
印数	1-15000
书号	ISBN 978-7-5464-0481-3
定价	39.80元